ORL

Chez le même éditeur

Dans la même collection

Hépato-gastro-entérologie, par Louis de Mestier et Cindy Neuzillet, validé par la collégiale des universitaires en hépato-gastro-entérologie, 2014, 288 pages.

Dans la collection Les Référentiels des collèges

Anatomie pathologique, par le Collège français des pathologistes (CoPath), 2013, 416 pages.

Cardiologie, par le Collège national des enseignants de cardiologie – Société française de cardiologie (CNEC-SFC), 2e édition, 2014, 464 pages.

Chirurgie maxillo-faciale et stomatologie, par le Collège hospitalo-universitaire français de chirurgie maxillo-faciale et stomatologie, 3e édition, 2014, 272.

Dermatologie, par le Collège des enseignants en dermatologie de France (CEDEF), 6e édition, 2014, 528 pages.

Gynécologie – Obstétrique, par le CNGOF (Collège national des gynécologues et obstétriciens français), 3e édition, à paraître en 2015.

Handicap – Incapacité – Dépendance – Module 4, par le Collège français des enseignants universitaires de médecine physique et de réadaptation, 2012, 4e édition, 188 pages.

Hématologie, par la Société française d'hématologie, 2e édition, 2014, 448 pages.

Hépato-gastro-entérologie, par la Collégiale des universitaires en hépato-gastro-entérologie (CDU-HGE), 2012, 496 pages.

Neurologie, par le Collège français des enseignants en neurologie (CEN), 2012, 3e édition, 464 pages.

Ophtalmologie, par le Collège des ophtalmologistes universitaires de France (COUF), 2e édition, 2013, 304 pages.

ORL, par le Collège français d'ORL et de chirurgie cervico-faciale, 3e édition, 2014, 392 pages.

Parasitoses et mycoses des régions tempérées et tropicales, par l'Association française des enseignants de parasitologie et mycologie (ANOFEL), 3e édition, 2013, 504 pages.

Pédiatrie, par le Collège national des professeurs de pédiatrie, A. Bourrillon, G. Benoist, Collège national des professeurs de pédiatrie, 6e édition, 2014, 880 pages.

Réanimation et urgences, par le Collège national des enseignants de réanimation (CNER), 2012, 4e édition, 676 pages.

Imagerie médicale – Radiologie et médecine nucléaire, par le CERF (Collège des enseignants de radiologie de France) et le Collège national des enseignants de biophysique et de médecine nucléaire (CNEBMN), 2e édition, à paraître en 2015.

Rhumatologie, par le COFER (Collège français des enseignants en rhumatologie), 5e édition, à paraître en 2015, 560 pages.

Santé publique, par le Collège universitaire des enseignants de santé publique (CUESP), 2013, 336 pages.

Urologie, par le Collège universitaire de France (CFU), 2013, 408 pages.

Gériatrie, par le Collège national des enseignants de gériatrie (CNEG), 3e édition, 2014, 272 pages.

ECNintensif

Sous la direction de

Clément Cholet

Interne en radiologie et imagerie médicale, Paris

Pierre Seners

Interne en neurologie, Paris

ORL

Diane Evrard

Interne en DES d'ORL, Paris

Vincent Trevillot

Chef de clinique-assistant au CHU de Montpellier

Validé par le Collège français d'ORL et de chirurgie cervico-faciale

Préface de Émile Reyt

ELSEVIER
MASSON

Les auteurs remercient le Dr Michel Cymbalista pour le prêt de certains clichés de cet ouvrage.

ISBN : 978-2-294-73694-0
e-ISBN : 978-2-294-73859-3

Elsevier Masson SAS, 62, rue Camille-Desmoulins, 92442 Issy-les-Moulineaux cedex
www.elsevier-masson.fr

Préface

Cet ouvrage est destiné aux étudiants de 2e cycle souhaitant se préparer de façon optimale à l'Examen Classant National. Rédigé par des internes lauréats des derniers ECN et se destinant à la spécialité ORL et chirurgie cervico-faciale, l'ouvrage inclut des questions pertinentes couvrant tout le programme de l'ECN. Il est le fruit d'un travail collaboratif entre les internes de la spécialité rompus à l'apprentissage sous cette forme et des enseignants experts dans la rédaction des questions. La forme et le contenu ont été validés par des enseignants membres de la commission pédagogique du Collège Français d'ORL et chirurgie de la face et du cou. Il est un complément indispensable dans la préparation à l'ECN à l'apprentissage des thèmes en rapport avec la spécialité ORL et chirurgie cervico-faciale.

Pr Émile Reyt

Président du Collège français d'ORL et chirurgie de la face et du cou

L'esprit de la collection *ECNintensif*

Chers étudiants,

Le mode de validation des ECN a changé (BO du 16 mai 2013) : dans ce contexte, cette nouvelle collection *ECNintensif*, que nous sommes heureux de vous présenter, met à votre disposition toute une batterie d'entraînements variés, conformes au programme du DFASM et aux nouvelles épreuves ECNi : dossiers progressifs, également en ligne, pour vous tester dans les conditions réelles, questions isolées QCM ou QROC, et, selon les ouvrages, TCS ou LCA.

Nous avons conçu ces livres comme un outil de travail essentiel et complet pour vos révisions, en nous inspirant de nos attentes lorsque nous étions à votre place. Nous avons voulu créer des ouvrages dont nous rêvions à cette époque.

La préparation aux ECN est une épreuve longue et angoissante. La masse de connaissances à acquérir est énorme et son apprentissage est un défi. Le temps est difficile à gérer : malgré les deux années de préparation dont on dispose, et tout passe toujours trop vite. Enfin, le choix parmi les ouvrages proposés est difficile. Qui n'a pas hésité une heure, voire plus, dans une librairie médicale spécialisée, entre différents ouvrages plus alléchants les uns que les autres, pour au final toujours se demander si l'on a fait le bon choix ? La qualité et la validité de l'information procurée sont au cœur de vos préoccupations, nous le savons.

C'est pourquoi nous avons voulu vous transmettre d'une part l'expérience de jeunes internes brillants, encore formatés au concours et qui ont su s'adapter pour vous aux nouveaux types de questions, et d'autre part le point de vue et la caution des collèges de spécialité, afin de vous procurer de solides informations.

Les ouvrages de cette nouvelle collection sont tous relus et validés par les enseignants de la spécialité concernée, vous offrant ainsi des contenus solides et de qualité afin que vous soyez certains de vous entraîner de façon efficace et utile pour les ECN.

Au-delà des exercices proposés, ces ouvrages allient la précision des corrections aux fiches de synthèse qui vous permettent de revoir rapidement les points essentiels des items abordés au fur et à mesure de votre entraînement.

L'étudiant se préparant au concours est un sportif de haut niveau. Au même titre que l'apprentissage de cours, nous sommes convaincus que l'entraînement répété est une des clés essentielles de la réussite, car il permet d'améliorer son score, son temps, son classement.

Vous serez les premiers à découvrir le nouvel ECN : dans cette collection, comme vous le constaterez, qui se démarque des autres collections d'entraînements existantes par le label des collèges, gage de la qualité des contenus et par la diversité des exercices, conformes au programme et aux épreuves des ECN 2016, toutes les conditions sont réunies pour que vous soyez le mieux préparé possible.

Votre succès est l'objectif de notre travail.

Bonne chance.

Clément Cholet & Pierre Seners

Table des matières

Préface . . . V
L'esprit de la collection *ECNintensif* . . . VII
Abréviations . . . XI
Note au lecteur sur les barèmes et le principe retenu dans l'ouvrage : . . . XV

I Énoncés

1 Cas cliniques . . . 3
QCM . . . 3
QROC . . . 14
CC mixtes . . . 22

2 QCM . . . 43
QCM – Anatomie . . . 43
QCM – Sémiologie . . . 44
QCM – Prise en charge . . . 46
QCM – Diagnostic . . . 47
QCM – Urgence . . . 48
QCM – Cancérologie . . . 49
QCM – Traitement . . . 50
QCM – Imagerie . . . 51
QCM – Examens complémentaires . . . 52
QCM – Épidémiologie . . . 52

3 Lecture critique d'article (LCA) . . . 55

4 Test de concordance de script (TCS) . . . 63

II Corrigés

5 Cas cliniques corrigés . . . 71
QCM . . . 71
QROC . . . 81
CC mixtes . . . 103
Fiches de synthèse . . . 128

6 QCM corrigés . . . 151
QCM – Anatomie . . . 151
QCM – Sémiologie . . . 152
QCM – Prise en charge . . . 154
QCM – Diagnostic . . . 155
QCM – Urgence . . . 156
QCM – Cancérologie . . . 158
QCM – Traitement . . . 159

QCM – Imagerie 159
QCM – Examens complémentaires 160
QCM – Épidémiologie 161

7 Lecture critique d'article : corrigé 163

8 Tests de concordance de script : corrigé 165

Abréviations

AA	alcooliques anonymes
AAH	allocation aux adultes handicapés
ABT	antibiothérapie
ACFA	arythmie cardiaque par fibrillation auriculaire
AEG	altération de l'état général
AFSSAPS	Agence française de sécurité sanitaire des produits de santé
AINS	anti-inflammatoire non stéroïdien
ALAT	alanine aminotransférase
AMM	autorisation de mise sur le marché
ANSM	Agence nationale de sécurité du médicament et des produits de santé
ASAT	aspartate aminotransférase
ATS	antithyroïdien de synthèse
AVC	accident vasculaire cérébral
AVF	algie vasculaire de la face
AVK	antivitamine-K
AVP	accident de la voie publique
BAV	bloc auriculoventriculaire
BHA	bruit hydroaérique
BILI	bilirubine
BK	bacille de Koch
BREF	Batterie rapide d'évaluation frontale
BU	bandelette urinaire
CA	conduction aérienne
CAE	conduit auditif externe
CAI	conduit auditif interne
CDT	*carbohydrate deficient transferrin*
C3G	céphalosporine de troisième génération
CI	contre-indication
CIVD	coagulation intravasculaire disséminée
CJP	critère de jugement principal
CLIN	comité de lutte contre les infections nosocomiales
CMV	cytomégalovirus
CO	monoxyde de carbone
CO	conduction osseuse
CPAM	caisse primaire d'Assurance maladie
CPP	comité de protection des personnes
CPPRB	comité consultatif de protection des personnes dans la recherche biomédicale
CRIP	cellule de recueil des informations préoccupantes
CRP	*C-reactive protein* ou protéine C réactive
DAT	*dopamine transporters*
DDASS	direction départementale des affaires sanitaires et sociales
DT	*delirium tremens*
EBV	*Epstein-Barr virus* ou virus Epstein-Barr

ECBC	examen cytobactériologique des crachats
ECBU	examen cytobactériologique des urines
ECG	électrocardiogramme
EEG	électroencéphalographie
EFR	exploration fonctionnelle respiratoire
EGM	électromyogramme
ETO	échographie transœsophagienne
ETT	échographie transthoracique
EVA	échelle visuelle analogique
FAST	*focused assessment with sonography for traumas*
FLAIR	*fluid attenuated inversion recovery*
FC	fréquence cardiaque
FEVG	fraction d'éjection du ventricule gauche
GDS	gaz du sang
GGT	gammaglutamyl transférase
HAA	hémoculture aéro-anaérobie
HBPM	héparine de bas poids moléculaire
HCG	hormone chorionique gonadotrope
HIC	hypertension intracrânienne
HSV	*Herpes simplex virus*
HTA	hypertension artérielle
IDR	intradermoréaction
IHC	insuffisance hépatocellulaire
IMC	indice de masse corporelle
INR	*International Normalized Ratio*
IPP	incapacité permanente partielle
IRA	insuffisance rénale aiguë
IRC	insuffisance rénale chronique
IRM	imagerie par résonance magnétique
ISO	infection du site opératoire
IV	intraveineux
LCR	liquide céphalorachidien
LLC	leucémie lymphoïde chronique
LMNH	lymphome malin non hodgkinien
METV	maladie thromboembolique veineuse
MIBI	méthoxy-isobutyl-isonitrile
MNA	*Mini Nutritional Assessment*
MNI	mononucléose infectieuse
MSS	*Mini Mental State*
NE	nutrition entérale
NFS	numération-formule sanguine
NORB	névrite optique rétrobulbaire
NP	nutrition parentérale
OMA	otite moyenne aiguë
OMC	otite moyenne chronique
OPN	os propres du nez
OPP	ordonnance de placement provisoire

OR	odds ratio
ORL	otorhinolaryngologie
OSM	otite séromuqueuse
PA	pression artérielle
PA	paquet-année
PAC	Port-a-cath®
PAL	phosphatase alcaline
PBH	ponction-biopsie hépatique
PCI	produit de contraste iodé
PCR	*polymerase chain reaction* ou réaction en chaîne par polymérase
PD	pharmacodynamie
PFC	paralysie faciale centrale
PFP	paralysie faciale périphérique
PK	pharmacocinétique
PPMP	*postoperative pain measure for parents*
PPSB	prothrombine, proconvertine, facteur Stuart, facteur antihémophilique B (=complexe prothrombotique)
PSA	*prostate specific antigen*
QI	quotient intellectuel
RAA	rhumatisme articulaire aigu
RAI	recherche d'agglutinines irrégulières
RCP	réunion de concertation pluridisciplinaire
RGO	reflux gastro-œsophagien
ROR	rougeole-oreillons-rubéole
ROT	réflexe ostéotendineux
RPM	réflexe photomoteur
SADAM	syndrome algodystrophique de l'appareil manducateur
SAOS	syndrome des apnées obstructives du sommeil
SAT	sérologie antitétanique
SAU	service d'accueil des urgences
SBHA	streptocoque bêta-hémolytique du groupe A
SDF	sans domicile fixe
SEP	sclérose en plaques
SNG	sonde nasogastrique
SSI	sérum salé isotonique
SU	sonde urinaire
T	température
TC	traumatisme crânien
TCA	temps de céphaline activée
TDM	tomodensitométrie
TDR	test de diagnostic rapide
TEP	tomographie par émission de positrons
TP	taux de prothrombine
TSH	*thyroid-stimulating hormone* ou thyréostimuline hypophysaire
TSH-us	TSH ultrasensible
UCNT	*undifferentiated carcinoma of nasopharyngeal type*
VADS	voies aérodigestives supérieures
VAT	vaccin antitétanique

VGM	volume globulaire moyen
VHB	virus de l'hépatite B
VHC	virus de l'hépatite C
VIH	virus de l'immunodéficience humaine
VNG	vidéonystagmographie
VPN	valeur prédictive négative
VPP	valeur prédictive positive
VPPB	vertige paroxystique positionnel bénin
VVC	voie veineuse centrale
VVP	voie veineuse périphérique
VZV	*varicella-zoster virus* ou virus varicelle-zona

NOTE AU LECTEUR SUR LES BAREMES ET LE PRINCIPE RETENU DANS L'OUVRAGE : **DOSSIERS CLINIQUES**

Questions sous forme de QRM :

Aux ECNi, le score des questions à réponses multiples est fondé sur le nombre de discordances entre les réponses de l'étudiant et la grille de correction.

Une discordance (un item attendu n'a pas été coché, ou un item non attendu a été coché)

Les questions peuvent proposer de 5 à 8 items. Pour une QRM comportant 5 items et notée sur 10 points :

– en l'absence de discordance, l'étudiant a la note maximale (donc 10 points),
– dans le cas d'1 discordance, la note est divisée par 2 (elle passe donc de 10 points à 5 points),
– dans le cas de 2 discordances, la note est divisée par 5 (elle passe donc de 10 points à 2 points).

Dans le cas de 3 discordances ou plus, la note est de zéro. En l'absence de réponse, la note est de zéro.

Notez que sur un support papier, les dossiers peuvent apparaître moins «progressifs» qu'ils ne le seront le jour des ECNi.

Ce barème peut être modifié selon les mêmes Principes pour des questions à plus de 5 items.

Questions sous forme de QROC :

Le nombre de points fonctionne par mots-clés trouvés.

Une réponse peut être indispensable (PMZ) ou inacceptable (SMZ). En cas d'erreur sur cet item cela entraîne un zéro à la question. Aux ECNi le nombre de mots attendus aux QROC ne dépassera pas 2-3. Dans cet ouvrage, ce nombre est fréquemment dépassé pour des raisons pédagogiques.

Dans le cadre des ouvrages de la collection *ECNintensif*, nous avons noté chaque dossier progressif sur 100 points. Pour s'autoévaluer, il faut appliquer les règles mentionnées ci-dessus. Les dossiers sont accessibles en ligne également et permettent un calcul automatique des scores aux QRM.

TCS

Exemple d'établissement des scores à partir d'un panel de 10 experts.

À l'heure de l'édition, le modèle de notation exact des TCS n'est pas encore consensuel, l'étudiant pourra consulter les textes officiels qui paraitront à l'avenir pour pouvoir bénéficier de la méthode exacte de notation.

	-2	-1	0	+1	+2	Commentaires
Nombre de réponses parmi les membres du panel	0	0	5	4	1	Identifier la réponse la plus choisie (ici la valeur 0)
Mécanisme de création des scores	0	0	5/5	4/5	1/5	Division par le nombre de membres ayant donné la réponse la plus choisie (5 ici)
Crédit pour l'item	0	0	1	0,8	0,2	Points obtenus par l'étudiant pour cet item

I

Énoncés

CHAPITRE 1

Cas cliniques[1]

QCM

Cas clinique 1 – QCM +

Samedi 13 novembre, vous recevez aux urgences Monsieur X. qui saigne du nez depuis deux heures.
C'est un patient d'origine caucasienne, 43 ans, marié, deux enfants. Il a repris la scierie de son père dans laquelle, il a travaillé en tant qu'ouvrier pendant 10 ans.
Dans ses antécédents, on note une HTA traitée par Loxen® 20 mg × 3/j et Lasilix® 40 mg le matin depuis l'âge de 34 ans, et un accident de la voie publique (AVP) avec traumatisme crânien (TC) à l'âge de 25 ans ayant nécessité une transfusion. Ses parents, ses deux frères et ses enfants sont en bonne santé. Il ne fume pas.
Le saignement a débuté spontanément à 14 heures alors qu'il jouait avec ses enfants. Il n'y a pas de notion de traumatisme. Sa femme, inquiète, vous dit qu'il en est à son troisième torchon rempli de sang.
À l'examen clinique, vous notez :

- PA à 194/96 ;
- FC à 110/minute ;
- température à 37,5 °C ;
- saturation à 98 % ;
- poids : 75 kg ;
- taille 1 m 60.

Le visage est pâle et le patient vous semble anxieux.
Les fonctions supérieures sont normales.

Question 1

Avant tout geste thérapeutique, comment pouvez-vous objectiver la gravité de cette épistaxis ?

A par son caractère uni- ou bilatéral
B par sa durée
C par l'examen endonasal
D par l'examen pharyngé
E en fonction de ses chiffres de tension habituels
F par le nombre de torchons utilisés

Question 2

Quel va être votre bilan aux urgences ?

A TDM du massif facial avec injection
B IRM du massif facial
C TP, TCA
D NFS
E groupe, Rhésus, RAI

Question 3

Le saignement est localisé à droite avec un écoulement pharyngé postérieur important.
Quels vont être vos gestes thérapeutiques de première intention ?

A évacuation des caillots par mouchage
B tamponnement antérieur de la cavité nasale à l'aide d'une pince, associé à une antibiothérapie de 8 jours
C Loxen® *per os*
D pose d'une voie veineuse périphérique (VVP) avec une poche de NaCl 0,9 %
E compression bidigitale simple pendant 10 minutes
F tamponnement antéropostérieur par sonde double ballonnet

Question 4

Le saignement est maintenant contrôlé et le patient calme.
Vous reprenez l'interrogatoire et apprenez que le patient a l'habitude de saigner du nez de manière spontanée mais ces saignements s'arrêtent rapidement. Il se plaint également d'avoir le nez bouché de façon quasi permanente, surtout à droite.
L'examen otologique est normal.
Quelle est votre première hypothèse diagnostique ?

A un cancer du cavum de type UCNT (*undifferentiated carcinoma of nasopharyngeal type*)
B une HTA mal contrôlée avec des crises hypertensives répétées
C un fibrome nasopharyngien
D un adénocarcinome ethmoïdal
E une maladie de Rendu-Osler

Question 5

L'examen otologique normal n'est pas en faveur d'un UCNT.
Quels symptômes recherchez-vous lors de votre examen clinique qui seraient en faveur de votre hypothèse diagnostique ?

A un tympan droit mat et épaissi à l'otoscopie
B une exophtalmie
C une diplopie
D des paresthésies au niveau du territoire de V1 et V2

Question 6

Votre hypothèse diagnostique est confirmée par une TDM du massif facial.

[1] Des éléments de réponse pouvant apparaître au fil de la progression des dossiers, il est recommandé au lecteur de ne pas lire les questions à l'avance.

Comment complétez-vous votre bilan préthérapeutique ?
A une échographie cardiaque transthoracique
B une IRM du massif facial et cervical
C un bilan dentaire avec panoramique dentaire
D un TEP-scan
E une sérologie VHC
F une panendoscopie des voies aérodigestives supérieures

Question 7

Quelles sont les démarches que le patient va devoir personnellement entreprendre ?
A déclaration de prise en charge à 100 % dans le cadre d'une affection longue durée
B prévenir son employeur
C aller chercher un formulaire de « Déclaration de maladie professionnelle » à la CPAM
D inciter son père à se faire dépister
E demander une attestation de salaire à son employeur
F faire une demande de réunion de concertation pluridisciplinaire

Question 8

Quels sont les avantages dont il va désormais pouvoir bénéficier ?
A une prise en charge à 100 % des soins liés à sa maladie
B une exonération du ticket modérateur ou tiers payant total
C une indemnisation de salaire sans délai de carence versée par l'employeur
D une protection vis-à-vis du licenciement

Cas clinique 2 – QCM ++

Tan est un jeune homme de 29 ans, d'origine vietnamienne qui travaille comme chef cuisinier.
Il vous consulte à votre cabinet car il se plaint de difficultés à entendre, il est obligé de faire répéter les gens plusieurs fois avant de comprendre leurs propos et cela le gêne au travail.
Dans ses antécédents, on note une appendicectomie à l'âge de 16 ans et un cancer du sein chez sa mère, actuellement en rémission.

Question 1

Quelles vont être les spécificités de votre examen clinique face à cette hypoacousie ?
A la recherche d'un traumatisme sonore récent (concert, travaux...)
B un examen buccal à l'abaisse-langue pour rechercher une hypertrophie des amygdales
C un interrogatoire sur la liste des médicaments pris récemment
D un examen otoscopique bilatéral
E une manœuvre de Valsalva

Question 2

Voici les résultats de votre examen otoscopique (figure 1).
Décrivez l'examen.
A tympan droit hypervascularisé
B tympan gauche mat

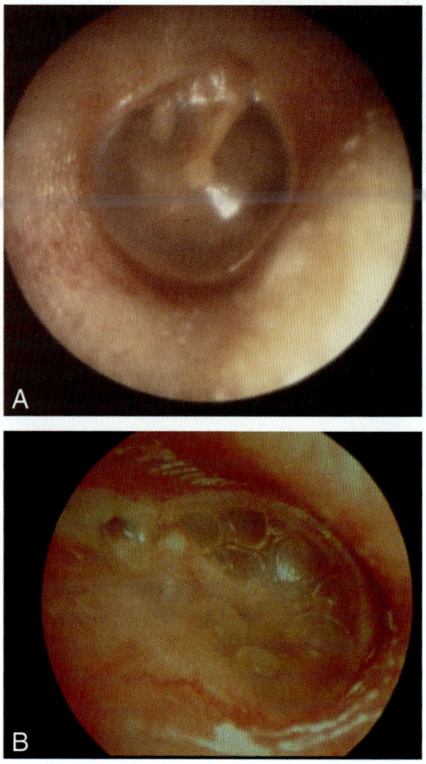

Figure 1.

C tympan droit mat
D tympan droit rétracté
E tympan gauche normal
F le tympan gauche est le siège d'un épanchement rétrotympanique

Question 3

Vous obtenez également l'examen suivant (figure 2).
Décrivez l'audiométrie tonale et vocale et le tympanogramme obtenus.
A audiométrie tonale de l'oreille droite : normale
B audiométrie tonale de l'oreille gauche : surdité de transmission
C audiométrie tonale de l'oreille gauche : surdité de perception
D audiométrie tonale de l'oreille droite : surdité mixte
E tympanogramme de l'oreille gauche : la courbe est plate
F tympanogramme de l'oreille gauche : normal

Question 4

Face à cette otite séromuqueuse unilatérale, comment complétez-vous votre examen clinique ?
A par un examen neurologique complet
B par une rhinoscopie antérieure au spéculum
C par une palpation des aires ganglionnaires
D par une nasofibroscopie
E par une paracentèse

Question 5

Votre première hypothèse diagnostique est confirmée par l'examen anatomopathologique.

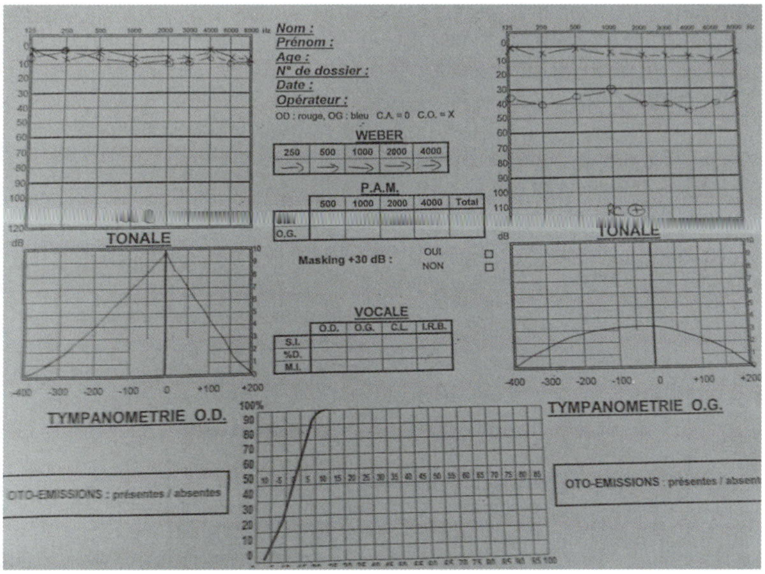

Figure 2.

Quel est le résultat de cet examen ?

A lymphome malin non hodgkinien
B adénocarcinome
C carcinome épidermoïde
D carcinome indifférencié de type nasopharyngé
E granulome épithélioïde et gigantocellulaire
F tératome

Question 6

Vous décidez de traiter votre patient par radiothérapie externe conformationnelle.
Quel va être votre bilan préthérapeutique ?

A TDM des sinus
B examen cytobactériologique des crachats (ECBC)
C bilan dentaire complet avec extraction des dents abîmées et mise en place de gouttières fluorées
D Tdm du massif facial et cervical
E sialographie
F dosage des TSH

Question 7

De quelles complications devez-vous l'informer ?

A une dysphonie, d'apparition progressive avec une voix bitonale
B une ostéoradionécrose mandibulaire
C une récidive tumorale locale
D une hypothyroïdie nécessitant une supplémentation à vie
E une hyposialie
F une paralysie faciale périphérique

Question 8

Comment limiter les risques d'ostéoradionécrose mandibulaire ?

A par des bains de bouche quotidiens
B par un bilan dentaire préthérapeutique avec recherche de foyers infectieux et soins dentaires
C par une application fluorée une fois par jour
D par un traitement par biphosphonate
E par un étalement et un fractionnement des doses de radiothérapie

Question 9

Le patient revient vous voir quatorze ans plus tard. Il se plaint de nouveau d'une perte de l'audition apparue progressivement en deux ou trois mois.
À l'examen clinique, vous retrouvez une otite séreuse bilatérale.
Quelle(s) peut(vent) en être la(les) cause(s) ?

A une hypertrophie des adénoïdes
B une complication de la radiothérapie
C une récidive locale tumorale
D une infection à streptocoques
E une infection à *Candida albicans*

Cas clinique 3 – QCM +

Il est 4 heures du matin, vous accueillez aux urgences pédiatriques de la région parisienne le petit Mathias, 3 ans et demi et sa maman qui semble très paniquée. Il y a 48 heures, elle a accompagné son fils chez le médecin traitant car celui-ci avait de la fièvre et se tenait en permanence l'oreille droite.
Le médecin traitant a diagnostiqué une otite moyenne aiguë : il a parlé de pus derrière le tympan, ce qui a beaucoup inquiété la maman. Il a prescrit du paracétamol et de l'Otipax®, en évoquant à la maman le fameux dicton : « les antibiotiques, ce n'est pas automatique ». Depuis, comme la fièvre ne baissait pas et que l'enfant se sentait de plus en plus mal, la mère lui a donné de l'ibuprofène (car pour elle, cela marche très bien quand elle a ses règles).

Question 1

Quels sont les mauvais points de la prise en charge de cette otite moyenne aiguë ?

A la prescription de paracétamol qui empêche de surveiller l'évolution de la fièvre

B l'absence d'antibiothérapie
C la prescription d'un traitement local seul
D l'absence de contrôle otoscopique à 48 heures
E l'absence de paracentèse pour déterminer le germe à cibler
F la non-prescription d'AINS qui a incité la mère à l'automédication

Question 2

Lors de la première consultation, quel(s) signe(s) de l'examen clinique aurai(en)t dû conduire à faire une paracentèse ?

A après échec d'un traitement par de l'amoxicilline pendant 48 heures
B la paracentèse est systématique chez l'enfant de moins de 15 ans devant une otite moyenne aiguë (OMA) collectée
C si l'enfant était atteint d'un déficit immunitaire commun variable
D si l'enfant avait présenté une rougeur rétro-auriculaire et un décollement du pavillon
E une conjonctivite associée

Question 3

Lors de votre examen clinique, comment allez-vous rechercher les signes de gravité chez cet enfant ?

A en prenant la température de l'enfant
B en évaluant l'état général de l'enfant : interaction, tonus…
C en prenant les constantes de l'enfant
D en effectuant un examen neurologique complet
E en palpant la fontanelle pour évaluer un état de déshydratation
F en recherchant un épanchement de liquide purulent au niveau de l'oreille droite

Question 4

En fait, à l'examen clinique, vous retrouvez un enfant prostré, il n'a rien avalé depuis 36 heures, la tension est à 93/45, le pouls est à 120/minutes, la température est à 37,2 °C (le dernier paracétamol a été pris trois heures auparavant).

L'enfant est conscient et réactif mais vous remarquez qu'il n'est pas très expressif du côté droit avec une légère asymétrie faciale ; de plus il bave de manière excessive sur votre table de consultation.

L'examen otoscopique retrouve un tympan droit mat, bombant sans perforations. Le tympan gauche est normal.

Quels autres signes vous attendez-vous à retrouver à l'examen clinique ?

A la bouche déviée du côté droit
B une atteinte exclusive de la partie inférieure du visage
C un élargissement de la fente palpébrale du côté droit
D un syndrome méningé avec une raideur de nuque
E une manœuvre de Pierre-Marie et Foix positive
F des mouvements du visage normaux lorsque l'enfant se met à pleurer ou à rire

Question 5

Quels examens paracliniques pourraient vous aider à déterminer le niveau lésionnel ?

A le test de Schirmer qui consiste à évaluer la sécrétion salivaire
B l'électrogustométrie
C l'audiométrie avec évaluation du réflexe stapédien
D l'IRM cérébrale
E l'EEG

Question 6

Parmi les éléments suivants, quels sont ceux de votre prise en charge globale ?

A ambulatoire
B hospitalisation avec accord parental
C mise en place d'une voie veineuse périphérique
D dans un service de réanimation
E avec un isolement respiratoire
F après déclaration auprès de la pharmacovigilance

Question 7

Quel va être votre traitement de l'OMA ?

A une antibiothérapie par ceftriaxone en urgence par voie intraveineuse
B une antibiothérapie adaptée à l'antibiogramme du germe retrouvé à la paracentèse
C un arrêt des AINS
D une antibiothérapie active sur *Haemophilius influenzae* type Augmentin®
E une antibiothérapie locale
F une désobstruction pluriquotidienne des fosses nasales par sérum physiologique

Question 8

Quel va être votre traitement de la paralysie faciale périphérique (PFP) ?

A un traitement ophtalmologique par pommade de vitamine A
B un traitement par corticoïdes *per os* pendant 8 jours
C une séance de kinésithérapie des muscles de la face quotidienne
D des séances d'électrothérapie pour réactiver les muscles de l'hémiface
E des corticoïdes par voie intraveineuse en bolus de 1 g par jour pendant trois jours

Cas clinique 4 – QCM ++

Une femme de 36 ans se présente à votre cabinet pour vertige.

Elle n'a pas d'antécédents hormis trois césariennes (trois enfants de 6 ans, 2 ans et 2 mois) et ne prend comme traitement quotidien qu'une pilule de troisième génération et de l'Imovane® 7,5 mg pour dormir.

Question 1

Parmi les propositions suivantes, quelle est la définition d'un vertige vrai ?

A c'est la sensation d'être sur un bateau et de voir la pièce tanguer
B c'est la sensation d'être sur un manège et de voir la pièce tourner
C c'est la sensation de ne plus tenir sur ses jambes
D c'est la sensation que la pièce tourne, associée à des céphalées

6

Question 2

La patiente vous décrit un vertige vrai qui a commencé dans la nuit et ne s'est pas arrêté depuis.
Elle se sent nauséeuse.
Elle n'a jamais eu de crises comme celle-là auparavant.
Elle se plaint également d'une céphalée latérale droite.
À l'examen, elle présente un nystagmus spontané horizonto-rotatoire battant à gauche, une déviation des index à droite, un signe de Romberg positif et un signe de Fukuda (marche militaire sur place, bras tendus et yeux fermés) latéralisé à droite.
Quel syndrome présente la patiente ?

- **A** syndrome cérébelleux
- **B** syndrome vestibulaire harmonieux
- **C** syndrome vestibulaire dysharmonieux car le nystagmus est controlatéral
- **D** syndrome cochléovestibulaire

Question 3

Quel(s) signe(s) est(sont) en faveur d'un vertige paroxystique positionnel bénin (VPPB) ?

- **A** le terrain
- **B** la durée de la crise
- **C** le moment de survenue
- **D** le syndrome présenté par la patiente
- **E** la présence de céphalées

Question 4

Que devez-vous rechercher d'autre à l'examen clinique ?

- **A** un syndrome cérébelleux
- **B** une paralysie vélopharyngée
- **C** un traumatisme crânien récent
- **D** des antécédents de VPPB
- **E** une otite chronique avec un cholestéatome
- **F** une paralysie faciale périphérique

Question 5

À l'examen, vous retrouvez également des lésions cutanées à type de vésicules au niveau du conduit auditif externe.
Quel diagnostic évoquez-vous ?

- **A** une varicelle
- **B** une éruption herpétique
- **C** une maladie de Lyme
- **D** un zona auriculaire lié à une infection par le virus varicelle-zona (VZV)
- **E** un zona auriculaire lié à une infection par le virus herpès simplex (HSV)

Question 6

Quel(s) examen(s) allez-vous entreprendre ?

- **A** une IRM cérébrale en urgence
- **B** une TDM cérébrale
- **C** un audiogramme
- **D** une sérologie VIH
- **E** un dosage des bêta-HCG

Question 7

Quelle va être votre prise en charge ?

- **A** antibiothérapie probabiliste intraveineuse
- **B** intervention chirurgicale en urgence
- **C** traitement antiherpétique
- **D** corticoïdes
- **E** contre-indications aux corticoïdes et aux AINS
- **F** acétylleucine

Question 8

Quels conseils donnez-vous à la patiente ?

- **A** de rester couchée le plus longtemps possible
- **B** de ne pas avoir de contacts rapprochés avec ses enfants jusqu'à la guérison
- **C** de se lever précocement
- **D** de protéger son audition pendant quelque temps : repos sonore, bouchons, éviter les traumatismes sonores
- **E** de se mettre au repos vocal

Cas clinique 5 – QCM +

Un avocat de 44 ans se présente à votre cabinet ce jeudi 19 mai à 19 h 30. Il présente depuis trois jours une fièvre importante (39 °C) persistante malgré la prise pluriquotidienne de paracétamol et AINS.
Il se plaint également de difficulté à manger.
Il ne tousse pas et ne présente pas de rhinorrhée.
À l'examen ORL, vous retrouvez des amygdales érythémateuses et cryptiques.
Les aires ganglionnaires sont libres.

Question 1

Quel est votre diagnostic ?

- **A** angine érythémateuse virale
- **B** angine érythématopultacée
- **C** angine ulcéreuse
- **D** angine érythémateuse nécessitant un test de diagnostic rapide (TDR)
- **E** angine érythémateuse ne nécessitant pas un test de diagnostic rapide

Question 2

Quel est le score de Mac Isaac de ce patient ?

- **A** 0
- **B** 1
- **C** 2
- **D** 3
- **E** 4
- **F** il est impossible de le calculer

Question 3

Le test de diagnostic rapide est positif. Qu'est-ce que cela signifie ?

- **A** que l'angine est d'origine virale
- **B** que l'angine est d'origine bactérienne
- **C** que l'on doit prescrire une antibiothérapie
- **D** que l'on peut prescrire une antibiothérapie mais ce n'est pas une obligation
- **E** que le germe à l'origine de l'infection est le streptocoque bêta-hémolytique de groupe A
- **F** que le germe à l'origine de l'infection est le pneumocoque

Question 4

Le patient demande quelle est la probabilité qu'il soit réellement infecté par ce germe. Que cherche-t-il à connaître ?

- **A** la sensibilité
- **B** la spécificité

C la valeur prédictive positive (VPP)
D la valeur prédictive négative (VPN)
E la prévalence

Question 5

Parmi les éléments suivants, quels sont ceux de votre prise en charge ?

A ambulatoire
B traitement symptomatique par corticoïdes car angine dysphagiante
C traitement symptomatique par paracétamol et AINS
D antibiothérapie par amoxicilline en première intention en l'absence d'allergie
E antibiothérapie par amoxicilline + acide clavulanique en première intention en l'absence d'allergie
F régime normal

Question 6

Quels sont les objectifs de l'antibiothérapie ?

A accélérer la disparition des symptômes
B diminuer la dissémination du streptocoque à l'entourage
C prévenir le rhumatisme articulaire aigu (RAA)
D réduire le risque de phlegmon périamygdalien
E prévenir la diffusion aux voies aériennes basses

Question 7

Le patient vous apprend que c'est le sixième épisode d'angine depuis 12 mois.
L'amygdalectomie est-elle indiquée chez ce patient ?

A oui
B non
C en urgence
D à froid soit dans 2–3 mois
E cela dépend s'il a présenté des complications lors de ces angines

Question 8

Vous êtes en ce moment l'investigateur d'une étude qui étudie l'efficacité d'un antibiotique sur l'angine érythémateuse en première intention.
Elle compare ce médicament contre l'antibiotique de référence.
Quel est ce type d'étude ?

A étude analytique
B essai thérapeutique
C étude de phase III
D étude de phase IV

Question 9

Quelle doivent être ses caractéristiques ?

A randomisée
B simple aveugle
C double aveugle
D per protocole
E même nombre de sujets dans les deux groupes
F contrôlée, c'est-à-dire que le sujet qui suit le traitement est suivi par un entretien hebdomadaire

Cas clinique 6 – QCM ++

Robert, 62 ans, vous consulte car, depuis une semaine, il a mal à l'oreille droite.
En effet, il vous raconte que son oreille le brûle et le gratte, cela le réveille même la nuit.
À l'interrogatoire, il a comme antécédents :

- un diabète de type 2 traité par metformine ;
- une hypertension traitée par bisoprolol ;
- une hypertrophie bénigne de prostate traitée par un alphabloquant.

Il a fumé pendant 30 ans un paquet de cigarettes par jour mais a réduit depuis 10 ans à un demi-paquet.
Il consomme un à deux verres de vin par repas.
L'examen se déroule normalement jusqu'au moment où vous voulez examiner son oreille droite et où il pousse un cri sourd.

Question 1

Quel diagnostic suspectez-vous ?

A otite moyenne aiguë
B bouchon de cérumen
C otite externe
D otalgie réflexe
E zona du nerf intermédiaire de Wrisberg

Question 2

Quels signes pouvez-vous retrouver à l'examen clinique pour confirmer ce diagnostic ?

A douleur à la palpation de la mastoïde
B douleur à la traction du pavillon
C tympan jaunâtre et bombant
D écoulement purulent de l'oreille
E test de Weber latéralisé du côté atteint

Question 3

Chez ce patient, quelle complication devez-vous craindre ?

A mastoïdite
B cholestéatome
C labyrinthite
D otite externe maligne
E empyème cérébral

Question 4

Votre principale hypothèse diagnostique est donc confirmée sans signes de complications.
Quelle va être votre prise en charge ?

A traitement antibiotique *per os*
B traitement antibiotique local par aminosides
C mise en place d'un pansement d'oreille (Pop-oto-wick®)
D réalisation d'une IRM du rocher
E traitement antibiotique local par ofloxacine

Question 5

Vous revoyez votre patient 10 jours après.
L'état de son conduit auditif externe s'est nettement amélioré, il n'y a plus d'otorrhée et le test de Weber est médian.
Il se plaint cependant d'un prurit du conduit auditif persistant.

Il vous informe que cela le grattait déjà dans les oreilles avant l'épisode actuel mais que c'était tolérable.
Quelle pathologie sous-jacente devez-vous suspecter ?
A une otite externe maligne
B une otomycose
C un eczéma du méat acoustique externe
D un zona du nerf intermédiaire de Wrisberg

Question 6
Quels vont être vos conseils pour ce patient pour éviter une récidive de la pathologie principale ?
A l'utilisation de Cotons-Tiges pour bien nettoyer le conduit
B éviter la stagnation d'eau dans le conduit : bien sécher les oreilles après les baignades
C l'utilisation de dermocorticoïdes au niveau du conduit auditif
D l'observance stricte de son traitement antidiabétique (régime et antidiabétiques oraux)
E l'arrêt du tabac

Question 7
Le patient vous dit qu'il a tenté il y a trois mois d'arrêter de fumer mais il a repris au bout d'un mois de sevrage complet. Il fume actuellement 4–5 cigarettes par jour. Sa femme fume aussi.
Il vous tient le discours suivant : « de toute façon, je n'y arriverai jamais, puis il est trop tard pour arrêter, je n'en tirerais aucun avantage ».
Quelles sont les propositions vraies ?
A le bénéfice du sevrage tabagique est valable seulement pour un arrêt total
B le sevrage tabagique est inutile chez les personnes âgées (plus de 70 ans)
C les bénéfices du sevrage débutent dès le début de celui-ci
D après un échec de sevrage, il est plus difficile d'arrêter
E la difficulté d'un sevrage tabagique est proportionnelle à la dépendance

Question 8
Quels moyens avez-vous pour évaluer la dépendance de ce patient ?
A test de Fagerström
B nombre de tentatives de sevrage
C taux de monoxyde de carbone dans l'air expiré
D évaluation de l'intensité de consommation en nombre de paquets-années
E la précocité de la première cigarette après le lever

Question 9
Quelle va être votre prise en charge pour favoriser le sevrage tabagique ?
A le traitement par varénicline en première intention
B les thérapies cognitives et comportementales
C faire une surveillance de trois mois
D dédramatiser les rechutes et identifier les situations à risque
E prise en charge diététique
F la substitution nicotinique pendant deux à trois semaines

Cas clinique 7 – QCM ++

Monsieur H., 66 ans, 66 kg, ancien propriétaire d'une boutique de sacs à main vient vous voir car depuis 3 semaines il saigne du nez tous les jours plusieurs fois par jour et toujours de la narine gauche. Lors de votre interrogatoire, vous retrouvez une obstruction nasale unilatérale gauche sans rhinorrhée purulente ni séreuse. Il vous dit avoir perdu environ 10 kg en 5 mois. Il a pour antécédents un diabète de type 2, un stent actif coronarien datant de 4 mois et une hypercholestérolémie négligée.

Question 1
Quels sont les diagnostics à évoquer ?
A épistaxis sur traumatisme de la tache vasculaire
B maladie de Rendu-Osler
C cancer du cavum
D adénocarcinome de l'ethmoïde
E angiofibrome nasopharyngien
F mélanome de la fosse nasale
G sinusite maxillaire gauche
H rhinite vasomotrice
I rhinite allergique
J polype de Killian

Question 2
Quels sont les arguments en faveur d'un adénocarcinome de l'ethmoïde ?
A sexe masculin
B âge : 66 ans
C propriétaire d'une boutique de sacs à main
D épistaxis unilatérale
E hypercholestérolémie
F diabète de type 2
G perte de 10 kg en 5 mois
H coronaropathie
I négligence médicale
J obstruction nasale unilatérale

Question 3
Quel est l'examen de référence pour le bilan d'extension locorégionale de l'adénocarcinome de l'ethmoïde ?
A TEP-scanner
B TDM injectée des fosses nasales
C radiographies standards de type cliché de Blondeau
D IRM injectée des fosses nasales
E panendoscopie
F scintigraphie au technétium 99 m
G scintigraphie au MIBI
H scintigraphie osseuse
I cone beam
J sérologie EBV

Question 4
Existe-t-il une classification TNM pour les tumeurs endonasales ?
A oui
B non, car on utilise celle des tumeurs du cavum

C non, car on utilise celle des voies aérodigestives
D non, sauf pour les carcinomes épidermoïdes
E non, car le traitement est toujours chirurgical
F non, car le traitement est toujours une chimiothérapie
G non, car il n'existe actuellement aucun traitement possible de ces tumeurs
H non, car ce n'est pas une tumeur maligne

Question 5
Parmi les affirmations suivantes, lesquelles sont fausses ?
A le tabac est un facteur de risque d'adénocarcinome de l'ethmoïde
B le formol est un facteur de risque d'adénocarcinome de l'ethmoïde
C l'adénocarcinome de l'ethmoïde est à haut pouvoir métastatique
D l'adénocarcinome de l'ethmoïde est à haut pouvoir agressif au niveau local
E l'adénocarcinome de l'ethmoïde est radiosensible
F l'adénocarcinome de l'ethmoïde est peu chimiosensible
G l'adénocarcinome de l'ethmoïde se développe à partir des glandes excrétrices de l'épithélium respiratoire des fosses nasales
H les tanins sont des facteurs de risque d'adénocarcinome de l'ethmoïde

Question 6
Quelles sont les affirmations exactes ?
A le cavum est le rhinopharynx
B les orifices tubaires se jettent dans la partie latérale du cavum
C le rhinopharynx est pair
D la limite antérieure du cavum est représentée par les choanes
E la limite supérieure du cavum est le sinus sphénoïde
F les végétations sont pédiculées sur la partie antérieure du rhinopharynx
G les végétations n'existent pas chez l'adulte
H les végétations adénoïdes peuvent repousser après leur ablation
I une obstruction des trompes d'Eustache entraîne une pression négative dans la caisse du tympan

Question 7
Un traitement par radiothérapie conformationnelle complémentaire endonasale est décidé en réunion de concertation pluridisciplinaire. Quelles sont les complications spécifiques de cette localisation ?
A radiomucite
B ostéoradionécrose
C sécheresse nasale
D cécité
E perte de l'odorat
F radiodermite
G otite séromuqueuse
H catarrhe tubaire et poche de rétraction tympanique
I croûtes nasales
J aucune de ces propositions

Question 8
Quelle est la précaution à prendre 48 heures avant l'intervention chirurgicale pour l'exérèse d'un angiofibrome nasopharyngien ?
A renutrition
B hospitalisation en réanimation
C transfusion globulaire
D embolisation par voie endovasculaire
E sclérothérapie
F méchage par un vasoconstricteur puissant
G aucune précaution particulière
H transfusion plaquettaire
I perfusion d'immunoglobulines humaines

Question 9
Quelle est la localisation classique de l'angiofibrome nasopharyngien ?
A sinus maxillaire
B ethmoïde
C cloison nasale
D cavum
E rhinopharynx
F voile du palais
G sinus sphénoïde
H plancher des fosses nasales

Question 10
Parmi les propositions suivantes, quelles sont les affirmations exactes ?
A la vascularisation artérielle des fosses nasales se fait uniquement par des branches de la carotide externe
B la vascularisation artérielle des fosses nasales se fait aussi par des branches de l'artère carotide interne
C l'artère ethmoïdale antérieure est une branche de l'artère ophtalmique
D l'artère sphénopalatine est une branche de l'artère maxillaire interne
E la tache vasculaire se situe dans la fosse nasale droite
F la tache vasculaire peut être cautérisée en cas d'épistaxis sur lésion de grattage
G l'innervation sensitive des fosses nasales se fait par le nerf olfactif
H les méats moyens sont le site de drainage des sinus maxillaires, frontaux et sphénoïdaux

Question 11
En cas d'épistaxis à répétition des fosses nasales et de présence de micro-angiomes sur la langue et dans les fosses nasales du patient, le diagnostic de maladie de Rendu-Osler est :

A très probable
B probable
C possible
D peu probable
E très peu probable

Cas clinique 8 – QCM +++

Monsieur M., 48 ans, vient vous voir car, depuis 2 mois, il a l'impression d'avoir la voix qui a changé. Il fume environ 1 paquet de cigarettes par jour depuis l'âge de 18 ans mais ne boit jamais d'alcool. Il a de l'hypertension artérielle traitée par un bêtabloquant et un antécédent d'appendicectomie dans l'enfance.

Question 11

Parmi les propositions suivantes, quelles sont les réponses exactes ?

A on peut parler de dysphonie chronique
B on peut parler de voix bitonale
C sa consommation tabagique est évaluée à 30 paquets-années
D les bêtabloquants sont connus pour donner ce symptôme
E les nerfs responsables de la mobilité des cordes vocales sont les nerfs laryngés inférieurs
F on peut parler de trouble de la prononciation
G on ne pourra parler de dysphonie qu'après un examen spectrométrique de la voix

Question 2

Parmi les propositions suivantes concernant la nasofibroscopie, quelles sont les réponses fausses ?

A la nasofibroscopie est un examen qui nécessite une anesthésie générale
B la nasofibroscopie peut se faire en consultation
C il faut être à jeun pour réaliser une nasofibroscopie
D une nasofibroscopie doit permettre d'examiner correctement les bronches souches
E des épreuves dynamiques permettent d'améliorer l'examen des sinus piriformes
F la présence d'une rhinite chronique empêche la nasofibroscopie
G la nasofibroscopie permet toujours de visualiser le sinus frontal
H la nasofibroscopie permet de visualiser tout le pharynx et tout le larynx

Question 3

Vous réalisez une nasofibroscopie dont voici la photo (figure 3) prise en phonation.
Quel est votre diagnostic ?

A paralysie laryngée gauche
B tumeur de la corde vocale droite
C tumeur de la corde vocale gauche
D leucokératose droite
E polypes des deux cordes vocales en miroir
F paralysie laryngée droite

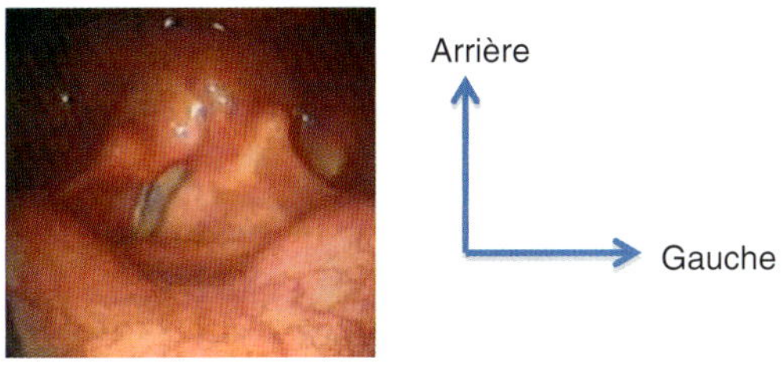

Figure 3.

Question 4

Quel est l'examen de première intention à réaliser pour faire le bilan de cette pathologie ?

A aucun
B scanner cervico-thoracique injecté
C panendoscopie
D TEP-scanner
E stroboscopie laryngée

Question 5

Que recherchez-vous ?

A on cherche à faire le diagnostic positif de la paralysie laryngée
B on recherche une tumeur laryngée
C on recherche une tumeur de l'apex pulmonaire droit
D on recherche une tumeur de l'apex pulmonaire gauche
E on recherche un effet de masse sur le trajet du nerf permettant la motricité vocale droite
F on recherche un effet de masse sur le trajet du nerf permettant la motricité vocale gauche
G on cherche à faire le diagnostic étiologique de la paralysie laryngée

Question 6

Parmi les examens suivants, quels sont ceux en faveur d'une tumeur laryngée ?

A

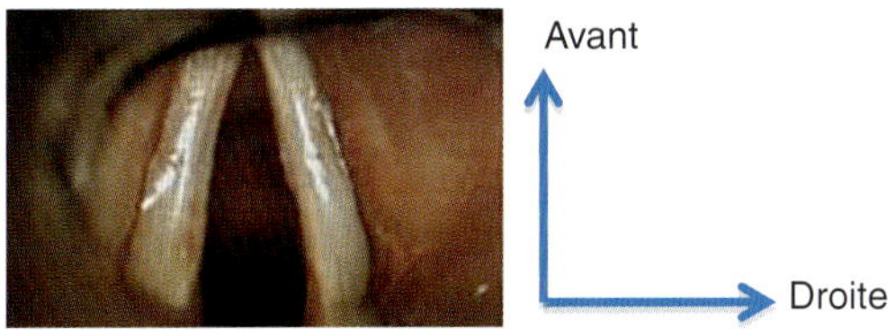

B

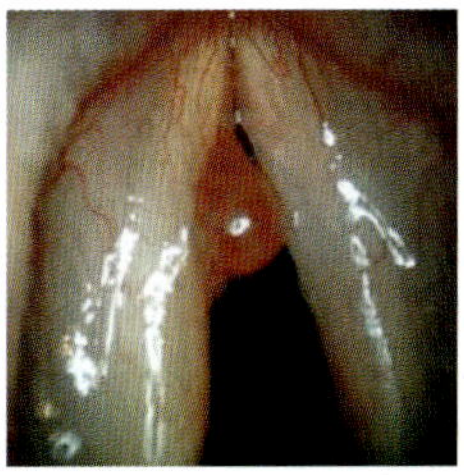

Énoncés

C

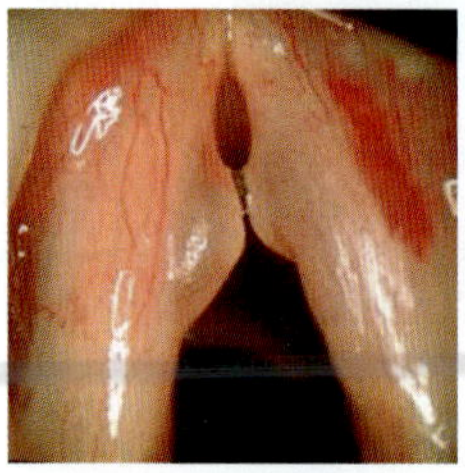

D

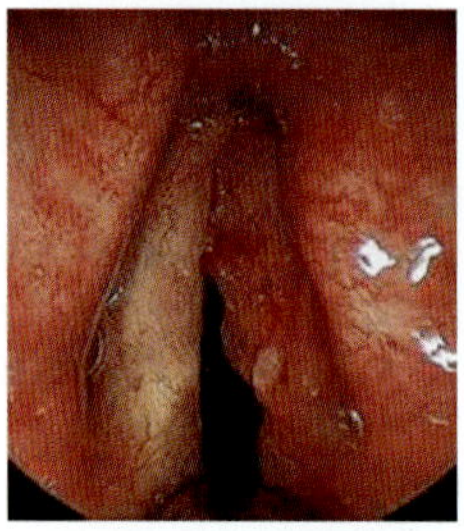

E

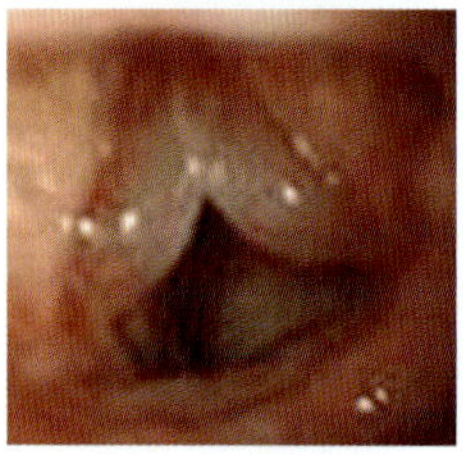

F

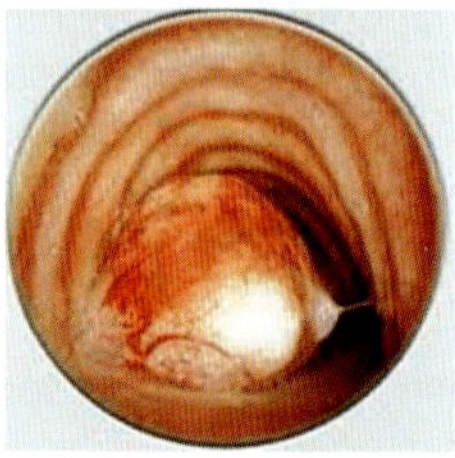

Question 7

Si vous trouvez un œdème aryténoïdien postérieur, un aspect de pharyngite dans un contexte de dysphonie et une odynophagie épisodique associée à une toux chronique, le diagnostic de reflux gastro-œsophagien est :

- **A** très probable
- **B** probable
- **C** possible
- **D** peu probable
- **E** très peu probable

Question 8

Si vous pensez à un reflux gastro-œsophagien, que prescrivez-vous ?

- **A** vous prescrivez un traitement antireflux d'épreuve associé à des règles hygiénodiététiques en première intention
- **B** vous prescrivez une fibroscopie œsogastroduodénale
- **C** vous donnez en première intention des conseils sur les règles hygiénodiététiques
- **D** vous prescrivez un écho-Doppler gastrique pour objectiver le reflux
- **E** vous prescrivez un traitement antibiotique contre *H. pilori*
- **F** vous prescrivez des anxiolytiques en plus des règles hygiénodiététiques
- **G** vous prescrivez une pH-métrie des 24 heures
- **H** vous prescrivez un tubage gastrique

Question 9

Parmi les arguments suivants, quels sont ceux qui sont en faveur d'une laryngite aiguë virale ?

- **A** érythème pharyngé associé
- **B** obstruction nasale et rhinorrhée claire ayant précédé la dysphonie
- **C** dysphonie depuis plus de deux mois
- **D** toux succédant à la dysphonie depuis quelques jours, surtout en décubitus dorsal
- **E** présence d'un érythème et de vésicules sur l'ensemble des trois étages glottiques
- **F** bonne efficacité du traitement antibiotique
- **G** bonne efficacité de la corticothérapie générale sur la voix
- **H** bonne efficacité de la corticothérapie par aérosols sur la voix

Question 10

Parmi les propositions suivantes, quelles sont les affirmations exactes ?

- **A** l'épiglotte fait partie du larynx
- **B** la glotte fait partie du pharynx
- **C** les sinus piriformes font partie du pharynx
- **D** les bandes ventriculaires font partie du larynx
- **E** la bouche œsophagienne est placée en avant du larynx
- **F** la bouche œsophagienne est en arrière du larynx
- **G** la bouche œsophagienne constitue la limite inférieure du pharynx
- **H** la base de langue se trouve dans l'oropharynx
- **I** la base de langue se trouve dans la cavité buccale

Cas clinique 9 – QCM +

Vous êtes à Strasbourg, Monsieur L. se présente un mardi à 20 heures aux urgences car, depuis trois jours, il a des sécrétions nasales sales et se plaint de douleurs prenant la pommette droite et irradiant vers l'œil droit. Il a de la fièvre depuis trois jours. Vous notez à l'interrogatoire que les symptômes ont débuté il y a une semaine par une obstruction nasale bilatérale associée à une rhinorrhée claire et une anosmie.

Question 1

Parmi les propositions suivantes concernant le diagnostic d'une sinusite maxillaire aiguë, quelles sont les réponses inexactes ?

- **A** le diagnostic est clinique
- **B** à ce stade, nous pouvons poser le diagnostic
- **C** il manque un ou plusieurs critères pour poser le diagnostic
- **D** un scanner injecté des sinus est indispensable pour poser le diagnostic
- **E** un traitement d'épreuve permettra de nous orienter
- **F** un scanner non injecté des sinus est indispensable pour poser le diagnostic

G un bilan biologique est nécessaire pour poser le diagnostic
H une nasofibroscopie est utile pour le diagnostic

Question 2

Parmi les propositions suivantes concernant le traitement de première intention des sinusites maxillaires aiguës de l'adulte, quelles sont les réponses exactes ?

A antibiothérapie d'emblée
B une corticothérapie générale sous couverture antibiotique peut être prescrite
C amoxicilline 1 g 3 fois par jour pendant 10 jours
D en cas d'allergie à l'amoxicilline, on pourra mettre de la pyostacine 1 g 2 fois par jour pendant 5 jours
E on pourra associer un antalgique type paracétamol
F les lavages de nez sont inutiles dans cette situation
G il est recommandé de prescrire un antihistaminique
H il est interdit de prescrire un vasoconstricteur nasal

Question 3

Quelles sont les trois bactéries le plus souvent rencontrées dans la sinusite maxillaire aiguë de l'adulte ?

A rhinovirus
B *Streptococcus pneumoniae*
C *Haemophilus influenzae*
D *Branhamella catarrhalis*
E *Staphylococcus aureus*
F *Candida albicans*
G *Aspergillus fumigatus*
H *Proteus mirabilis*
I *E. coli*

Question 4

Le diagnostic a été posé et le traitement adéquat a été mis en place. Monsieur L. revient cependant vous voir en urgence samedi soir car il ne se sent pas bien. La fièvre persiste, une rougeur de la joue est apparue le mercredi et s'est même propagée au cou. Depuis le matin, il a des frissons. Votre examen met en évidence un placard érythémateux s'étendant de la joue vers le cou, un empâtement global de la zone et une douleur vive à la palpation cervicale droite. L'examen nasofibroscopique retrouve du pus au méat moyen droit. Vous apprenez qu'il prend des AINS pour une spondylarthrite ankylosante depuis trois ans.

Quel diagnostic doit-on évoquer ?

A érythème migrans sur maladie de Lyme
B cellulite cervico-faciale droite
C thrombose de la veine faciale droite
D syndrome de Lyell
E érysipèle facial droit à porte d'entrée sinusienne maxillaire droite
F érythrodermie
G œdème de Quincke
H ethmoïdite

Question 5

Quel(s) examen(s) demandez-vous ?

A aucun
B IRM en urgence
C scanner cervico-facial non injecté
D scanner cervico-facial injecté
E numération-formule sanguine et CRP
F bilan biologique préopératoire : groupe, Rhésus, RAI
G gaz du sang artériel
H échographie cervicale en première intention
I scanner thoracique injecté
J biopsie cutanée en regard de l'érythème
K sérologie de Lyme
L aucun examen ne doit retarder la prise en charge

Question 6

Ces examens confirment votre hypothèse diagnostique.

Parmi les éléments suivants, quels sont ceux de votre prise en charge ?

A traitement ambulatoire
B hospitalisation sans urgence
C prise en charge médicale seule
D prise en charge médicochirurgicale en urgence
E surveillance en réanimation
F information de la famille sur le bon pronostic
G information de la famille sur le mauvais pronostic
H pas d'information de la famille à ce stade
I pansements quotidiens faits par le chirurgien

Question 7

Finalement, l'histoire évolue vers un choc septique.

Parmi les éléments suivants, lesquels ont permis de faire ce diagnostic ?

A bradycardie
B marbrures
C troubles de la vigilance
D polyurie
E hypertension artérielle systolique au-dessus de 140 mmHg
F température à 36,2 °C
G hypotension en dessous de 100 mmHg
H tachycardie
I $PaO_2 < 90$ %
J polypnée
K alcalose métabolique
L acidose métabolique
M hyperlactatémie

Question 8

Parmi les propositions suivantes, laquelle(lesquelles) vous semble inadaptée(s) à la prise en charge de ce patient ?

A hydratation massive avec macromolécules
B produits dérivés du sang comme l'albumine humaine
C noradrénaline
D adrénaline
E oxygénothérapie
F antipyrétiques
G immunoglobulines
H triple antibiothérapie probabiliste
I transfusion de culots globulaires

Question 9

Finalement, le germe en cause est multirésistant et seulement sensible à l'amikacine. Vous le traitez par Amiklin®.

Quels sont, parmi les éléments suivants, ceux de votre prise en charge ?

A isolement air
B isolement contact
C déclaration au CLIN
D surveillance de la fonction hépatique
E surveillance de la fonction rénale

F dosage de l'amikacinémie 3 heures après la première injection
G dosage de l'amikacinémie 5 minutes avant la prochaine injection
H le creux de l'amikacinémie mesure l'efficacité de l'amikacine
I le pic de l'amikacinémie mesure la toxicité de l'amikacine

QROC

Cas clinique 10 – QROC ++

Monsieur L., agent du réseau ferroviaire, vient vous voir car, depuis quelques semaines, il a du mal à déglutir. Il est allé voir son médecin traitant qui lui a prescrit un traitement antibiotique pour une angine qu'il n'a pas pris de façon assidue car c'était très difficile pour lui d'avaler les comprimés. Il vous explique que ça bloque au niveau de la gorge et qu'à chaque bouchée, il a l'impression qu'il va étouffer.
Il a donc arrêté la viande et ses repas sont désormais limités à des yaourts.
À cause de ce régime, il se sent un peu affaibli et il a été obligé de resserrer sa ceinture d'un cran.
Il a comme antécédents une arythmie cardiaque par fibrillation auriculaire (ACFA) depuis cinq ans pour lequel il est sous antivitamine-K (AVK). Il gère bien son traitement et sur son petit carnet d'INR (International Normalized Ratio), le dernier était à 2,3 il y a 10 jours.
Il fume depuis l'âge de 15 ans et a réduit sa consommation à un demi-paquet par jour depuis dix ans.
Il vous avoue bien aimer les boissons alcoolisées comme le pastis et whisky. Il estime sa consommation « comme tout le monde, deux à trois verres par jours ».
À l'examen clinique, cet homme de 56 ans paraît très amaigri. Il présente une érythrose palmaire.

- Taille : 1 m 72.
- Poids : 52 kg.

À l'examen buccal, les amygdales sont normales, non inflammatoires. L'otoscopie montre des tympans normaux.
Il n'y a pas de masse cervicale palpable.
Les aires ganglionnaires sont libres.

Question 1
Quelles sont les deux hypothèses diagnostiques que vous évoquez en premier lieu ?

Question 2
Vous emmenez votre patient dans la salle de nasofibroscopie.
À la nasofibroscopie, vous retrouvez une masse bourgeonnante et ulcérée au niveau du sinus piriforme gauche. Celle-ci fait 2 cm de diamètre. De plus, l'hémilarynx gauche semble fixé.
Vous suspectez un cancer du pharynx.
Comment allez-vous établir un diagnostic de certitude ?

Question 3
Votre diagnostic est confirmé.
Par ailleurs, le reste de votre examen est normal.
Que va comporter votre bilan d'extension (trois examens) ?

Question 4
Après le bilan d'extension, une réunion de concertation pluridisciplinaire (RCP) est organisée.
Quels sont les cinq critères de qualité d'une RCP ?

Question 5
Au cours de celle-ci, il est décidé un traitement chirurgical non conservateur.
Quels vont être les cinq principes thérapeutiques associés à cette chirurgie ?

Question 6
Quels sont les marqueurs biologiques qui évoquent un éthylisme chronique ?

Question 7
Quels sont les six grands principes du sevrage en alcool ?

Cas clinique 11 – QROC +

Monsieur R., 45 ans, se présente à votre consultation avec sa femme. Celui-ci présente une boule au niveau du cou, côté droit.
Il a comme antécédents :

- une appendicectomie dans l'enfance ;
- une tuberculose pulmonaire à l'âge de 25 ans dont il ne se rappelle absolument plus des modalités de traitement (qui étaient selon lui longues et pénibles).

Il vient tout juste d'arrêter de fumer car il commençait à avoir une toux matinale très désagréable.
C'est sa femme qui a voulu qu'il consulte car elle pense que cette boule, qu'il a maintenant depuis plus d'un mois, est à l'origine de cette toux.
À l'examen clinique, Monsieur R. fait 1,75 m, et pèse 56 kg.
PA : 145/95.
FC : 86/min.
T = 36,4 °C, mais il a pris 1 g de paracétamol avant de venir pour son mal de dos.
À l'inspection : tuméfaction latéralisée à droite au niveau jugulocarotidien d'environ 3 cm de plus grand diamètre avec une peau en regard normale non inflammatoire. La masse est non mobile à la déglutition.
À la palpation, la masse est froide, non battante, non rénitente et non douloureuse.

Question 1
Citez trois diagnostics à évoquer si la masse avait été battante.

Question 2
Citez deux diagnostics à évoquer si la masse avait été mobile à la déglutition.

Question 3
Citez, en tenant compte du terrain et de l'anamnèse, les deux principaux diagnostics à évoquer.

Question 4

Citez trois éléments que doit comporter l'examen général face à une adénopathie cervicale.

Question 5

Comment caractériser une adénopathie d'allure tumorale (six adjectifs) ?

Question 6

Cette adénopathie a tous les critères d'une adénopathie tumorale.
Que va comporter votre examen clinique étiologique (quatre éléments) ?

Question 7

Tous ces éléments de la question 6 sont normaux.
Quel examen paraclinique allez-vous réaliser ?

Question 8

Vous obtenez l'imagerie suivante (figure 4).
Décrivez cet examen.

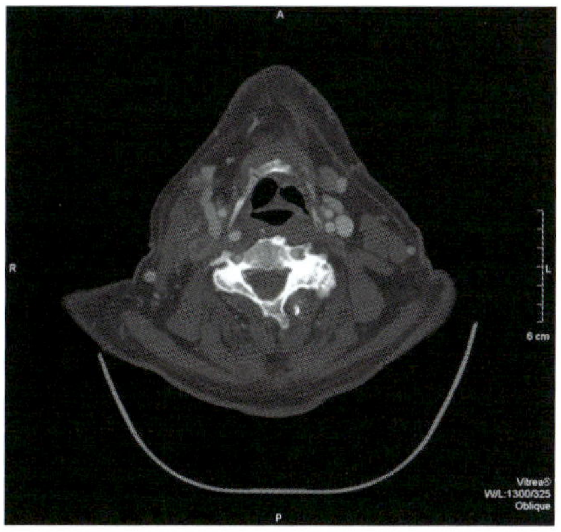

Figure 4.

Question 9

Le reste de cet examen est normal. De plus, vous obtenez l'examen suivant (figure 5).
Sachant que le reste des examens est normal, quel est votre diagnostic ?

Question 10

Quel va être votre prise en charge thérapeutique ?

Cas clinique 12 – QROC ++

Vous êtes de garde dans l'hôpital pour enfants de la région parisienne le 10 février. Il est 23 heures et vous faites entrer dans votre box le petit Paul, 3 ans, et sa maman.
Elle vous explique que, depuis deux jours, il a de la fièvre : la température de cet après-midi était à 38,1 °C. De plus, elle trouve son petit garçon plus grognon que d'habitude.
Vous examinez son carnet de santé. Il est né par voie basse à l'issue d'une grossesse à terme.

- Pn : 3,750 kg.
- Tn : 52 cm.
- Pc : 35 cm.

Il a été vu il y a trois semaines par son médecin traitant pour une visite de routine. Lors de cette consultation, il faisait 14,1 kg pour 94 cm.
Il a eu la varicelle l'année dernière et n'a pas d'antécédents particuliers à part un épisode de bronchiolite à l'âge de 20 mois pour lequel une hospitalisation a été nécessaire.
Il est entré en petite section de maternelle depuis le mois de septembre.
À l'interrogatoire, personne de l'entourage n'est malade. Il n'y a pas de voyages récents. Ils n'ont pas d'animaux domestiques (à la grande tristesse de Paul).

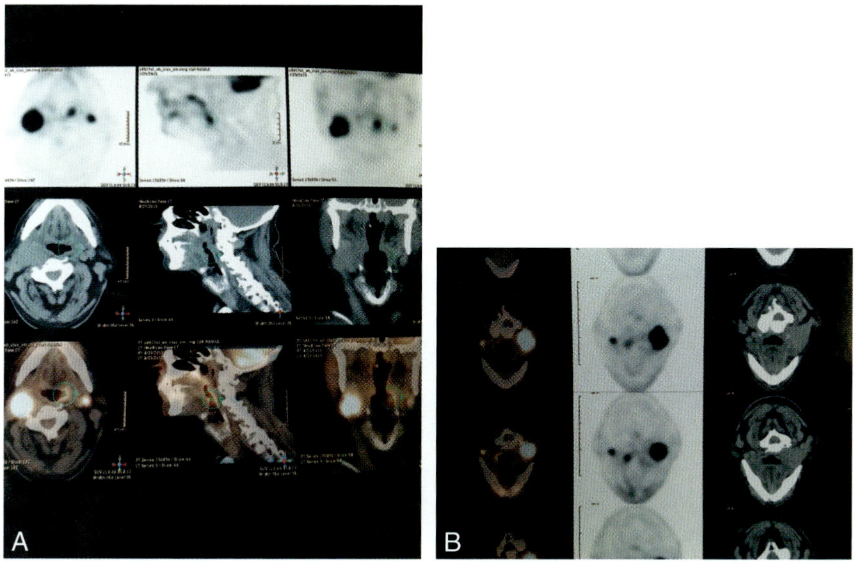

Figure 5.

Question 1
Quelles vont être les grandes lignes de votre examen clinique (sans l'interrogatoire) ?

Question 2
Vous retrouvez ceci à l'examen (figure 6).
Décrivez l'examen et posez votre diagnostic.

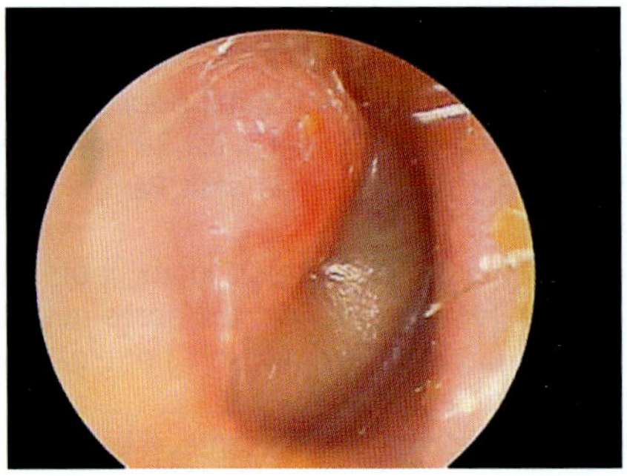

Figure 6.

Question 3
Que faites-vous comme examens complémentaires ?

Question 4
Quelle va être votre prise en charge ?

Question 5
Quels vont être vos trois conseils vis-à-vis de la fièvre ?

Question 6
Au bout de cinq jours, la maman reconsulte. Paul a toujours de la fièvre et semble encore très douloureux. L'aspect otologique est inchangé.
Devez-vous prescrire un ou des examens paracliniques ? Si oui lequel(lesquels) ?

Question 7
Qu'allez vous effectuer comme changement dans vos prescriptions ?

Question 8
Le traitement est un succès.
Vous revoyez Paul à l'âge de 8 ans. Sa mère est inquiète car il a des difficultés scolaires importantes.
Vous notez dans son carnet de santé quatre épisodes d'OMA depuis celui que vous avez pris en charge nécessitant à chaque fois un traitement antibiotique.
À l'examen, Paul est en bon état général.

- Taille : 1,32 m.
- Poids : 28 kg.

À l'otoscope, vous visualisez de façon bilatérale des tympans mats, jaunâtres, bombants.
Quel est votre diagnostic complet ?

Question 9
Quel va être votre bilan (trois éléments) ?

Question 10
L'audiogramme de Paul est le suivant (figure 7).
Quelle va être votre prise en charge (trois grands axes) ?

Cas clinique 13 – QROC ++

Vous recevez en consultation Monsieur S., 76 ans, pour une altération de l'état général importante avec asthénie, anorexie et perte de 10 kg en six mois. Il fait maintenant 63 kg pour 1,82 m.

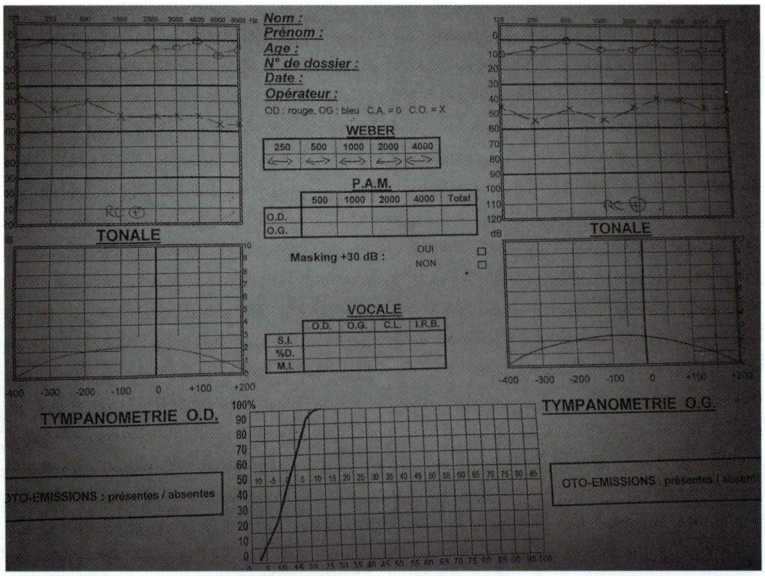

Figure 7.

Il ressent depuis quelques mois une gêne à la déglutition mais n'a pas voulu consulter car il avait peur du diagnostic.
En effet, il fume depuis l'âge de 15 ans et consomme 4 à 6 bières par jour et se dit que « cela doit être un cancer comme mon copain Roger ».
Il vit avec sa femme dans un 30 m² au 5e étage sans ascenseur d'un immeuble de la banlieue lyonnaise. Ses deux enfants vivent loin et il ne les voit que rarement.
Ses antécédents sont :

- Hta traitée par Cotareg® ;
- dyslipidémie ;
- hypertrophie bénigne de la prostate.

À l'examen clinique, vous retrouvez une lésion ulcérante suspecte du voile du palais et des adénopathies bilatérales.
Vous effectuez une TDM cervicale dont la conclusion est : « Masse de l'amygdale droite avec envahissement laryngé, de la base de langue et du voile du palais. Présence d'adénopathies cervicales bilatérales d'allure suspecte. »

Question 1
Face à ces résultats et à la forte probabilité de cancer, pouvez-vous éviter la biopsie à ce patient ? Pourquoi ?

Question 2
Le diagnostic carcinome épidermoïde est posé.
Donnez cinq mots clés de votre prise en charge thérapeutique.

Question 3
Le patient refuse le traitement principal que vous lui proposez.
Quelle doit être votre démarche face à un refus de soins ?

Question 4
Vous parvenez quand même à lui faire accepter un traitement symptomatique.
Quel est le principal symptôme que vous allez devoir traiter ? Donnez-en la définition dans le cas de Monsieur S.

Question 5
Quelle va être votre prise en charge vis-à-vis de cela ?

Question 6
L'état de Monsieur S. se dégrade très vite. Il devient de plus en plus dyspnéique et ne peut plus se lever de son lit.
Vous proposez à sa femme une prise en charge dans un service de soins palliatifs.
Quelles sont les dix modalités des soins palliatifs ?

Question 7
Monsieur S. meurt dans la nuit dans l'hôpital où vous êtes de garde en tant qu'interne.
Quelles sont les deux démarches que vous devez entreprendre ?

Question 8
Quels éléments doit comporter un certificat de décès ?

Cas clinique 14 – QROC ++

Monsieur F., 68 ans, consulte à votre cabinet pour dysphonie.
Dans ses antécédents, on note :

- une pneumectomie gauche il y a trois ans pour un adénocarcinome pulmonaire ; une résection transurétrale de prostate pour hypertrophie bénigne il y a trois ans.

Il a un tabagisme à 60 paquets-années sevré depuis trois mois.
Il aime le bon vin et fait partie d'une association d'œnologie dans sa région du Languedoc-Roussillon.
Depuis quelques mois, Monsieur F. trouve que sa voix a changé. Elle ressemble à celle d'un chanteur de rock après un concert et ses amies le surnomment désormais Johnny.

Question 1
Quelle étiologie devez-vous évoquer chez cet homme face à cette dysphonie compte tenu de ses antécédents chirurgicaux ?

Question 2
Votre hypothèse aurait-elle été valable si le patient avait subi une pneumonectomie droite ? Pourquoi ?

Question 3
À l'examen, le patient présente effectivement une voix soufflée.
À la fibroscopie vous retrouvez (figure 8).
Les aires ganglionnaires sont libres.
Le reste de l'examen est normal.
Quel est le diagnostic probable ?

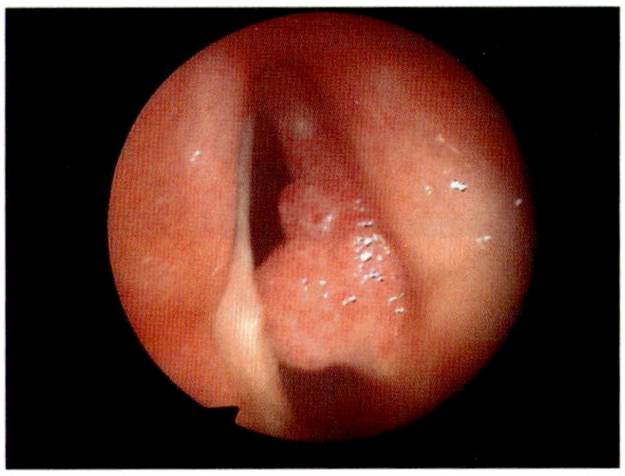

Figure 8.

Question 4
Comment allez-vous le confirmer ?

Question 5
Sur le bilan d'extension, la lésion est localisée.
Une réunion de concertation pluridisciplinaire (RCP) est organisée et décide d'une chimiothérapie néoadjuvante dans un but de préservation d'organe.
À la suite de cette chimiothérapie, la réponse ayant été spectaculaire, la deuxième RCP propose un traitement par radiothérapie externe seule.
Quel va être votre bilan préradiothérapie (cinq points) ?

Énoncés

Question 6
De quels effets indésirables devez-vous l'informer ?

Question 7
Le patient effectue ses séances et reçoit 70 grays sur six semaines.
Vous le recevez trois semaines après pour la consultation de réévaluation.
À la fibroscopie, la lésion a totalement disparu et il ne reste qu'une petite plaque blanchâtre au niveau de la corde vocale droite.
Le patient se plaint cependant d'une sensation bizarre dans la bouche : il ressent des picotements et une sensation de brûlure au niveau de la langue qui le gêne de plus en plus et l'empêche de s'alimenter correctement. Il se demande si cela n'est pas lié au fait qu'il a recommencé à fumer.
À l'examen buccal, vous observez (figure 9).
Quel est votre diagnostic ?

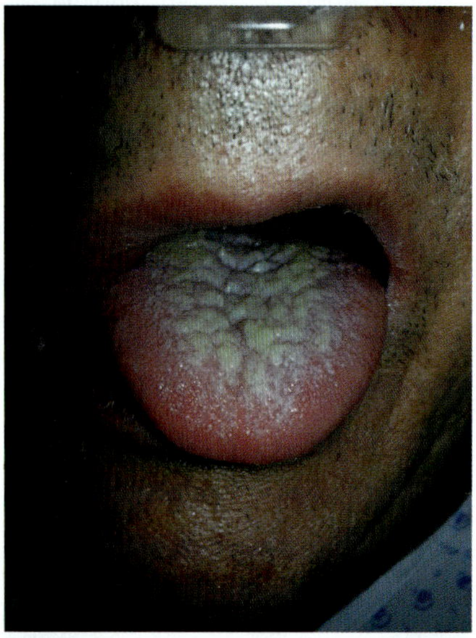

Figure 9.

Question 8
Quelle va être votre prise en charge ?

Question 9
Quelle va être votre prise en charge sur le plan addictologique ?

Cas clinique 15 – QROC +++

Le petit Eliot, 3 ans est amené par ses parents à votre consultation. Il est en effet adressé par son médecin traitant pour « retard de langage ».

Question 1
Quelles sont les étapes d'acquisition normales du langage (à 3, 4, 12 mois, 3 et 5 ans) ?

Question 2
Eliot, lui, prononce quelques mots mais ils sont très déformés. Il a d'ailleurs peu d'interactions avec vous et ses parents et pendant toute la consultation, joue seul avec la pyramide qui se trouve sur votre bureau.
Quels sont les quatre éléments que vous allez rechercher dans les antécédents de l'enfant qui seraient en faveur d'une surdité ?

Question 3
Chez cet enfant, quel diagnostic pouvez-vous évoquer ? Quelle en est la triade clinique caractéristique ?

Question 4
Quels vont être les éléments clés de votre examen clinique ?

Question 5
À son âge, quel(s) bilan(s) audiologique(s) pouvez-vous prescrire ?

Question 6
Que va comporter le reste de votre bilan (deux examens) ?

Question 7
Vous retrouvez chez le petit Eliot une surdité de perception bilatérale de 50 dB.
Quels sont les quatre axes de votre prise en charge ?

Question 8
Rédigez votre ordonnance pour les séances d'orthophonie.

Cas clinique 16 – QROC +++

Jacques, 35 ans, consulte aux urgences car depuis maintenant trois jours, il n'entend plus très bien de l'oreille droite.
En effet, il y a trois jours, son oreille s'est brutalement bouchée et il n'arrive pas à la déboucher.
Cela ne l'a pas inquiété immédiatement car il s'est dit que s'était probablement un effet pressionnel : il vient de faire un stage de plongée pendant sept jours.
Mais depuis hier soir, il a remarqué à son entraînement de boxe qu'il a aussi des moments où sa tête tourne et où il est obligé de s'asseoir.
Il n'a pas d'antécédents particuliers, hormis quelques épisodes d'otites durant l'enfance.
Il ne prend pas de traitement au long cours.

Question 1
Quelles vont être les quatre grandes étapes de votre examen clinique ?

Question 2
Avant de regarder le tympan, si le test de Weber est latéralisé à droite, que suspectez-vous ?

Question 3
Avant de regarder le tympan, si le test de Weber est latéralisé à gauche, que suspectez-vous ?

Question 4
À l'examen, vous retrouvez, une perte auditive droite avec un test de Weber latéralisé à gauche et un test de Rinne négatif. Il n'y a pas de syndrome vestibulaire franc. Il n'y a pas de syndrome cérébelleux ni d'atteinte des paires crâniennes.
Les conduits auditifs externes et tympans sont normaux.
Quelle est votre hypothèse diagnostique par argument de fréquence ?

Question 5
Votre diagnostic est confirmé.
Quelle est votre prise en charge ?

Question 6
Allez-vous effectuer une imagerie ? Si oui, laquelle ? Dans quels délais ?

Question 7
Malheureusement, le patient ne récupère pas bien de cet épisode et reste avec une surdité de 40 dB en moyenne sur toutes les fréquences.
Quels sont les deux grands axes de votre prise en charge ?

Question 8
Citer deux médicaments ototoxiques ?

Cas clinique 17 – QROC +

Un jeune homme de 19 ans, étudiant, vient vous voir en consultation car depuis un mois, est apparue une grosseur sur la partie droite de son cou. Il fume (10 paquets-années), il fait beaucoup la fête, dort très peu et ne prend aucun médicament. L'examen est en faveur d'une adénopathie.

Question 1
Quelles sont vos hypothèses diagnostiques ?

Question 2
Quelles questions lui posez-vous pour orienter votre diagnostic ?

Question 3
Détaillez votre examen clinique.

Question 4
Demandez-vous un bilan ? Si oui, lequel ? Pourquoi ? Que recherchez-vous ?

Question 5
Trois jours plus tard, le patient revient car il y a du pus qui s'écoule de l'adénopathie. Vous confirmez la fistulisation à l'inspection. Le bilan biologique est paradoxalement peu inquiétant (CRP à 50, hyperleucocytose à 12 000). Le patient est toujours fébrile à 38 °C.
Quels sont les deux diagnostics que vous devez évoquer devant ce nouvel élément ?

Question 6
Plusieurs jours plus tard, les résultats portant sur le liquide purulent prélevé vous confirment votre diagnostic.
Que cherchez-vous à connaître rapidement ? Pourquoi ? Comment ?

Question 7
Cet examen est positif.
Comment prenez-vous en charge votre patient ?

Question 8
Rédigez le certificat d'inaptitude au sport pour l'année scolaire de cet étudiant.

Question 9
Donnez le calendrier vaccinal du BCG.

Cas clinique 18 – QROC +

Nous sommes en décembre et Mme S. vous amène sa fille Leila (2 ans) aux urgences, car depuis 24 heures, elle a de la fièvre et des difficultés à s'alimenter. À chaque fois qu'elle avale, elle pleure et montre sa gorge en se plaignant. Vous trouvez une enfant grognon, fébrile à 39 °C et avec une bonne tension artérielle. Vous constatez ceci (figure 10).

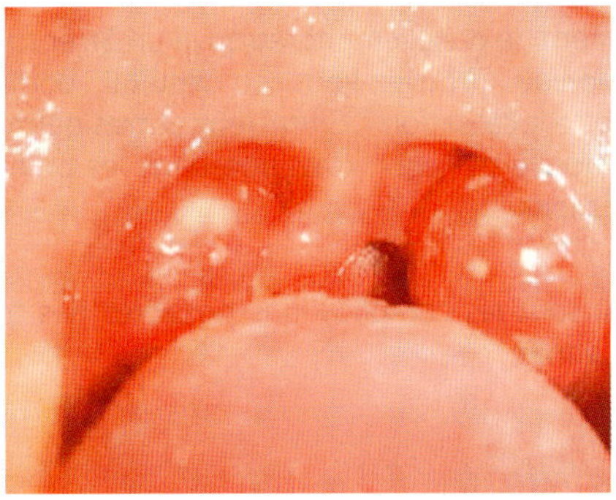

Figure 10. Examen endobuccal.

Question 1
Vous décidez de la traiter par antibiothérapie. Quel est l'antibiotique de première intention en l'absence d'allergie ?

Question 2
Quel antibiotique prescrivez-vous en cas d'allergie à la pénicilline ?

Question 3
Quel antibiotique prescrivez-vous en cas d'allergie aux bêta-lactamines ?

Question 4
Quelle posologie d'amoxicilline prescrivez-vous dans le cas de Leila ?

Question 5
Après plusieurs jours d'antibiothérapie bien conduite, Leila revient car elle ne mange pas du tout et elle refuse même les aliments froids et lisses comme le yaourt. Elle refuse également de boire depuis ce matin. L'examen clinique permet d'objectiver ceci (figure 11). Quel est votre diagnostic ?

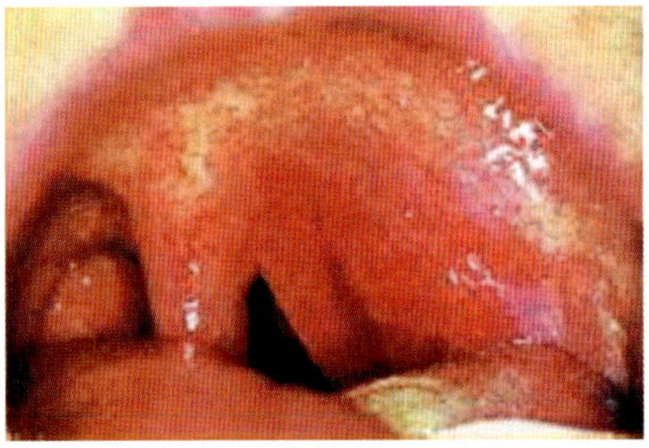

Figure 11.

Question 6
Quels sont les arguments en faveur d'un phlegmon périamygdalien gauche ?

Question 7
Demandez-vous des examens ? Si oui, lesquels ? Que recherchez-vous ?

Question 8
Quelle est votre prise en charge ?

Question 9
Finalement, le prélèvement retrouve un *Streptococcus pneumoniae*. Trouvez-vous ce résultat compatible avec cette localisation ? Citez deux autres germes que l'on retrouve de façon classique dans les phlegmons amygdaliens.

Question 10
Quelles sont les complications possibles des angines bactériennes ?

Cas clinique 19 – QROC +

Monsieur A., 67 ans, vous est adressé aux urgences à 18 h 30 par le Dr H. pour épistaxis.

Ce patient est hypertendu, arythmique (ACFA), diabétique de type 2 et a été opéré d'une prothèse de hanche en 2003.

Son traitement comporte du Lasilix® 20 mg le matin, de la Ténormine® 100 mg le matin, du Glucophage® 500 matin, midi et soir et du Previscan® ¾ de comprimé par jour le midi.

Il déclare fumer environ un paquet de cigarettes par jour depuis l'âge de 17 ans.

L'épistaxis a commencé vers 16 heures au cours d'une dispute avec son voisin et ne s'est jamais interrompue malgré la compression bidigitale effectuée par son médecin traitant.

À l'arrivée, le patient est extrêmement angoissé et ses constantes sont les suivantes :

PA : 170/90, FC : 95, SAO_2 : 100 %, apyrétique.

Question 1
Vous êtes l'interne d'ORL et l'urgentiste vous demande de le prendre en charge. Que demandez-vous au patient ? Quelle est votre attitude thérapeutique ? Justifiez.

Question 2
Demandez-vous un bilan biologique ? Si oui, lequel ? Justifiez

Question 3
Dans la nuit, l'infirmière vous appelle en panique parce que le patient saigne abondamment par le nez et crache du sang par la bouche. À votre arrivée, les constantes révèlent une PA : 80/35, FC : 130, SAO_2 : 92 %, T : 37,2 °C. Le patient répond aux ordres simples mais est somnolant. En soulevant les draps vous retrouvez des marbrures.

Quel est votre diagnostic ? Justifiez.

Question 4
Détaillez votre prise en charge. Expliquez.

Question 5
Quelles sont les modalités médico-administratives entourant la transfusion ?

Question 6
Douze heures plus tard, le patient va mieux mais se plaint de douleurs en fosses nasales importantes (EVA à 7). Vous regardez les prescriptions et y trouvez : paracétamol 1 g 4 fois par jour IV, Tramadol® 100 mg 3 fois par jour IV en systématique.

Un traitement par morphine est-il justifié ? Pourquoi ? Détaillez vos prescriptions.

Cas clinique 20 – QROC ++

Monsieur V., 58 ans, ancien proviseur de collège vient vous voir car depuis trois semaines il ressent des douleurs au niveau de l'oreille gauche lorsqu'il avale. Il a toujours beaucoup fumé (50 PA) et avait l'habitude de boire du vin le midi et le soir. Il a pour antécédents une hypercholestérolémie traitée par statine, de l'hypertension artérielle traitée par du furosémide 40 mg le matin et un ulcère de l'estomac lorsqu'il avait 35 ans. Il vous demande de lui regarder l'oreille car il pense à une otite.

Question 1
Quels signes cliniques sont en faveur d'une otite externe ?

Question 2
Quelles sont les orientations diagnostiques devant une otalgie unilatérale ?

Question 3
Décrivez cette otoscopie (figure 12).

Question 4
Votre otoscopie est finalement normale.

Détaillez la suite de votre examen clinique. Que recherchez-vous ?

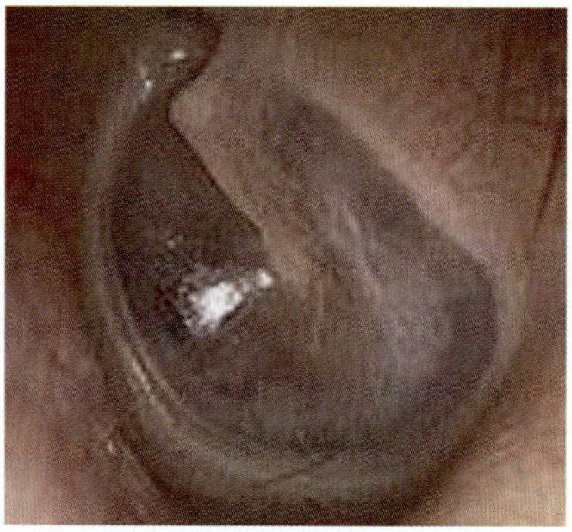

Figure 12.

Question 5
Vous retrouvez une tumeur de l'hypopharynx. Quels sont les deux examens à réaliser ?

Question 6
Si vous retrouvez un tympan normal avec des douleurs importantes à l'interligne articulaire de l'articulation temporomandibulaire gauche, quel serait alors votre diagnostic principal ? Comment prendriez-vous en charge le patient ? Détaillez votre prescription.

Question 7
Finalement, votre examen clinique est strictement normal et vous décidez de réaliser un TEP-scanner. Quels sont les avantages et les inconvénients de cet examen ?

Cas clinique 21 – QROC +++

Madame Z., 46 ans, vient à votre cabinet car depuis deux mois elle perd du poids alors qu'elle pense manger plus qu'a l'accoutumée, elle boit et urine plus qu'auparavant et a des bouffées de chaleur. Vous vous apercevez qu'elle parle vite et de façon décousue.
En approfondissant un peu l'interrogatoire, elle vous décrit des difficultés à s'endormir (alors qu'elle se sent exténuée) et des selles liquides et abondantes.
Elle prend pour seul traitement une pilule contraceptive œstroprogestative, ne fume pas, ne boit pas d'alcool et ne décrit aucune allergie médicamenteuse.

Question 1
Quels sont les trois diagnostics à évoquer en priorité ? Sur quels arguments ? Que recherchez-vous à l'interrogatoire pour les étayer ?

Question 2
Vous vous orientez finalement vers une hyperthyroïdie. Quel bilan paraclinique demandez-vous ? Pourquoi ? Que recherchez-vous ?

Question 3
Les examens confirment le diagnostic, les anticorps anti-TSH-R sont positifs et vous disposez de cet examen (figure 13).
Interprétez-le. Quel est alors votre diagnostic complet ?

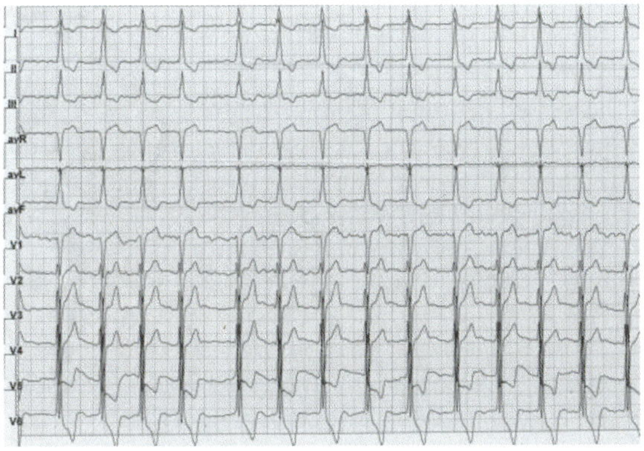

Figure 13.

Question 4
Quelle est alors votre prise en charge thérapeutique, expliquez ?

Question 5
Lors de la surveillance, vous revoyez la patiente : elle est asymptomatique et apyrétique.
Les résultats de la NFS que vous avez demandée sont les suivants :

- hémoglobine : 13,9 g/dL ;
- leucocytes : 1 300 (polynucléaires neutrophiles à 420) ;
- plaquettes : 318 000.

Quel est votre diagnostic ? Détaillez votre prise en charge.

Question 6
Vous décidez alors de réaliser une thyroïdectomie totale.
Dans les suites opératoires, la patiente vous appelle car elle ressent des fourmillements dans le bout des doigts et des crampes.
Vous suspectez une hypocalcémie et la traitez par supplémentation calcique et vitamine D pendant deux mois.
Deux semaines plus tard, la patiente vient vous voir car elle est fatiguée, a des nausées et des douleurs abdominales ainsi que des maux de tête importants.
Quel est votre diagnostic ? Sur quels arguments ? Quel bilan clinique et paraclinique réalisez-vous ? Expliquez ce que vous recherchez.

Question 7
Détaillez votre prise en charge en urgence.

Cas clinique 22 – QROC ++

Il est 23 heures, vous êtes l'interne de garde et vous voyez Maxime B., enfant de 18 mois amené par sa maman très inquiète car elle a vu son enfant tousser très fort et devenir bleu sans pouvoir reprendre sa respiration. Elle a cru qu'il allait mourir devant ses yeux mais il a tout d'un coup repris sa respiration. Il va beaucoup mieux depuis. Elle a retrouvé un morceau de cacahuète dans la bouche de son fils.

Question 1
Quel est le diagnostic à évoquer en priorité ?

Question 2
Détaillez votre interrogatoire et votre examen clinique. Qu'en attendez-vous ?

Question 3
Vous demandez un examen complémentaire. Lequel ? Que recherchez-vous ?

Question 4
Comme cet examen est normal et que l'enfant va bien, vous décidez de le faire rentrer à la maison avec une ordonnance de kinésithérapie respiratoire.
Approuvez-vous cette attitude thérapeutique ? Si non, qu'auriez-vous fait ?

Question 5
Une semaine plus tard, vous revoyez l'enfant en consultation de contrôle. Il semble fatigué, tousse et sa maman vous dit qu'il a de la fièvre depuis trois jours et qu'il pleure beaucoup.
Que suspectez-vous ?

Question 6
Détaillez votre prise en charge.

Question 7
La maman vous demande un document justifiant son absence auprès de son employeur.
Quel document devez vous lui remettre ?

Question 8
Rédigez-le.

Question 9
Rédigez l'ordonnance de sortie pour la kinésithérapie respiratoire.

Cas clinique 23 – QROC ++

Monsieur G., 64 ans, chauffeur routier, vous est adressé par son médecin traitant pour dysphagie d'aggravation progressive évoluant depuis trois semaines avec perte de poids. Parfois, il régurgite le bol alimentaire sans avoir l'impression de l'avoir avalé ; il se plaint d'une mauvaise haleine et d'une tendance à l'hypersalivation.
À l'interrogatoire, vous apprenez qu'il fume depuis l'âge de 14 ans environ un paquet et demi de cigarettes par jour et qu'il boit une bouteille de vin et quatre apéritifs par jour.
Il a comme antécédents un reflux gastro-œsophagien (RGO) traité depuis 1995 mais avec une efficacité relative, de l'hypertension artérielle et du cholestérol.
Il vous dit être allergique à l'Augmentin®.
Son traitement comporte : Mopral® 20 mg le matin, Amlor® 5 mg le matin, Lasilix® 20 mg le midi, et Tahor® 10 mg le matin.

Question 1
Quelles sont vos hypothèses diagnostiques ? Justifiez.

Question 2
Détaillez votre examen clinique. Que recherchez-vous ?

Question 3
Vous décelez une lésion suspecte de la base de langue. Détaillez votre prise en charge diagnostique. Justifiez.

Question 4
L'anatomopathologie vous confirme qu'il s'agit d'un carcinome épidermoïde de la base de langue.
Comment annoncez-vous ce diagnostic à Monsieur G. ?

Question 5
Six jours après la pose d'un Port-a-cath®, son médecin traitant vous appelle car le patient est polypnéique à 16 par minute, tachycarde à 110 par minute, avec une tension à 95/65. Il vous apprend que le pansement du Port-a-cath® (PAC) est sale, que le patient frissonne et qu'il perçoit un souffle aortique systolique à 2/6.
Quel est votre diagnostic ? Sur quels arguments ?

Question 6
Exposez votre prise en charge.

Question 7
Quelles complications liées au décubitus pourraient survenir chez ce patient alité ? Comment les prévenir ?

Question 8
Finalement, le patient se rétablit et on lui propose un traitement innovant par chirurgie radiochimiothérapie adjuvante dans le cadre de la recherche clinique.
Quelles règles encadrent la recherche clinique en France ?

CC mixtes

Cas clinique 24 – mixte +++

Monsieur S., 25 ans, est reçu aux urgences pour accident de la voie publique (AVP), moto contre voiture avec un choc d'une cinétique estimée à 40 km/h. Il a été projeté à quelques mètres de son véhicule. Il portait un casque.
À l'interrogatoire, il ne se souvient plus de l'accident et dit « s'être réveillé » au moment où les pompiers sont arrivés.

Question 1 – QROC
Quels ont été les trois grands axes de l'examen clinique des pompiers à leur arrivée ?

Question 2 – QCM
Quels ont été les quatre éléments qui composaient, selon vous, leur traitement de première intention ?

A un resucrage en urgence par une poche de G30 %
B la mise en place d'une voie veineuse périphérique
C la mise en place d'une couverture de survie
D la transfusion d'un culot globulaire de groupe O+
E un traitement antalgique adapté à l'EVA
F une surveillance rapprochée des constantes (FC, PA, saturation, HemoCue®...)

Question 3 – QROC
À l'examen clinique aux urgences :

- les antécédents sont : appendicectomie à l'âge de 21 ans, asthme non traité apparu à l'âge de 6 ans, pas de traitement au long cours ;
- Saturation à 96 % en air ambiant ;
- Fc : 120/min ;
- Pa : 13/7 ;
- T : 37,8 °C.

Monsieur S. est conscient avec un score de Glasgow à 15/15, pas de désorientation temporospatiale, pas de troubles mnésiques à part au moment de l'accident. Il n'y a pas de déficits sensitivomoteurs, les

réflexes ostéotendineux sont présents et symétriques.
L'examen des paires crâniennes est normal.
À l'auscultation pulmonaire, les murmures vésiculaires sont bilatéraux et symétriques.
L'abdomen est souple, dépressible et indolore.
Les pouls périphériques sont tous perçus.
À l'examen du massif facial, vous notez : une plaie de 7 cm du cuir chevelu au niveau de l'os temporal droit qui saigne de manière active, une ecchymose rétro-auriculaire et un hémotympan à l'otoscopie du côté droit.
Il est perfusé et vient de recevoir 10 mg de morphine en sous-cutanée.
Quel va être votre geste thérapeutique de première intention en urgence ?

Question 4 – QCM

Quel(s) examen(s) complémentaire(s) allez-vous réaliser en première intention ?

A une radiographie pulmonaire de face
B une FAST échographie
C une IRM cérébrale
D un body scanner ou TDM corps entier
E une radiographie du bassin

Question 5 – QCM

Sur une des coupes de scanner vous pouvez observer ceci (figure 14).
Il n'y a pas d'autres lésions visibles.
Décrivez cet examen.

A TDM cérébrale
B coupe axiale
C coupe frontale
D fenêtre osseuse
E fenêtre parenchymateuse
F passant par les rochers

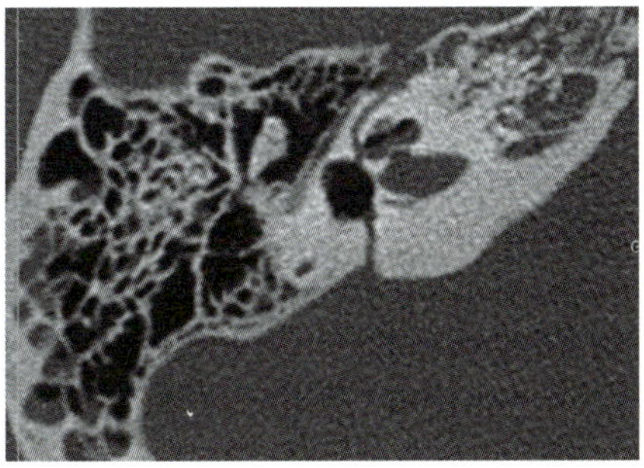

Figure 14.

Question 6 – QCM

Quel est votre diagnostic ?

A fracture du rocher gauche
B fracture du rocher droit
C fracture du rocher translabyrinthique
D fracture du rocher extralabyrinthique
E fracture du rocher longitudinale
F fracture du rocher transversale

Question 7 – QCM

Qu'allez-vous rechercher à l'examen clinique ?

A un déficit sensitivomoteur du côté droit
B une otoliquorrhée
C une paralysie faciale périphérique gauche
D une paralysie faciale périphérique droite
E une surdité de perception droite
F une surdité de transmission droite

Question 8 – QCM

Le patient est gardé 24 heures en observation. Le lendemain, il se plaint d'une irritation oculaire droite avec une sensation bizarre au niveau du visage.
Vous l'examinez et retrouvez une paralysie faciale périphérique droite sévère, qui n'était pas présente la veille.
À quel mécanisme est probablement due cette paralysie faciale périphérique ?

A une rupture du nerf VII liée à la fracture du rocher
B une aggravation de l'hématome intracrânien
C une compression œdémateuse d'origine inflammatoire du nerf facial
D une rupture du nerf V liée à la fracture du rocher
E un écrasement du nerf facial

Question 9 – QCM

Quel traitement allez-vous mettre en place en urgence ?

A un traitement chirurgical pour décompression du nerf
B un traitement chirurgical pour suture du nerf
C un traitement médical par corticoïdes
D un traitement médical par anticoagulation efficace
E une protection oculaire par fermeture palpébrale nocturne, larmes artificielles, pommade de vitamine A
F de la kinésithérapie faciale quotidienne

Question 10 – QCM

Quelles sont les complications auxquelles est exposé Monsieur S. ?

A kératite aiguë
B hémispasme post-paralytique
C méningite à pneumocoque
D surdité séquellaire
E syncinésie
F syndrome des larmes de crocodiles

Cas clinique 25 – mixte ++

Marianne, une enfant de 3 ans, vous est amenée par sa maman le samedi 7 novembre à 21 heures pour un œdème palpébral droit.
Vous inspectez le carnet de santé de l'enfant et retrouvez :

- une injection de vaccin heptavalent à 2 et 4 mois, une injection de vaccin pentavalent à 3 mois, une injection de vaccin rougeole-oreillons-rubéole (ROR) à 9 mois ;
- un dernier poids le 15 octobre de 15 kg, pour une taille de 1 m 02 ;
- un épisode de varicelle à 2 ans et demi ;
- une fracture supracondylienne droite il y a 5 mois après une chute au domicile ;
- un épisode de dyspnée ayant nécessité des aérosols non étiquetés ;
- pas de traitement en cours.

À l'interrogatoire, Marianne a un grand frère et une grande sœur dont la mère a seule la charge depuis son divorce. Elle va à l'école depuis septembre.
L'œdème a été découvert il y a deux jours par la maman qui a cru que sa fille s'était cognée pendant la nuit.
Cependant, l'œdème n'ayant pas régressé, s'étant même aggravé, la maman a décidé de consulter.
Elle n'a pas pris sa température et ne lui a donné aucun traitement.

Question 1 – QCM

Quels sont les quatre diagnostics que vous pouvez évoquer face à cet œdème palpébral ?

A ethmoïdite
B dacryocystite
C conjonctivite
D traumatisme du cadre orbitaire dans le cadre d'une maltraitance
E syndrome néphropathique idiopathique
F sinusite frontale

Question 2 – QROC

À l'examen clinique, la petite fille présente :

- T à 38,2 °C bien tolérée ;
- PA : 100/50 mmHg ;
- FC : 100/min ;
- Saturation à 100 %.

Vous observez un œdème du cadre orbitaire droit prédominant à l'angle interne de l'œil. Il n'y a pas de pus au niveau de la conjonctive. Il existe également une suppuration nasale droite unilatérale.
Quels examens paracliniques prescrivez-vous ?

Question 3 – QCM

Votre hypothèse la plus probable est confirmée. Il n'y a pas de signes de complications.
Parmi les éléments suivants, quels sont ceux du traitement que vous allez mettre en place ?

A ambulatoire
B hospitalisation
C antibiothérapie de large spectre en première intention
D corticothérapie *per os*
E restriction hydrique
F AINS

Question 4 – QROC

Marianne revient 4 jours plus tard.
Malheureusement, le traitement n'a pas été suivi par la maman qui évoque des problèmes financiers l'ayant empêché d'acheter les médicaments.
Seul du paracétamol a été donné.
Cliniquement, vous retrouvez une enfant prostrée, peu éveillée avec une exophtalmie de l'œil droit.
La pupille droite est dilatée, avec un réflexe photomoteur (RPM) direct absent. Le RPM gauche est conservé. Elle a du mal à suivre votre doigt à la mobilisation oculaire.

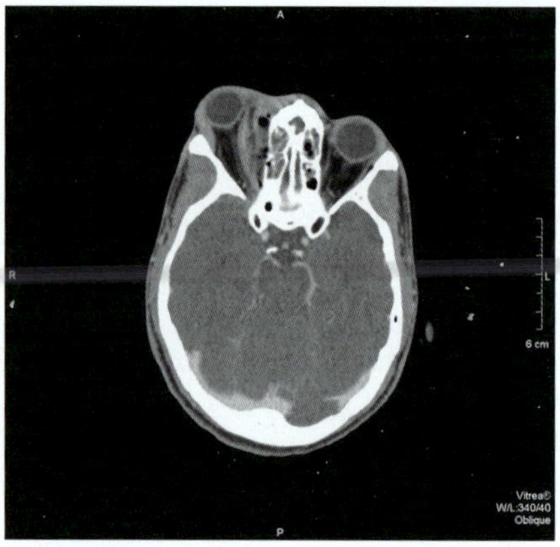

Figure 15.

Vous réalisez une TDM en urgence (figure 15).
Quel est votre diagnostic ?

Question 5 – QCM

Quelle est votre prise en charge en urgence ?

A ambulatoire
B hospitalisation
C traitement médical seul
D traitement chirurgical
E adaptation de l'antibiothérapie à l'antibiogramme
F protection oculaire

Question 6 – QCM

Quels sont les quatre risques auxquels est exposée Marianne ?

A cellulite cervicale
B risque fonctionnel
C risque vital
D septicémie
E thrombophlébite intracrânienne
F diffusion de l'infection à d'autres sinus

Question 7 – QROC

Quelques jours plus tard Marianne va mieux.
Vous reprenez son histoire et suspectez fortement un diagnostic.
Lequel ?

Question 8 – QROC

Quelles sont les quatre données anamnestiques qui vous orientent vers ce diagnostic ?

Question 9 – QCM

Quelles démarches administratives allez-vous entreprendre ?

A hospitalisation de la petite
B signalement administratif
C signalement judiciaire
D certificat médical initial
E photographies d'éventuelles lésions
F ordonnance de placement provisoire

Question 10 – QROC

Quelle organisation votre signalement va-t-il concerner ?

Cas clinique 26 – mixte +

Monsieur J.C. arrive au service d'accueil des urgences (SAU) du 20e arrondissement de Paris. Il est confus, désorienté et agresse verbalement l'ensemble du personnel médical.
Ce SDF est bien connu du service car il y fait régulièrement des petits séjours pour intoxications alcooliques aiguës.
Après qu'il se soit un peu calmé, vous décidez de l'examiner malgré son haleine insupportable qui rend l'examen peu agréable.

- Constantes : T : 39,5 °C, FC : 124/min, PA : 85/60 malgré le passage de 1 L de Ginger lactate, saturation à 100 %
- Il transpire beaucoup.
- Neurologiquement, score de Glasgow = 15/15, pas de signes de localisations.
- Auscultation pulmonaire : murmures vésiculaires bilatéraux et symétriques, pas de foyer.
- Auscultation cardiaque : bruits du cœur réguliers sans souffles.
- Mollets souples et indolores.
- Abdomen souple, dépressible, indolore avec une légère hépatomégalie.
- À l'examen ORL, le patient refuse d'ouvrir la bouche.

Avec l'aide de quelques-uns de vos confrères, vous réussissez enfin à voir sa gorge et diagnostiquez alors une angine érythématopultacée compliquée d'un phlegmon périamygdalien droit.

Question 1 – QROC

Quelles sont les cinq causes de confusion les plus probables chez ce patient ?

Question 2 – QCM

Quels sont les trois signes que vous avez retrouvés ayant permis de porter le diagnostic ORL ?

A adénopathie cervicale droite rénitente
B œdème de la base de langue obstruant la filière aérodigestive
C asialie
D trismus
E voussure unilatérale du pilier antérieur droit
F œdème de la luette

Question 3 – QCM

Parmi les éléments suivants, quels sont ceux de votre prise en charge globale ?

A ambulatoire
B hospitalisation
C TDM du massif facial sans injection pour confirmation diagnostique
D VVP (voie veineuse périphérique) et hyperhydratation
E remplissage vasculaire

Question 4 – QCM

Parmi les éléments suivants, quels sont ceux de votre prise en charge spécialisée ?

A mise en place d'une antibiothérapie sans délai
B traitement médical seul
C évacuation chirurgicale de la collection suppurée à l'aiguille ou au bistouri
D antibiothérapie adaptée aux germes
E amygdalectomie en urgence avec drainage de l'abcès au bloc opératoire

Question 5 – QCM

Après quelques jours, vous reprenez l'interrogatoire.
Le patient dit avoir eu du mal à manger depuis quelques jours mais cela était calmé par la prise d'ibuprofène (anti-inflammatoire non stéroïdien) que son voisin de dortoir lui fournissait.
Un jour, il est même allait voir l'infirmière du centre. Il avait de la fièvre à 38,5 °C et il a eu très mal quand celle-ci lui a palpé le cou.
Malgré l'absence de toux, elle lui a dit que sa gorge était rouge, ce qu'il l'a étonné.
Ce monsieur aurait-il dû bénéficier d'un test de dépistage rapide (TDR) ?

A oui
B non
C on ne peut savoir avec ces seules informations

Question 6 – QCM

Si le test avait été positif, quel aurait été alors le traitement ?

A pénicilline V 10 jours
B amoxicilline 6 jours
C azithromycine 3 jours si allergie à la pénicilline
D amoxicilline + acide clavulanique 5 jours
E céphalosporine de 3e génération en une injection sous-cutanée
F pas d'antibiotiques traitement symptomatique seul

Question 7 – QROC

Le patient vous demande : je mettrai plutôt : « Le patient vous pose les questions suivantes répondez-y par des termes simples
Quel est le germe le plus fréquemment en cause dans les angines ?

Question 8 – QROC

Ce germe a-t-il été la cause de son angine ? Si non, lequel ?

Question 9 – QROC

Le patient doit-il bénéficier d'une amygdalectomie ? Quelles en sont les cinq indications chez l'adulte ?

Cas clinique 27 – mixte ++

Rémi, 15 ans, consulte aux urgences car il a depuis 24 heures des horribles maux de tête non calmés par le paracétamol.
Il n'a pas d'antécédents, à part de nombreuses otites durant son enfance l'ayant obligé à se faire poser des « yoyos ».
Il vit chez ses parents à la campagne. Il est en classe de seconde. Il a un chien et un hamster.
Personne de son entourage n'est malade.
Il a commencé à avoir mal à la tête hier après-midi en rentrant de l'école.

Sa mère, pensant que c'était « du cinéma » pour manquer les cours, lui a simplement donné du paracétamol. Mais ce soir, il est rentré vraiment mal, il a même vomi dans la voiture en rentrant et ses maux de têtes ne se calment pas.
À l'examen clinique, vous retrouvez un patient calme avec un score de Glasgow à 15/15 mais légèrement somnolent. Il n'arrive pas à tenir debout car il dit que cela tourne autour de lui.
Ses constantes sont :

- T : 37,5 °C ;
- PA : 12/8 ;
- FC : 80/min ;
- saturation : 100 %.

Question 1 – QROC
Quel syndrome allez-vous immédiatement rechercher et quels en sont les trois grands symptômes cliniques ?

Question 2 – QROC
Les trois symptômes du syndrome méningé sont positifs.
Quelle va être votre prise en charge en urgence ?

Question 3 – QCM
Vous recevez les résultats biologiques suivants :

- leucocytes : 15 000 ;
- CRP : 300.

Vous recevez les résultats bactériologiques du prélèvement non sanguin : liquide purulent avec cocci Gram positifs groupés en amas en quantité significative.
Antibiogramme en attente.
Comment allez-vous adapter votre prise en charge ?

A adaptation de l'antibiothérapie
B mettre le jeune garçon en isolement respiratoire
C rechercher une porte d'entrée infectieuse
D prescrire une antibiothérapie prophylaxique à sa famille
E vacciner le patient et ses proches

Question 4 – QROC
À l'examen otoscopique, vous retrouvez cet aspect (figure 16).

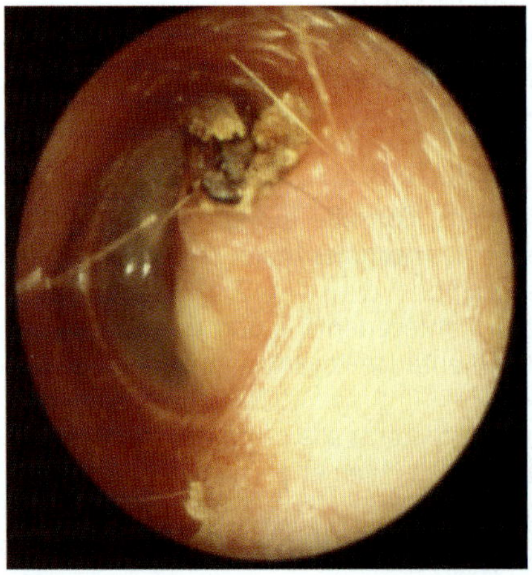

Figure 16.

Décrivez cette iconographie.

Question 5 – QROC
Quel est votre diagnostic ?

Question 6 – QCM
Qu'allez-vous retrouver à l'audiométrie de ce patient ?

A surdité de perception
B surdité de transmission
C pas de surdité
D courbe osseuse au-dessus de la courbe aérienne
E courbe aérienne au-dessus de la courbe osseuse
F courbes osseuse et aérienne accolées

Question 7 – QROC
Comment allez-vous expliquer au patient sa maladie ?

Question 8 – QCM
Quelle va être votre prise en charge ?

A traitement médical
B traitement chirurgical
C surveillance clinique seule.
D surveillance clinique et radiologique par TDM ou IRM
E mise en place d'aérateurs transtympaniques

Question 9 – QROC
Quel est le principal risque dont vous devez avertir Rémi et ses parents ?

Cas clinique 28 – mixte +++

Robert vient de fêter ses 70 ans.
C'est sa femme qui lui a conseillé de venir consulter.
En effet depuis quelque temps, il semble renfermé. Il ne participe plus aux conversations à plusieurs, ne répond plus au téléphone et n'a plus d'entrain pour sortir chez leurs amis.
De plus, lui qui adore ses enfants et ses petits-enfants devient très nerveux, voire agressif lors des grands déjeuners dominicaux familiaux. Il ne se souvient jamais de leurs prénoms et les confond régulièrement. Il semble toujours dans la lune et ne participe plus aux discussions politiques qui l'animaient tant.
De plus, il a fait quelques bêtises : laisser une casserole sur le feu, le robinet ouvert... qui ont fait peur à sa femme qui ne veut plus le laisser seul.
Ses antécédents sont :

- une opération de la cataracte il y a deux ans ;
- une appendicectomie dans l'enfance ;
- un cancer de la prostate, il y a 11 ans, traité par radiothérapie seule dont il garde une incontinence urinaire séquellaire (il vous a apporté son dernier contrôle des PSA [*prostate specific antigen*] datant de deux mois qui montre des PSA inférieurs à 0,5) ;
- une hypercholestérolémie traitée par statine.

Question 1 – QROC
Quels sont les deux grands syndromes que vous devez évoquer chez ce patient âgé face à ce tableau clinique ? Pour chaque syndrome, citez trois symptômes que présente le patient qui peuvent faire évoquer ces hypothèses.

Question 2 – QROC

Quand vous interrogez le patient, il est d'humeur joviale et il vous dit qu'il ne comprend pas pourquoi sa femme l'a emmené ici.

Il vous explique que son comportement est lié au fait qu'il a l'impression de ne plus comprendre les gens, surtout lors des conversations à plusieurs et au téléphone.

Il est ainsi très gêné dans la vie quotidienne et préfère donc ne plus participer aux conversations plutôt que de faire répéter sans arrêt son interlocuteur.

Quel autre diagnostic devez-vous suspecter ? Citer trois arguments.

Question 3 – QROC

Qu'allez-vous rechercher à l'interrogatoire (quatre éléments) ?

Question 4 – QCM

Qu'allez-vous retrouver au test acoumétrique si ce diagnostic est positif ?

- **A** test de Weber latéralisé du côté de l'oreille la plus atteinte
- **B** test de Weber latéralisé du côté de l'oreille la moins atteinte
- **C** test de Rinne positif
- **D** test de Rinne négatif
- **E** tympans normaux

Question 5 – QROC

Vous obtenez l'examen suivant (figure 17).

Décrivez cet examen. Quel est votre diagnostic ?

Question 6 – QROC

Quelle va être votre prise en charge ?

Question 7 – QROC

Vous revoyez Robert et sa femme quelques mois plus tard.

Il vous dit qu'il entend beaucoup mieux et est ravi de votre prise en charge.

Cependant sa femme ne semble pas aussi satisfaite.

Il est encore très distrait.

Il oublie beaucoup de choses quand il va faire les courses.

Il confond encore fréquemment le nom de ses enfants et surtout il a oublié du lait sur le feu la semaine dernière.

Cela l'inquiète beaucoup, d'autant qu'elle doit partir une semaine en thalassothérapie avec ses amies et a peur de le laisser seul.

Robert ne voit pas de quoi parle sa femme et vous dit que ce sont de simples pertes de mémoires liées à son âge, qu'elle se fait du souci pour rien comme d'habitude.

Que suspectez-vous ? Quelle en est la définition ?

Question 8 – QROC

Quels sont les trois tests cliniques qui vont vous aider à étayer votre diagnostic ?

Question 9 – QCM

Quels sont les trois examens paracliniques systématiquement prescrits dans le bilan de cette pathologie ?

- **A** TDM cérébrale injectée
- **B** IRM cérébrale avec séquences T1, T2, T2* et FLAIR
- **C** NFS, ionogramme, glycémie
- **D** sérologie VIH
- **E** TSH
- **F** électroencéphalogramme

Cas clinique 29 – mixte ++

Madame R., vient aux urgences car elle a très mal à la tête.

Cette femme de 35 ans, cadre marketing pour un journal féminin, mariée, deux enfants, sans antécédents particuliers, prend comme seul traitement une pilule microdosée de 3e génération.

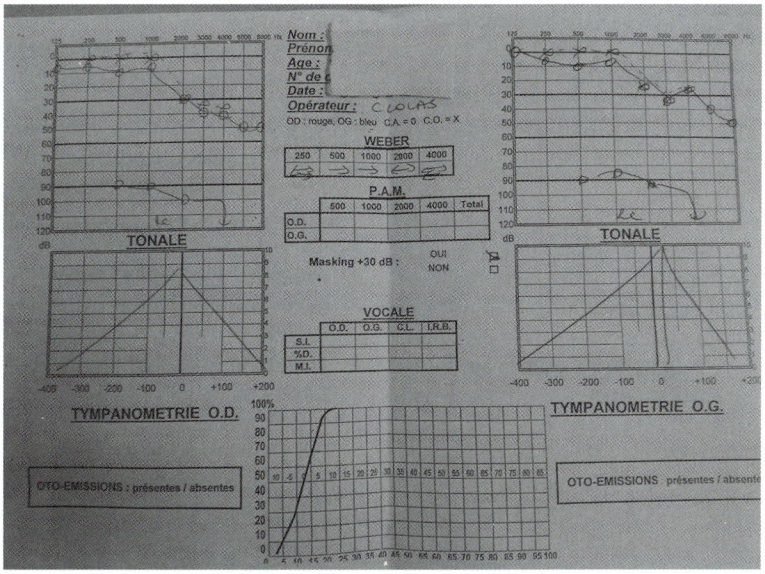

Figure 17.

Ses douleurs ont commencé hier matin et n'ont pas été calmées par les 2 g de paracétamol qu'elle a pris toutes les 6 heures depuis hier.
De plus, elle a eu chaud toute la nuit et les draps étaient humides quand elle s'est réveillée.
Elle revient d'un voyage professionnel au Mexique. Personne n'est malade dans son entourage.
La fiche de l'infirmière d'accueil vous indique :

- céphalées ;
- urgence modérée ;
- PA : 128/64 ;
- FC : 62/min ;
- T : 38,8 °C.

Question 1 – QROC

Quelle est la première urgence à éliminer chez cette jeune femme ?

Question 2 – QROC

Quelles sont les cinq caractéristiques qui vont vous permettre d'évaluer cette céphalée ?

Question 3 – QROC

Les douleurs ont débuté hier matin, mais elle vous précise qu'elle avait déjà mal depuis 3–4 jours de façon plus supportable.
Quand vous lui demandez de montrer où elle a mal, elle vous montre sa joue droite jusqu'à son oreille droite.
De plus, sa nuque est souple, elle ne présente pas de cervicalgies associées et elle n'a aucun signe de localisation neurologique.
Quels sont les quatre autres éléments que vous devez rechercher à l'examen clinique ?

Question 4 – QCM

Effectivement, à l'examen ORL, vous retrouvez une douleur localisée, augmentant lorsque la tête est penchée en avant, avec à la rhinoscopie du pus au niveau du méat moyen droit.
Quel est votre diagnostic ?

A ethmoïdite
B cellulite dentaire aiguë
C sinusite maxillaire aiguë
D thrombophlébite cérébrale aiguë
E sinusite sphénoïdale
F on ne peut affirmer aucun diagnostic sans examen complémentaire

Question 5 – QCM

Quel(s) examen(s) complémentaire(s) demandez-vous ?

A TDM des sinus injectée
B TDM des sinus non injectée
C TDM du massif facial et cervical
D radiographie du crâne de face
E NFS, VS, CRP pour rechercher un syndrome inflammatoire
F aucun

Question 6 – QCM

Quels sont les arguments qui vous inciteront à prescrire une antibiothérapie ?

A des signes de surinfections bactériennes
B persistance des douleurs malgré un traitement antalgique pendant 48 heures
C présence de pus au niveau du méat moyen
D le type de douleur : caractère unilatéral, pulsatile, augmentant avec la tête penchée en avant
E augmentation de la rhinorrhée et de sa purulence
F la confirmation du diagnostic par une opacité du sinus sur la TDM

Question 7 – QROC

Rédigez l'ordonnance que vous allez fournir à Madame R. (sans les posologies).

Question 8 – QROC

Quelle recommandation faites-vous à cette patiente concernant son comportement ?

Question 9 – QROC

Elle vous demande s'il y a un risque de contagion pour ses enfants.
Que lui répondez-vous ?

Cas clinique 30 – mixte ++

Monsieur T., 65 ans, se présente à votre consultation accompagné de son épouse.
Celui-ci se plaint effectivement de moins bien entendre depuis quelques mois. Cela l'énerve beaucoup et il est, d'après sa femme, devenu très agressif. « Je ne peux plus bien suivre les conversations et au téléphone c'est tout simplement impossible. »
Il vous précise également que c'est surtout à gauche qu'il entend moins bien.
« Je sais que c'est la vieillesse docteur, mais cela s'est vraiment dégradé très vite. Je ne m'attendais pas à cela. »
Sa femme vous confirme cela et vous précise qu'elle est obligée de lui parler dans l'oreille droite pour se faire comprendre.
De plus, elle vous précise qu'il a failli tomber deux fois ce mois-ci alors qu'il marchait. Mais son mari la coupe pour lui dire que cela n'a pas d'importance et qu'ils ne sont pas là pour ça.

Question 1 – QROC

Quelles sont les caractéristiques de la presbyacousie ?

Question 2 – QROC

Quels sont les deux signes qui doivent vous faire rechercher une autre cause de surdité ?

Question 3 – QCM

Vous obtenez l'audiogramme tonal suivant (figure 18).
Quel est votre diagnostic ?

A surdité de perception gauche rétrocochléaire
B surdité de perception gauche cochléaire
C surdité de transmission gauche rétrocochléaire
D surdité de transmission gauche cochléaire
E surdité mixte

Question 4 – QCM

Vous retrouvez un syndrome vestibulaire périphérique gauche.
Quelles en sont les caractéristiques ?

A marche en étoile
B danse des tendons
C marche déviée du côté de la lésion

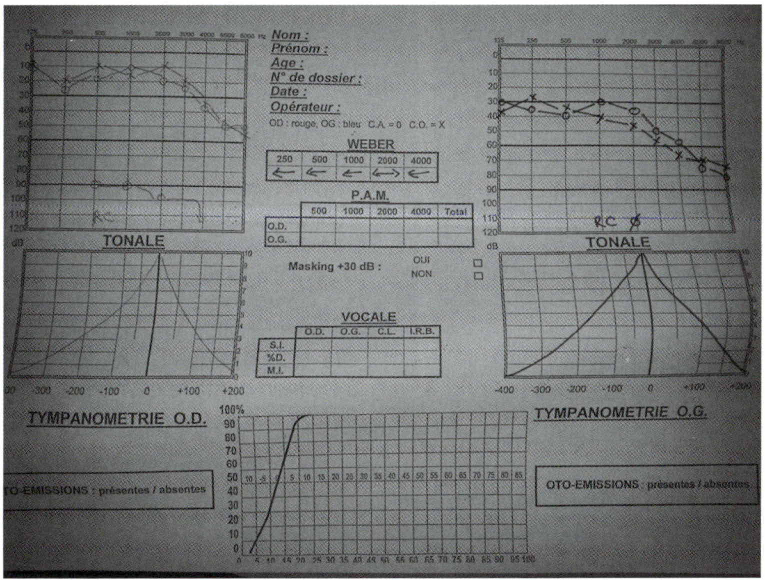

Figure 18.

D nystagmus latéralisé à gauche
E nystagmus latéralisé à droite
F signe de Romberg positif

Question 5 – QROC
Quel examen radiologique devez-vous faire réaliser ?

Question 6 – QROC
Vous obtenez l'imagerie suivante (figure 19).
Décrivez cet examen. Quel diagnostic devez-vous évoquer ?

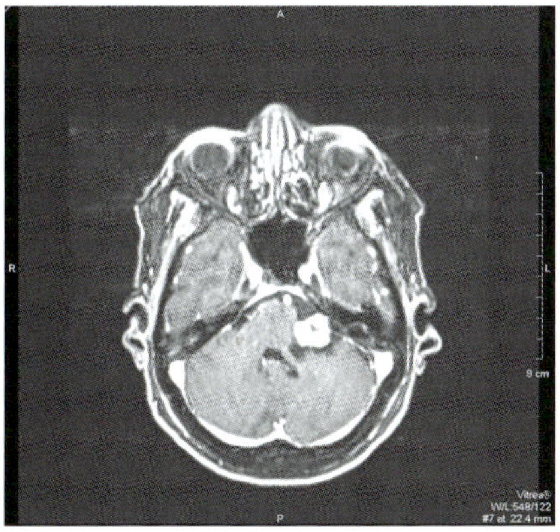

Figure 19.

Question 7 – QROC
Votre patient va bénéficier d'un traitement chirurgical. Quelques mois après le traitement, il revient vous voir : il a retrouvé une meilleure audition et ne perd plus l'équilibre. Cependant, il se plaint d'un engourdissement de la partie droite du visage et de douleurs oculaires à type de prurit.
À l'examen, il présente au niveau de l'hémiface gauche un effacement des rides du front et du sillon nasogénien avec un déficit lorsque vous lui demandez de relever les sourcils et de gonfler les joues.
L'œil gauche est rouge sans baisse de l'acuité associée.
Quel diagnostic complet devez-vous évoquer ?

Question 8 – QCM
Parmi les éléments suivants, quels sont ceux de votre prise en charge ?
A reprise chirurgicale
B kinésithérapie motrice de la face
C protection oculaire de l'œil gauche
D collyre antiseptique
E corticothérapie au long cours

Question 9 – QROC
Si Monsieur T. veut obtenir un dédommagement de cette complication, à quelle législation appartient-elle ?

Cas clinique 31 – mixte +++

Monsieur F. se présente à votre cabinet. Cet homme de 42 ans, célibataire, sans enfants, guitariste dans un groupe de rock, se plaint d'avoir le nez bouché en permanence surtout à droite.
Bizarrement, il sent en permanence une odeur nauséabonde qui lui a fait perdre l'appétit.
Il a commencé à fumer à l'âge de 15 ans, et fume actuellement ½ paquet par jour et au moins trois joints par semaine.
Il a comme seul antécédent des céphalées de tension apparues il y a quelques mois pour lesquelles il prend régulièrement du paracétamol et des AINS.

Question 1 – QCM
Avec ces seules informations, à quelles hypothèses diagnostiques devez-vous penser (trois hypothèses) ?

Cas clinique 33 – mixte +++

Vous êtes praticien hospitalier et Monsieur D., 68 ans, vient vous voir car, depuis quelques mois, il a des difficultés pour s'alimenter. Pourtant, il vous fait remarquer qu'il n'a pas perdu de poids ni l'appétit. Il décrit clairement une difficulté à avaler les aliments solides et, depuis quelques semaines, les liquides également. Il mesure 1,78 m et pèse 90 kg. Il fume depuis l'âge de 26 ans un paquet de cigarettes par jour. Il a pour antécédents de l'hypertension artérielle traitée par furosémide 40 mg : un comprimé par jour, une hypercholestérolémie non traitée et un pontage artériel iliofémoral droit depuis 3 ans pour lequel il prend du Kardégic® 75 mg un par jour.

Question 1 – QROC

Quels sont les trois diagnostics principaux à évoquer devant ce tableau ? Justifiez.

Question 2 – QROC

Pour chacun de ces trois diagnostics, quel est l'examen de référence pour le diagnostic positif ?

Question 3 – QROC

Interprétez cet examen (figure 23). Quel est alors votre diagnostic ?

Question 4 – QCM

Quel est le mécanisme physiopathologique de cette pathologie (une ou plusieurs réponses) ?

A hypertonie du sphincter inférieur de l'œsophage
B perte de la média de l'œsophage
C hypotonie du sphincter supérieur de l'œsophage
D hypertonie du muscle cricopharyngien
E perte du péristaltisme œsophagien
F hypertonie du sphincter supérieur de l'œsophage
G hypertonie du muscle constricteur du pharynx
H perte de la couche musculeuse de l'hypopharynx

Question 5 – QROC

Vous décidez de l'opérer et vous demandez au chirurgien vasculaire s'il est possible d'arrêter le Kardégic®. Il vous dit que c'est possible en faisant un relais par une anticoagulation efficace.
Décrivez comment vous faites ce relais.

Question 6 – QROC

Deux jours après l'intervention, alors que Monsieur D. a pris son premier repas, il se plaint d'une violente douleur thoracique postérieure. La tension est normale et identique aux deux bras, l'ECG est normal. Il a 39 °C de température.
Quel est le diagnostic le plus probable ? Sur quels arguments ?

Question 7 – QROC

La famille vous demande d'accéder au dossier médical. Est-ce possible ? Si oui, quelles sont les modalités administratives ?

Question 8 – QCM

La famille porte plainte contre vous. L'hôpital engage une démarche de conciliation.
Quelles sont les responsabilités engagées ?

A responsabilité pénale
B responsabilité administrative en cas d'activité hospitalière
C responsabilité civile en cas de faute détachable du service
D responsabilité disciplinaire ou ordinale
E responsabilité civile en cas d'activité privée au sein de l'hôpital

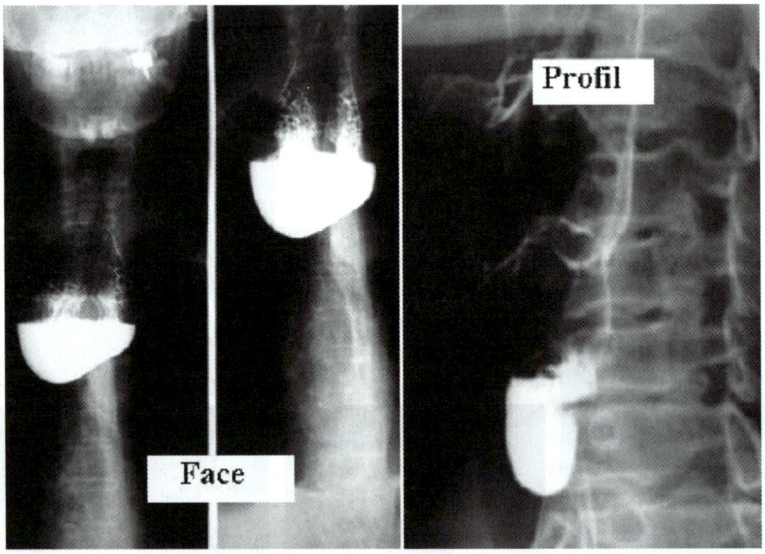

Figure 23.

Cas clinique 34 – mixte ++

On vous appelle aux urgences car Noémie, âgée de 7 ans, est tombée d'un lit superposé il y a 1 heure environ. Ses parents ont été alertés par un grand bruit puis l'ont retrouvée en train de pleurer au pied du lit avec du sang sortant par l'oreille gauche. Noémie a pour seuls antécédents une fracture du fémur gauche à l'âge de 6 mois et une fracture ulnaire droite à 3 ans.
Le radiologue vous montre le scanner des rochers suivant (figure 24).

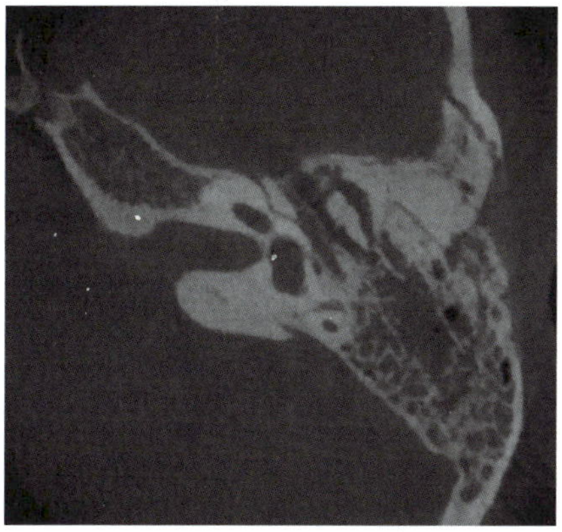

Figure 24.

Question 1 – QROC

Décrivez cet examen ? Quel est votre diagnostic ?

Question 2 – QROC

Quels sont les éléments à rechercher à l'examen clinique devant ce diagnostic ? Comment ?

Question 3 – QCM

Parmi les affirmations suivantes concernant une surdité de perception unilatérale, lesquelles sont inexactes ?

A elle peut être liée à une perforation tympanique
B elle peut être liée à un bouchon de cérumen ou de sang
C le test de Weber est latéralisé du côté de la surdité
D le test de Weber est latéralisé du côté sain
E elle se rencontre dans la surdité brusque
F elle se rencontre de façon constante dans l'otospongiose
G elle fait partie de la triade symptomatique de la maladie de Ménière

Question 4 – QCM

La maman vous montre également une dent qui bouge et qui saigne mais qui n'est pas tombée. Il s'agit de la dent 42. Vous palpez la dent. Celle-ci bouge mais tient encore correctement. Le reste de sa dentition et son articulé dentaire sont parfaits.
À quelle dent correspond la 42 ?

A canine supérieure droite
B deuxième incisive supérieure gauche
C deuxième incisive supérieure droite
D deuxième incisive inférieure droite
E deuxième incisive inférieure gauche
F deuxième prémolaire inférieure gauche
G canine inférieure gauche
H canine inférieure droite
I canine supérieure droite

Question 5 – QROC

Quelle est la conduite à tenir concernant cette dent ?

Question 6 – QROC

Devant l'ensemble du tableau clinique, vous suspectez de la maltraitance à l'encontre de Noémie.
Quelles mesures prenez-vous ? Dans quel délai ?

Question 7 – QROC

Plusieurs jours plus tard, Noémie présente un œil gauche rouge et larmoyant. Une impossibilité à fermer l'œil gauche est apparue progressivement. Vous objectivez une disparition de rides du front du côté gauche.
Quel est votre diagnostic ?

Question 8 – QROC

Vous décidez de mettre en place un traitement par corticothérapie générale.
Quelles sont les règles de prescription de la corticothérapie générale ?

Question 9 – QCM

Parmi les affirmations suivantes concernant le nerf facial, lesquelles sont inexactes ?

A il est classiquement décrit comme constitué de trois portions dans son trajet pétreux
B il sort de la base du crâne par le foramen jugulaire
C il sort de la mastoïde par le trou stylomastoïdien
D il sort de la mastoïde par le foramen jugulocarotidien
E il entre dans la base du crâne par le conduit auditif interne
F il a une fonction sensitive
G il a une fonction sécrétrice
H il a une fonction sensorielle
I il s'anastomose avec le nerf facial controlatéral pour innerver les muscles de la houppe du menton

Question 10 – QCM

Parmi les affirmations suivantes, lesquelles sont inexactes ?

A le nerf facial est un nerf moteur pur
B le nerf facial innerve le conduit auditif externe d'un point de vue sensitif
C le nerf facial a une branche sensorielle gustative
D le nerf trijumeau est un nerf sensitif pur
E le nerf lingual est une branche du nerf trijumeau
F la sécrétion salivaire de la parotide est commandée par une branche du nerf facial
G une paralysie faciale peut entraîner un ptosis
H l'occlusion palpébrale est commandée par le muscle orbiculaire de l'orbite
I une des branches du nerf trijumeau commande la sécrétion parotidienne
J l'ouverture du canal de Sténon est commandée par le nerf facial

Cas clinique 35 – mixte ++

Il est 11 heures, Monsieur G., 35 ans, vient aux urgences car il a remarqué un gonflement en arrière de la mâchoire droite qui survient juste après le début des repas. Au début ce n'était pas douloureux mais depuis quelques jours ça le devient et le gonflement est désormais permanent. Il a pour seul antécédent un syndrome dépressif majeur traité par antidépresseurs tricycliques et neuroleptiques sédatifs depuis un mois. Il fume depuis maintenant 10 ans environ un paquet de cigarettes par jour. La température du patient est de 37,7 °C.

Question 1 – QCM

Parmi les éléments cliniques suivants, lesquels pourraient orienter vers une parotidite aiguë droite ?

A gonflement parotidien bilatéral
B gonflement parotidien droit
C issue de pus en regard de la dent 15
D issue de pus en regard de la dent 42
E canal de Warthon inflammatoire
F issue de pus en regard de la dent 25

Question 2 – QROC

Quels sont les éléments pertinents à rechercher à l'examen clinique devant une masse parotidienne ? Justifiez.

Question 3 – QROC

Chez ce patient, quel est votre diagnostic ? Sur quels arguments ?

Question 4 – QCM

Quels examens demandez-vous en urgence ?

A aucun
B sialoscanner
C échographie parotidienne
D scintigraphie au MIBI
E NFS
F calcémie-phosphorémie-albuminémie

Question 5 – QCM

Parmi les recommandations suivantes, lesquelles faites-vous au patient ?

A boire au moins 2 L d'eau par jour entre les crises
B privilégier les aliments acides au moment des crises
C arrêt du tabac
D voir son psychiatre pour envisager une adaptation de son traitement
E manger peu mais souvent pendant les crises
F ne pas boire en période de crise

Question 6 – QCM

Quelques semaines plus tard, alors que Monsieur G. ne s'était pas rendu à la consultation de contrôle à J7, il revient vous voir car depuis quelques jours, en plus du gonflement et de la douleur en arrière de la mâchoire, il a du mal à bouger sa bouche et est gêné pour manger et parler. Vous retrouvez à l'examen une paralysie faciale inférieure droite.

Quel diagnostic est le plus probable ?

A paralysie faciale périphérique *a frigore*
B tumeur parotidienne droite
C paralysie faciale centrale
D mononévrite de la VIIe paire crânienne droite
E myasthénie

Question 7 – QCM

Quels sont les deux examens de référence dans cette pathologie ?

A scanner injecté
B échographie
C sialographie
D IRM avec injection de gadolinium
E TEP-scanner
F électromyogramme
G test au glaçon
H cytoponction à l'aiguille fine pour analyse anatomopathologique

Question 8 – QROC

Décrivez l'examen ci-dessous (figure 25).

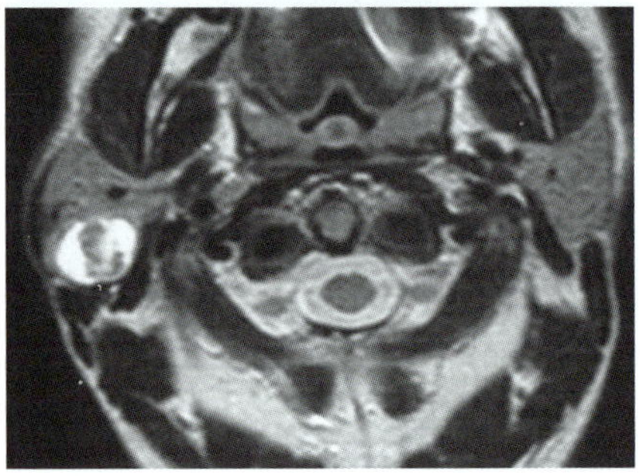

Figure 25.

Question 9 – QROC

Donnez les informations nécessaires au consentement éclairé du geste de parotidectomie totale.

Question 10 – QROC

Rédigez la prescription de kinésithérapie faciale postopératoire.

Cas clinique 36 – mixte +++

Il est 15 heures, Monsieur V., 57 ans, peintre en bâtiment, est envoyé par son médecin traitant car depuis 10 heures du matin, alors qu'il était sur le point de monter sur son échafaudage, il a été pris de vertiges. Il a pour antécédents de l'hypertension artérielle traitée par du propanolol, une prothèse de hanche gauche pour arthrose et de la goutte. Il fume depuis l'âge de 17 ans environ un paquet de cigarettes par jour.

Question 1 – QCM

Quelles questions sont discriminantes et orientent votre diagnostic ?

A voit-il les objets tourner autour de lui ?
B se sent-il tourner autour des objets ?
C a-t-il des nausées, des vomissements ou des sueurs froides ?

D quelle est la durée des vertiges ?
E voit-il double ?
F a-t-il des maux de tête ?
G se sent-il comme sur un bateau ?
H tremble-il ?
I est-il sujet aux migraines ?

Question 2 – QCM

Quels éléments sont en faveur d'une cause neurologique de ces vertiges ?

A hypoesthésie du front et de la joue
B nystagmus horizonto-rotatoire
C adiadococinésie
D signe de Romberg positif
E diminution de l'intensité du nystagmus à la fixation oculaire
F dysmétrie
G diplopie
H mydriase bilatérale
I élargissement du polygone de sustentation

Question 3 – QCM

Parmi les éléments suivants, lesquels sont en faveur d'une neuronite vestibulaire gauche ?

A signe de Romberg du côté gauche
B nystagmus vertical vers le haut
C nystagmus horizonto-rotatoire gauche
D déviation des index du côté droit
E danse des jambiers antérieurs
F durée des vertiges de moins d'une minute
G durée des vertiges d'environ 3 heures
H durée des vertiges de plusieurs jours

Question 4 – QCM

Si le patient souffre de vertiges rotatoires depuis 12 heures et si vous avez une épreuve calorique vestibulaire telle que celle présentée ci-dessous (figure 26), parmi les propositions suivantes, quelle(s) est(sont) celle(s) inexacte(s) ?

A il peut s'agir d'une neuronite vestibulaire droite
B il peut s'agir d'une maladie de Ménière
C il peut s'agir d'un vertige positionnel paroxystique bénin
D il peut s'agir d'un AVC du tronc
E il peut s'agir d'une poussée de sclérose en plaques

Question 5 – QCM

Finalement, ce patient souffre d'une neuronite vestibulaire droite.
Parmi les éléments suivants, quels sont ceux de votre prise en charge ?

A hospitalisation en soins intensifs
B pose de voie veineuse
C corticothérapie
D retour à domicile avec arrêt de travail
E kinésithérapie dès que possible
F prescription de vestibuloplégiques (par exemple, Tanganil®)
G vitaminothérapie B9
H caisson hyperbare
I oxygénothérapie longue durée
J antiviraux : par exemple Zélitrex®

Question 6 – QCM

Un mois plus tard, Monsieur V. est asymptomatique et ravi de votre prise en charge. Il peut même marcher droit sans effort.
La vidéonystagmographie (VNG) de contrôle que vous réalisez est la suivante (figure 27).
Que dites-vous à Monsieur V. ?

A il peut reprendre le travail
B il doit poursuivre la kinésithérapie
C il a des risques de refaire une neuronite vestibulaire droite
D il peut faire une neuronite vestibulaire gauche
E il doit bénéficier d'un reclassement professionnel

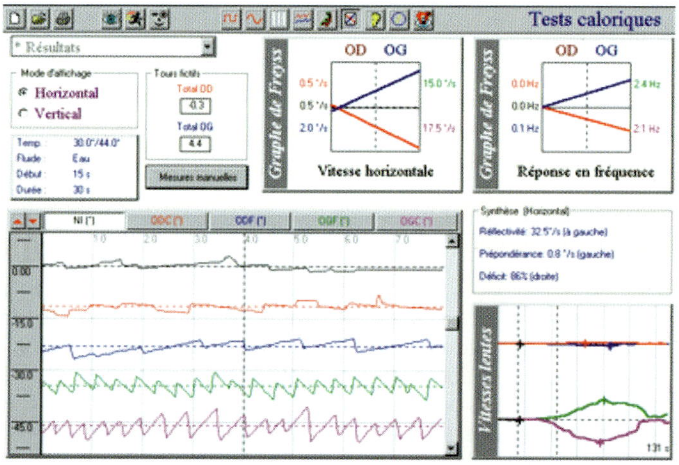

Figure 26. **Épreuve vestibulaire calorique 12 heures après le début des vertiges.**

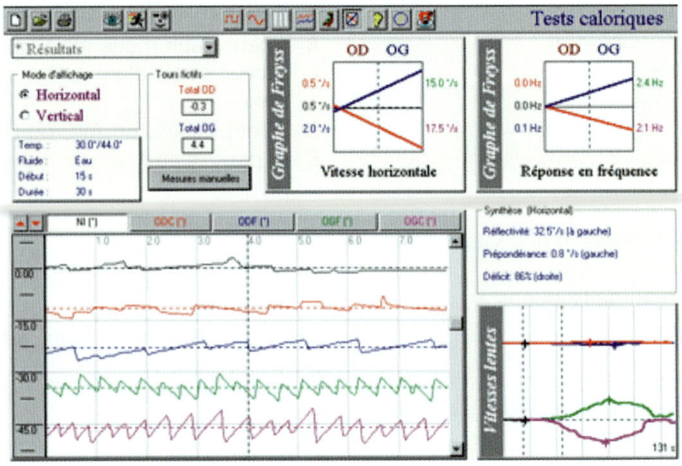

Figure 27. **Épreuve vestibulaire calorique à 1 mois.**

Question 7 – QCM

Quel est l'examen d'imagerie qu'il convient de réaliser ?

A IRM cérébrale sans injection
B TEP-scanner
C DAT-scanner
D scanner cérébral injecté
E IRM cérébrale injectée

Question 8 – QCM

Parmi les propositions suivantes concernant les vertiges paroxystiques positionnels bénins (VPPB), lesquels sont inexactes ?

A ils sont brefs (classiquement d'une durée inférieure à 1 minute)
B ils sont majoritairement liés au canal semicirculaire postérieur
C ils sont majoritairement liés au canal semicirculaire latéral
D ils sont majoritairement liés au canal semicirculaire inférieur
E la manœuvre de Dix et Hallpick est une manœuvre libératoire
F la manœuvre de Semont est une manœuvre diagnostique
G le nerf vestibulaire inférieur est le plus souvent incriminé
H ils sont liés à une hyperpression vestibulaire
I un patient ayant déjà fait un VPPB a plus de risque d'en refaire un que la population générale
J les otolithes se déplacent toujours à l'occasion d'un traumatisme

Question 9 – QROC

Si une patiente jeune, fumeuse, se présente avec des vertiges non rotatoires plutôt à type d'instabilité et si l'examen clinique retrouve des tremblements des mains, une dysmétrie, un élargissement du polygone de sustentation, un nystagmus horizontal changeant de sens avec le changement de direction des yeux et accentué par la fixation oculaire : quel serait le diagnostic à éliminer ?

Question 10 – QROC

Vous faites réaliser une imagerie à cette jeune patiente (figure 28).
Interprétez-la. Que suspectez-vous ?

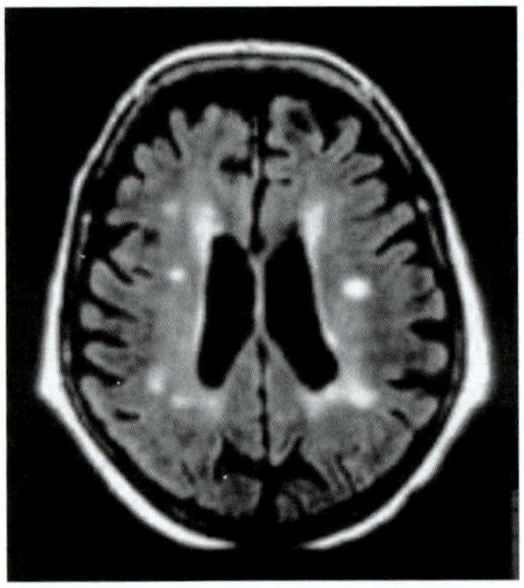

Figure 28.

Question 11 – QROC

Comment confirmez-vous le diagnostic ? Que recherchez-vous ?

Question 12 – QROC

Quelle est votre prise en charge ?

Cas clinique 37 – mixte ++

Madame O., 55 ans, vient vous voir car elle a des douleurs qui se situent sur toute la partie gauche de son visage depuis environ deux semaines. Elle a pour antécédents une dyslipidémie traitée par statine depuis 5 ans et une rhizarthrose qu'elle traite avec des anti-inflammatoires non stéroïdiens au coup par coup. Elle ne fume pas et ne boit pas d'alcool de façon quotidienne. À l'inspection au repos, vous ne notez aucune asymétrie du visage.

Question 1 – QCM
Quels sont les diagnostics possibles ?
A paralysie faciale périphérique
B paralysie faciale centrale
C algie vasculaire de la face
D névralgie du trijumeau
E zona du trijumeau
F névralgie d'Arnold
G zona du nerf facial
H zona ophtalmique
I ethmoïdite
J sinusite maxillaire aiguë gauche

Question 2 – QROC
Décrivez votre interrogatoire.

Question 3 – QROC
Décrivez cet examen (figure 29). Quel est votre diagnostic ?

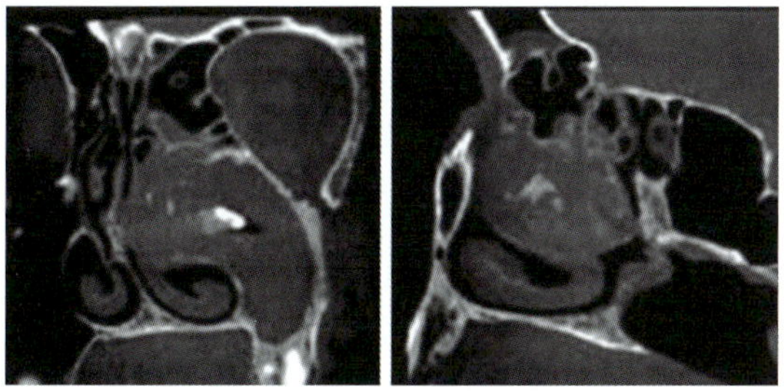

Figure 29.

Question 4 – QROC
Décrivez les avantages et inconvénients d'un tel examen.

Question 5 – QROC
Quels sont les arguments à rechercher en faveur d'une algie vasculaire de la face (AVF) à l'interrogatoire ?

Question 6 – QROC
Quels sont les arguments à rechercher en faveur d'une névralgie du trijumeau à l'interrogatoire ?

Question 7 – QCM
Vous évoquez le diagnostic de névralgie essentielle du trijumeau du côté droit.
Quel bilan réalisez-vous s'il s'agit d'une forme typique ?
A IRM du trajet du nerf V
B IRM du trajet du nerf VII
C scanner cérébral
D électromyogramme
E aucun
F bilan biologique à la recherche d'un syndrome inflammatoire

Question 8 – QCM
Quel est le traitement de référence de première intention de la névralgie essentielle du trijumeau ?
A clonazépam (Rivotril®)
B carbamazépine (Tégrétol®)
C baclofène (Liorésal®)
D amitryptiline (Laroxyl®)
E gabapentine (Neurontin®)

Question 9 – QROC
Quelles sont les alternatives au traitement médical ?

Cas clinique 38 – mixte +

Monsieur N., 38 ans, vient vous voir car son oreille droite coule et lui fait extrêmement mal depuis deux jours à la suite d'une baignade. Il est allé chez son médecin traitant qui lui a prescrit un traitement antibiotique (amoxicilline 1 g 3 fois par jour) et un anti-inflammatoire non stéroïdien par voie générale. La douleur ne cesse pas et il s'inquiète car, depuis ce matin, il n'entend pas bien de l'oreille droite. Il vous décrit aussi une douleur importante lorsqu'il mastique.

Question 1 – QROC
Quelle est votre première hypothèse diagnostique ? Sur quels arguments

Question 2 – QROC
Décrivez votre interrogatoire.

Question 3 – QROC
Que vous attendez-vous à trouver à l'examen clinique ?

Question 4 – QROC
Voici la photo de son conduit auditif externe droit (figure 30).
Quelle est votre prise en charge thérapeutique ?

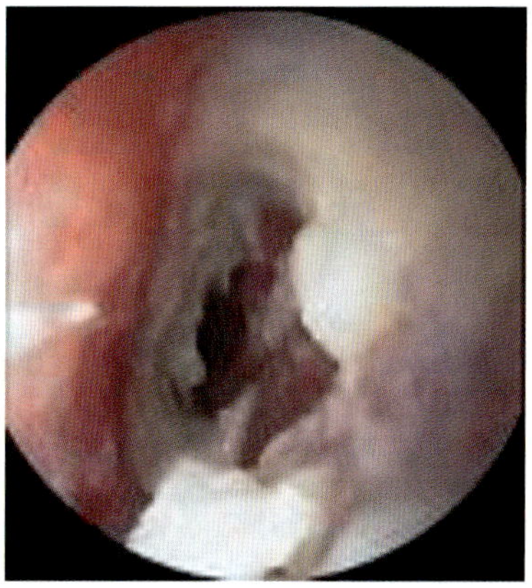

Figure 30.

Question 5 – QROC
Si le patient est diabétique et que le germe prélevé est un *Pseudomonas aeruginosa*, quelle forme d'otite suspectez-vous ?

Question 6 – QROC
Expliquez ce qu'est une otite externe maligne.

Question 7 – QCM
Quels sont les deux examens d'imagerie à réaliser en cas de suspicion d'otite maligne externe ?

A TDM des rochers en coupes fines non injectée
B TDM des rochers en coupes fines injectée
C scintigraphie au MIBI
D scintigraphie osseuse au technétium 99m-galium
E IRM des conduits auditifs
F Radiographie simple pour ne pas retarder la prise en charge
G IRM cérébrale à la recherche d'un abcès cérébral
H TDM thoraco-abdomino-pelvienne pour le bilan d'extension tumorale
I TEP-scanner à la recherche d'une fixation dans le conduit auditif externe

Question 8 – QCM

Quels sont les risques de complications d'une otite externe simple ?

A mastoïdite
B thrombophlébite du sinus veineux latéral
C otite moyenne aiguë
D otite séreuse chronique
E surdité
F labyrinthisation
G cholestéatome
H perforation tympanique
I paralysie faciale
J lyse ossiculaire
K aucune

Question 9 – QROC

Quel est le seul antibiotique local que l'on peut mettre dans une oreille dont on n'a pas bien vu le tympan ?

Question 10 – QCM

Parmi les propositions suivantes, lesquelles sont inexactes ?

A le marteau est l'osselet qui est en contact avec le tympan
B l'enclume est l'osselet qui est en contact avec le tympan
C la platine de l'étrier fait piston dans la fenêtre ovale
D la platine de l'étrier fait piston dans la fenêtre ronde
E le premier tour de cochlée est aussi appelé promontoire
F le réflexe stapédien protège l'oreille moyenne des bruits trop intenses
G le muscle du marteau protège l'oreille interne des bruits trop intenses
H le réflexe stapédien protège l'oreille interne des bruits trop intenses

Cas clinique 39 – mixte ++

Madame S., 42 ans, vient vous voir car elle a l'impression d'avoir les deux oreilles pleines. Elle n'a pas de vertiges ni d'acouphènes. Elle vous dit que cela a débuté il y a une semaine dans les suites d'une forte rhinosinusite aiguë qui est aujourd'hui totalement guérie. Elle n'a pas d'antécédents, ne fume pas et ne boit pas (figure 31).

Vous réalisez une tympanométrie qui retrouve ceci (figure 32).

Question 1 – QCM

Devant l'interrogatoire, ce type de tympan et ce type de tympanogramme, quel est votre diagnostic ?

A cholestéatome gauche
B otite externe gauche
C otite moyenne aiguë droite
D otite séromuqueuse bilatérale
E perforation tympanique bilatérale
F otospongiose
G maladie de Ménière
H bouchon de cérumen bilatéral
I lyse ossiculaire bilatérale

Question 2 – QROC

Décrivez l'otoscopie droite.

Question 3 – QCM

Quelles sont les évolutions possibles d'une telle pathologie chez l'adulte ?

A guérison spontanée
B otites moyennes aiguës récidivantes
C chronicisation
D fragilisation du tympan
E otite externe maligne
F retard de langage

Question 4 – QCM

Que prescrivez-vous à Mme S. pour la traiter ?

A corticothérapie par voie générale
B aérosols manosoniques
C aérosols classiques
D antihistaminiques locaux
E antibiothérapie par voie générale

Question 5 – QROC

Devant ce type de tympan (figure 33) et ce type de tympanogramme (figure 34), quel est votre diagnostic ?

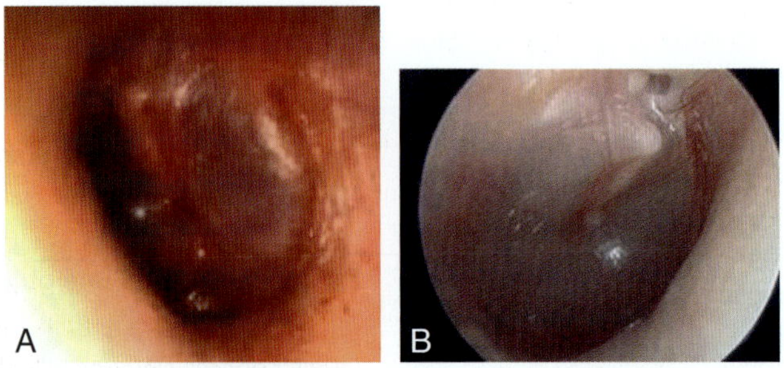

Figure 31. A. Otoscopie gauche. B. Otoscopie droite.

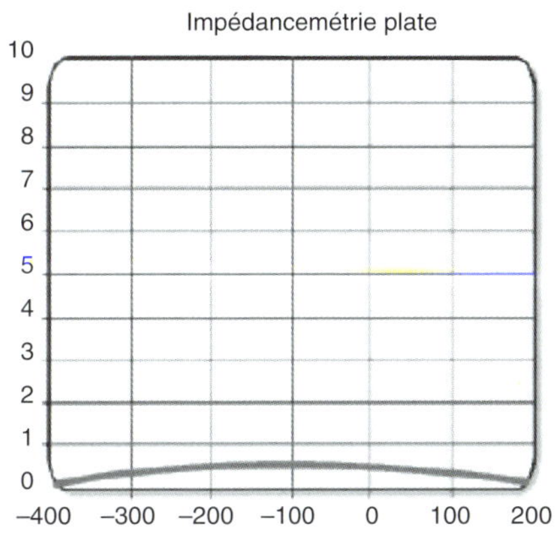

Figure 32. **Tympanométrie retrouvée des deux côtés.**

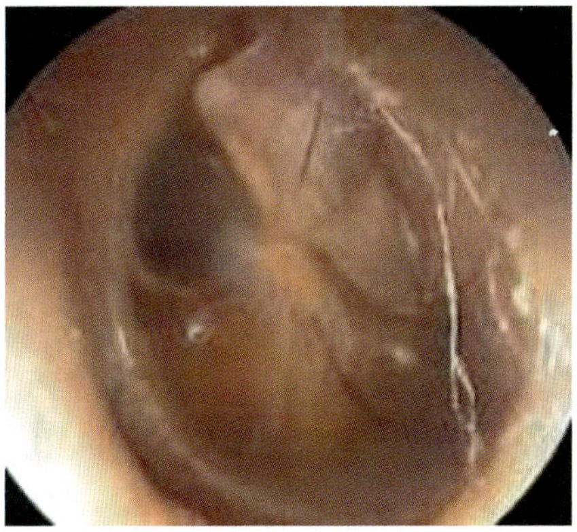

Figure 33. **Otoscopie gauche.**

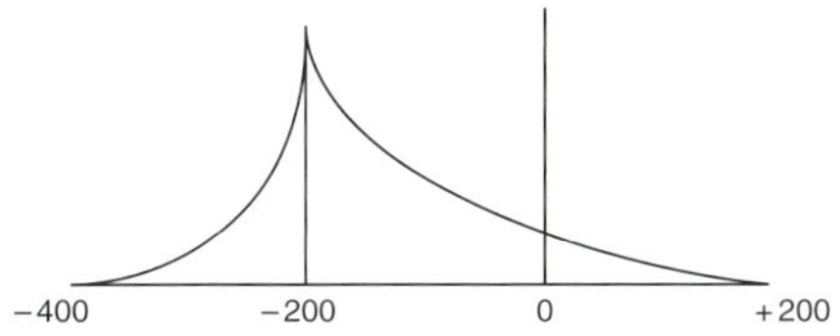

Figure 34. **Tympanogramme de l'oreille gauche visualisée sur la figure 33.**

Question 6 – QCM

Quelques jours plus tard, alors qu'elle a suivi vos recommandations, la patiente se plaint d'otalgie gauche très importante, d'hypoacousie prédominant à gauche alors que l'oreille droite semble aller mieux. Vous prenez sa température, elle a 39,5 °C. Voici son otoscopie (figure 35).

Quel est votre diagnostic ?

A otite externe maligne gauche
B cholestéatome gauche
C perforation tympanique gauche
D barotraumatisme gauche
E otite moyenne aiguë gauche collectée
F aucune de ces propositions

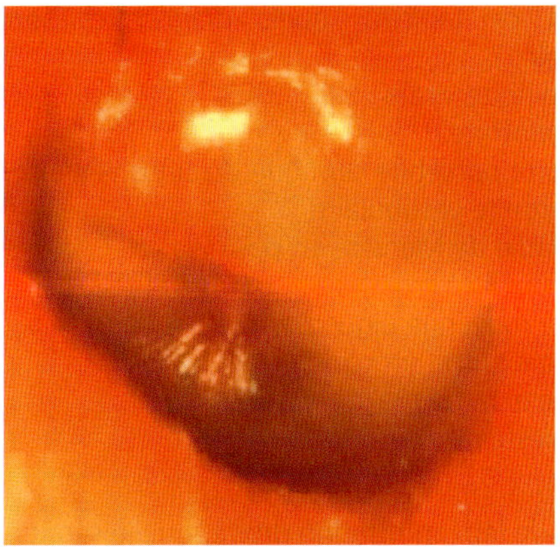

Figure 35. **Otoscopie gauche.**

Question 7 – QCM

Si vous réalisiez une acoumétrie chez un patient ayant une perforation tympanique droite, quel en serait son résultat ?

A test de Weber latéralisé à gauche
B test de Weber latéralisé à droite
C test de Weber non latéralisé
D du côté gauche : conduction osseuse > conduction aérienne
E du côté gauche : conduction osseuse < conduction aérienne
F du côté gauche : conduction osseuse = conduction aérienne
G du côté droit : conduction osseuse > conduction aérienne
H du côté droit : conduction osseuse < conduction aérienne
I du côté droit : conduction osseuse = conduction aérienne

Question 8 – QCM

Quel traitement lui prescrivez-vous ?

A amoxicilline : 1 g 3 fois par jour pendant 5 jours en l'absence d'allergie à la pénicilline
B amoxicilline + acide clavulanique : 1 g 3 fois par jour pendant 7 jours en l'absence d'allergie à la pénicilline
C en cas d'allergie aux bêta-lactamines, la pristinamycine est recommandée
D ciprofloxacine *per os* matin et soir 12 jours
E une paracentèse est indiquée
F une injection intramusculaire de ceftriaxone est recommandée
G une double antibiothérapie probabiliste est recommandée
H pas d'antibiothérapie avant prélèvement
I aucune de ces propositions n'est exacte

Question 9 – QCM

Elle revient trois jours plus tard car elle a toujours de la fièvre à 38,5 °C et parce que, depuis ce matin, elle a la sensation de ne plus entendre du tout, du côté droit. Elle vous décrit également des vertiges avec nausées et vomissements.

Devant ce tableau, quels diagnostics sont peu probables ?
A méningite virale
B labyrinthite
C thrombophlébite septique du sinus veineux latéral
D neuronite vestibulaire
E maladie de Ménière en poussée
F méningite bactérienne
G otite moyenne aiguë perforée
H otite externe simple
I otite externe maligne
J cholestéatome

Question 10 – QCM
En cas de labyrinthisation droite, quelle serait l'audiométrie de la patiente ?
A normale
B surdité de transmission droite
C surdité de perception gauche
D surdité de perception droite
E surdité de transmission gauche
F cophose bilatérale

Question 11 – QROC
En cas de labyrinthisation droite, décrivez votre prise en charge en urgence.

Question 12 – QROC
Un examen à visée diagnostique et de grande valeur médicolégale manque. Lequel ?

Cas clinique 40 – mixte +++
Madame V., 22 ans, vient vous voir car elle a de plus en plus de mal à entendre de son oreille gauche depuis qu'elle est tombée enceinte. Elle n'a aucun antécédent à part la mise en place de drains transtympaniques dans l'enfance avec ablation des végétations pour otites à répétition. Elle fait beaucoup de sport et fait des études de magistrature.

Question 1 – QROC
Détaillez votre interrogatoire et votre examen clinique. Expliquez ?

Question 2 – QROC
Voici ce que vous voyez (figure 36). Décrivez, interprétez.

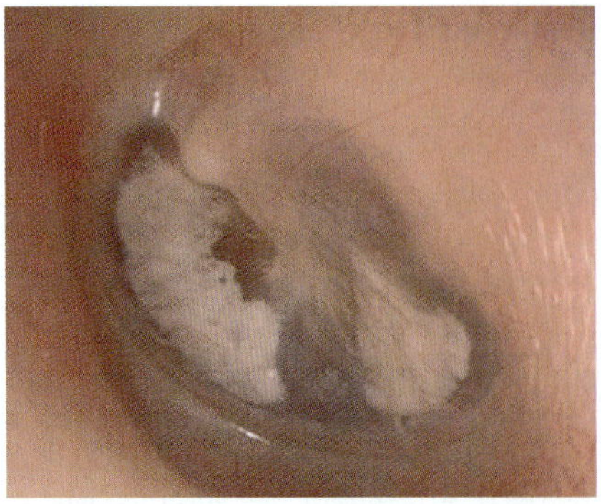

Figure 36.

Question 3 – QROC
Si l'audiométrie retrouve une surdité de transmission et que la tympanométrie retrouve l'absence de réflexe stapédien de l'oreille gauche, quel sera votre diagnostic ?

Question 4 – QROC
Quel est l'examen de référence pour le diagnostic de l'otospongiose ? Pourquoi ?

Question 5 – QROC
Madame V. néglige cette hypoacousie durant plusieurs années et elle ne vient plus vous voir. Plusieurs années plus tard, alors qu'elle fait de la plongée, elle sent une violente douleur à l'oreille droite. Elle remonte à la surface et se rend compte qu'elle entend peu de son oreille droite. Vous l'examinez et vous trouvez une perforation tympanique. Pourtant, le test de Weber est non latéralisé.
Quelles peuvent être les raisons de la non-latéralisation du test de Weber ?

Question 6 – QCM
Quels sont les signes que l'on peut rattacher au diagnostic d'otospongiose ?
A surdité de transmission bilatérale asymétrique
B surdité de perception prédominant sur les aigus
C encoche de Carhart
D vertiges vrais rotatoires
E instabilité
F hyperacousie douloureuse
G écho entendu dans l'oreille atteinte
H hypersécrétion de cérumen
I prédisposition aux otites externes
J prédisposition aux otites moyennes aiguës
K prédisposition au cholestéatome
L prédisposition aux vertiges positionnels paroxystiques bénins
M prédisposition aux paralysies faciales périphériques par lésion du nerf facial

Question 7 – QCM
Elle revient alors qu'elle a 30 ans car elle a eu des vertiges vrais rotatoires au lever du lit ce matin même. Ces vertiges ont duré environ 1 minute en moyenne et ont laissé place à un mal-être pendant l'heure qui a suivi. Ces vertiges se sont répétés plusieurs fois dans la matinée si bien qu'elle a fini par vomir. Il semble que les crises soient plus espacées et moins fréquentes désormais.
Si votre examen vestibulaire est normal et que la manœuvre de Dix et Hallpick est positive du côté droit, le diagnostic de vertige paroxystique positionnel bénin gauche est (une seule réponse) :
A très probable
B probable
C possible
D peu probable
E très peu probable

Question 8 – QROC
Décrivez les caractéristiques cliniques d'un déficit vestibulaire gauche en détaillant les différents examens et leur résultat.

Question 9 – QCM

Quel type de courbe audiométrique pourrait être en faveur d'une otospongiose ?

A

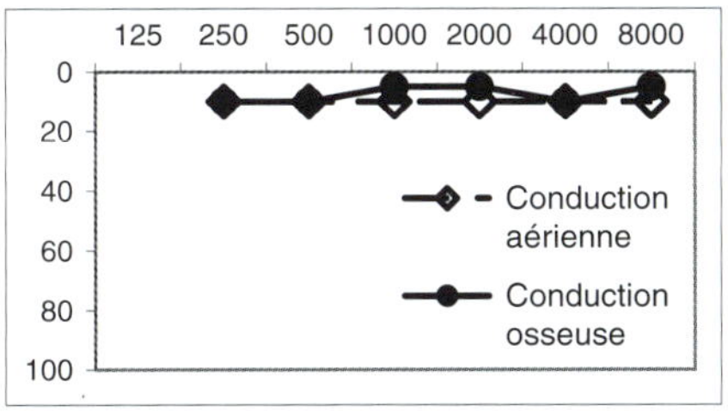

B

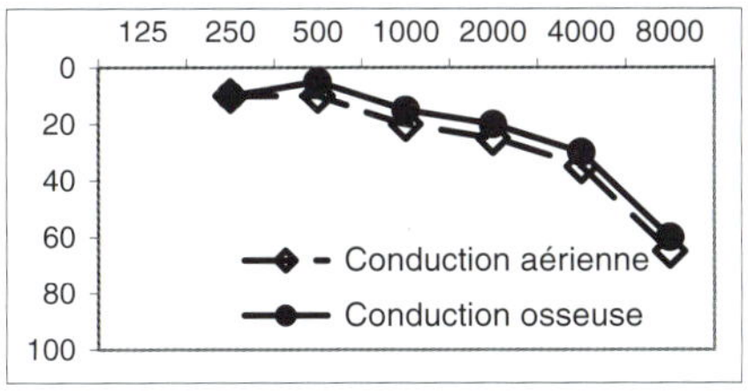

C

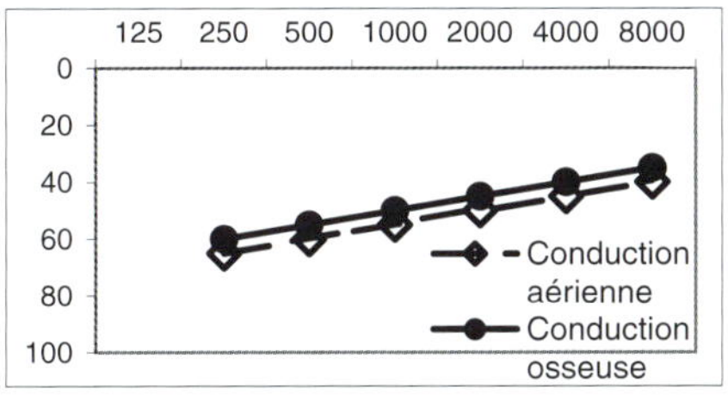

D

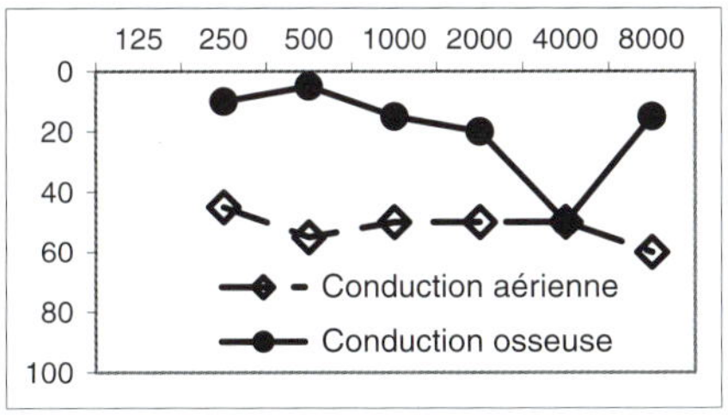

E

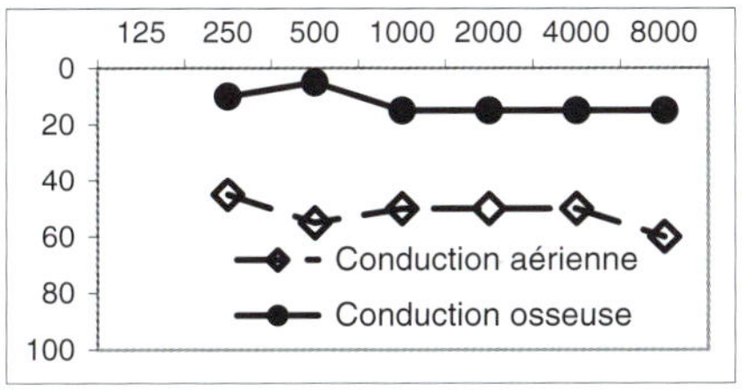

Cas clinique 41 – mixte +++

Monsieur P. vient vous voir en consultation pour une douleur à l'intérieur de la bouche évoluant depuis trois mois. En l'interrogeant, vous retrouvez un tabagisme à 70 paquets-années, une consommation d'alcool estimée à 80 g par jour, un diabète de type 2 traité par metformine et un cholestérol traité par une statine depuis un mois.

En l'examinant, vous retrouvez une lésion fortement suspecte de carcinome épidermoïde du plancher de bouche latéral droit mesurant 1 cm. Il ne présente pas d'adénopathie cervicale à la palpation. Son médecin traitant lui a donné du paracétamol 1g 4 fois. Il vous dit que les douleurs ne cèdent pas.

Question 1 – QCM

Comment classez-vous la lésion selon la classification c-TNM (figure 37) ?

A c-T1N0M0
B c-T1N0MX
C c-T1NXMX
D c-T2N0MX
E c-T2N0M0
F c-T2N1MX
G c-T2NXMX

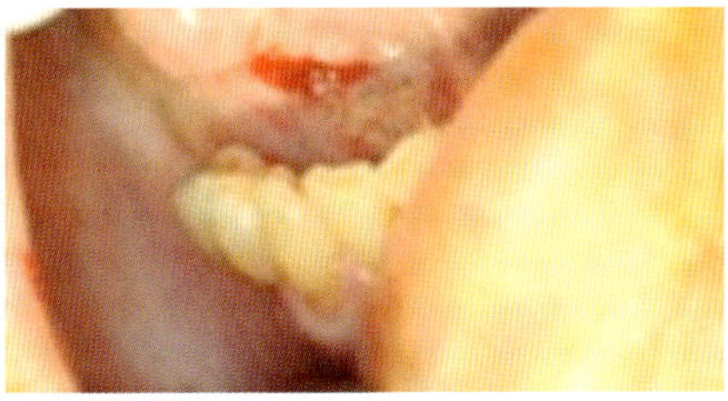

Figure 37.

Question 2 – QROC

Comment prenez-vous en charge la douleur ?

Question 3 – QROC

Quelle est votre prise en charge diagnostique ?

Question 4 – QROC

Décrivez le cadre légal d'une réunion de concertation pluridisciplinaire.

Question 5 – QROC

L'examen clinique attentif retrouve des œdèmes des membres inférieurs et de l'ascite, et le bilan de coagulation retrouve un TP à 25 %.

Que suspectez-vous ? Quel examen demandez-vous pour avoir le diagnostic de certitude ?

Question 6 – QCM

Au retour de cet examen, l'infirmière vous appelle car le patient semble ne pas pouvoir bouger les membres ni inférieurs ni supérieurs. Vous venez en urgence et vous l'examinez.

Quels éléments sont en faveur d'une compression médullaire cervicale ?

A perte de la motricité des quatre membres
B perte de conscience
C syndrome de la queue-de-cheval

D perte de sensibilité sur les membres inférieurs
E absence de bruits hydroaériques à l'auscultation abdominale
F réflexes ostéotendineux abolis
G réflexe cutanéoplantaire en extension
H paralysie faciale périphérique
I signe de Claude-Bernard-Horner

Question 7 – QROC
Décrivez l'examen de la figure 38 ? Quel est votre diagnostic ?

Question 8 – QROC
Quelle information donnez-vous à la famille ?

Question 9 – QROC
Quelles sont les complications de décubitus que vous devrez prévenir chez ce patient tétraplégique ? Comment procédez-vous ?

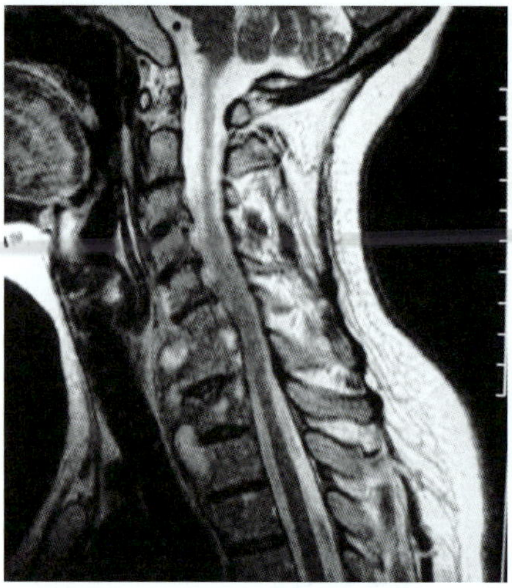

Figure 38.

CHAPITRE
2

QCM

QCM – Anatomie

QCM 1

Quel(s) nerf(s) peut-on léser lors d'une thyroïdectomie ?
A le nerf facial
B le nerf XI
C le nerf XII
D le nerf laryngé supérieur ou récurrentiel
E le nerf mentonnier

QCM 2

Quel(s) nerf(s) peut-on léser lors d'une parotidectomie ?
A le nerf facial
B le nerf XI
C le nerf XII
D le nerf laryngé supérieur ou récurrentiel
E le nerf mentonnier

QCM 3

Quel(s) nerf(s) peut-on léser lors d'une laryngectomie totale avec curage cervical ?
A le nerf facial
B le nerf XI
C le nerf XII
D le nerf laryngé supérieur ou récurrentiel
E le nerf mentonnier

QCM 4

Quels types de chirurgie peuvent être à l'origine d'une paralysie faciale périphérique ?
A exérèse d'un neurinome de l'acoustique
B curage ganglionnaire cervical radical
C chirurgie otologique : exérèse de cholestéatome
D parathyroïdectomie
E parotidectomie
F myringoplastie

QCM 5

Dans les chirurgies otologiques, en cas de lésion de la corde du tympan, quel(s) signe(s) clinique(s) peu(ven)t être retrouvé(s) en postopératoire ?
A dysphagie
B dysphonie
C dyspnée
D dysgueusie
E hypoesthésie de l'hémiface homolatérale
F paralysie de l'hémiface homolatérale

QCM 6

Quels sont les trois os qui composent la chaîne ossiculaire ?
A le râteau
B l'étrier
C le marteau
D le trapèze
E le carpe
F l'enclume

QCM 7

Qu'appelle-t-on la zone de Ramsay-Hunt ?
A la zone qui comprend le tragus et la peau au niveau préauriculaire
B la zone qui comprend le tympan, la paroi postérieure du conduit auditif externe et la conque
C la zone qui correspond à l'innervation du contingent sensitif du nerf V
D la zone qui correspond à l'innervation du contingent sensitif du nerf VII
E la zone qui correspond à l'innervation du contingent moteur du nerf V

QCM 8

Quels sont les rapports anatomiques du sinus ethmoïdal ?
A les orbites qui sont latérales
B les orbites qui sont inférieures
C la cavité nasale
D l'endocrâne

D cliniquement, par palpation de la pyramide nasale en post-traumatique immédiat
E cliniquement, par palpation de la pyramide nasale, à 48–72 heures du traumatisme après diminution de l'œdème

QCM 50

Comment fait-on le diagnostic d'une otite externe ?
A cliniquement : douleur à la pression du tragus et traction du pavillon, et conduit purulent
B cliniquement : otalgie avec tympan mat et épaissi
C radiologiquement : sur TDM des rochers avec lyse du méat auditif externe et atteinte du temporal
D biologiquement : avec recherche de germes positifs sur écouvillon

QCM 51

Face à une adénopathie cervicale suspecte avec une hypertrophie amygdalienne homolatérale, quels sont les deux diagnostics à évoquer ?
A maladie des griffes du chat
B tuberculose
C lymphome
D sarcoïdose
E carcinome épidermoïde de l'amygdale

QCM – Urgence

QCM 52

Quels sont les signes qui doivent vous alerter face à un vertige ?
A un nystagmus spontané
B des céphalées associées
C une adiadococinésie
D des vomissements
E une hypoesthésie de l'hémiface homolatérale

QCM 53

Quels traitements doivent être associés à un tamponnement antéropostérieur lors d'une épistaxis abondante ?
A antalgiques de type opioïdes
B antalgique de palier 1 uniquement
C antibiothérapie
D traitement étiologique de l'épistaxis
E arrêt immédiat et définitif de tous les traitements anticoagulants
F aucun

QCM 54

Quelle est l'urgence à éliminer face à une suspicion de fracture des os propres du nez (OPN) ?
A la déviation de la cloison car la réduction est à programmer en urgence
B l'hématome de cloison
C l'œdème sous-orbitaire

QCM 55

Que doit comporter un bilan de fracture de rocher ?
A un examen neurologique complet
B une recherche de troubles de l'articulé temporo-mandibulaire
C une recherche d'une rhinorrhée cérébrospinale
D un testing musculaire de Georges-Freyss
E une recherche de syndrome vestibulaire
F une acoumétrie

QCM 56

Quel est le bilan d'une surdité unilatérale brusque ?
A audiogramme tonal
B IRM cérébrale centrée sur la fosse postérieure et le conduit auditif interne
C TDM des rochers
D une NFS
E un électroencéphalogramme

QCM 57

Quels sont les traitements à débuter rapidement face à une surdité brusque ?
A antibiothérapie systémique large spectre
B corticothérapie en IV puis *per os*
C antibiothérapie locale par gouttes auriculaires
D mannitol après bilan préthérapeutique
E repos auditif
F stimulation sonore importante

QCM 58

Quels traitements doivent être mis en place dans une paralysie faciale périphérique (PFP) sur fracture de rocher d'apparition secondaire ?
A soins ophtalmologiques : protection oculaire
B corticothérapie
C antibiothérapie ciblant le pneumocoque
D traitement chirurgical en urgence
E vaccination antipneumococcique

QCM 59

Quels sont les principes de la prise en charge d'une cellulite cervicale ?
A urgence fonctionnelle
B urgence vitale

C antibiothérapie IV à large spectre secondairement adaptée
D assurer la liberté des voies aériennes supérieures
E prise en charge chirurgicale : excision des tissus nécrotiques et drainage par lames
F traitement de la porte d'entrée infectieuse

QCM 60

Quels sont les deux gestes vitaux à réaliser face à une plaie cervicale ?
A réaliser une angio-TDM en urgence
B explorer la plaie au bloc opératoire
C s'assurer de la liberté des voies aériennes
D débuter une antibiothérapie IV large spectre
E maintenir une bonne hémodynamique : remplissage, contrôler l'hémorragie

QCM 61

Quels sont les signes cliniques qui doivent vous faire suspecter une inhalation de corps étranger ?
A dans l'histoire, notion d'un syndrome de pénétration
B toux et dyspnée
C asialie
D dysphagie avec hypersialorrhée
E asymétrie auscultatoire au niveau pulmonaire
F le plus souvent, le patient est symptomatique

QCM 62

Quel bilan devez-vous faire face à une paralysie faciale périphérique (PFP) d'apparition récente ?
A recherche d'un traumatisme crânien récent
B recherche dans les antécédents d'une thyroïdectomie
C recherche de vésicules au niveau du territoire de V2
D recherche d'une tuméfaction parotidienne à la palpation
E un examen des tympans

QCM – Cancérologie

QCM 63

Quels sont les critères de qualité d'une réunion de concertation pluridisciplinaire (RCP) ?
A présence d'au moins deux médecins de spécialités différentes
B présence d'au moins trois médecins de spécialités différentes
C elle présente les patients présentant un cancer opérable
D chaque décision doit bénéficier d'une fiche standardisée
E chaque patient ne peut être présenté qu'une seule fois en RCP

QCM 64

Dans le cadre d'un cancer des voies aérodigestives supérieures (VADS), quels éléments doit obligatoirement comporter le dossier avant de programmer un traitement radical ?
A une fiche de réunion de concertation pluridisciplinaire
B le compte rendu d'anatomopathologie posant le diagnostic de carcinome
C un TEP-scanner
D une fiche de consentement éclairé signée
E une imagerie locale récente (TDM ou IRM)

QCM 65

Quel est le bilan d'extension d'un carcinome épidermoïde de l'oropharynx ?
A panoramique dentaire
B TEP-scanner
C TDM thoracique
D IRM cervico-faciale
E fibroscopie œsogastroduodénale
F TDM cérébrale

QCM 66

Parmi les éléments suivants, quels sont ceux qui composent la prise en charge d'un nodule thyroïdien dont le résultat de la cytoponction indique « carcinome papillaire » ?
A traitement par radiothérapie
B traitement chirurgical par lobo-isthmectomie simple
C traitement chirurgical par thyroïdectomie totale et curage récurrentiel
D complété par traitement à l'iode 123
E complété par traitement à l'iode 131

QCM 67

Parmi les éléments suivants, quels sont ceux qui composent la prise en charge d'une tumeur maligne de la parotide ?
A traitement chirurgical premier
B traitement par radiothérapie première
C traitement complémentaire par radiothérapie
D kinésithérapie
E surveillance régulière

QCM 68

Parmi les éléments suivants, quels sont ceux qui permettent le suivi d'un cancer ORL ?
A examen clinique ORL complet
B radiographie thoracique ou TDM thoracique
C bilan endoscopique régulier
D TDM cérébrale
E suivi du sevrage tabagique
F contrôle du poids

QCM 69

Comment se déroule une consultation d'annonce ?
A le plus rapidement possible
B avant la réunion de concertation pluridisciplinnaire
C dans une pièce au calme
D avec empathie
E avec des informations claires et adaptées pouvant être comprises du patient
F par le médecin traitant

QCM 70

Parmi les éléments suivants, quels sont ceux qui composent tout traitement d'un cancer ORL ?
A la chirurgie première
B la renutrition
C le traitement antalgique
D le sevrage tabagique
E la surveillance clinique et radiologique à long terme

QCM 71

Quels sont les examens complémentaires avant un traitement par radiothérapie en ORL ?
A TDM cérébrale
B IRM cérébrale
C panoramique dentaire
D électrocardiogramme
E TDM des sinus
F bilan thyroïdien : TSH, T3, T4

QCM 72

Quelles informations devez-vous donner avant une laryngectomie totale avec curage au patient ?
A risque de dysphonie postopératoire liée à une lésion du nerf récurrent
B nécessité d'une oxygénothérapie à vie
C impossibilité totale de reparler après l'intervention
D risque de douleur de l'épaule
E nécessité d'une alimentation par sonde nasogastrique en postopératoire
F abouchement provisoire de la trachée à la peau pour permettre une meilleure ventilation

QCM – Traitement

QCM 73

Quel est le traitement d'une laryngite aiguë chez un patient jeune sans antécédents ?
A hospitalisation pour réaliser des aérosols
B traitement par corticoïdes seuls
C association corticoïdes et antibiothérapie
D corticoïdes locaux
E nécessité d'une fibroscopie de contrôle

QCM 74

Quel traitement instaurer en première intention pour une otite moyenne aiguë (OMA) collectée droite chez un enfant de 1 an et demi qui n'a pas d'allergies ?
A amoxicilline
B amoxicilline et acide clavulanique
C céphalosporine de troisième génération
D 5 jours
E 10 jours
F paracentèse

QCM 75

Quels éléments comporte la prise en charge des otites séromuqueuses (OSM) ?
A antibiothérapie au long cours
B corticothérapie au long cours
C pose d'aérateurs transtympaniques
D adénoïdectomie
E amygdalectomie

QCM 76

Quelles consignes donnez-vous à un patient sous Lévothyrox® après une thyroïdectomie totale ?
A prise le matin à jeun
B arrêter les prises automatiquement en cas de diarrhée car elles sont signes de surdosage
C traitement à vie nécessitant une bonne observance
D surveillance régulière de la TSH pour vérifier l'absence de sous- ou surdosage
E tous les médecins consultés doivent être informés de cette prise médicamenteuse

QCM 77

Quel est le traitement d'une rhinopharyngite aiguë non compliquée chez l'enfant ?
A antibiothérapie par amoxicilline
B antibiothérapie par amoxicilline et acide clavulanique
C lavages des fosses nasales au sérum physiologique
D corticothérapie de courte durée
E antipyrétique type paracétamol
F éducation parentale

QCM 78

Quels sont les principes d'une cure courte de corticoïdes ?
A une prise par jour : le soir
B une prise par jour : le matin
C associé à un régime sans sel
D arrêt avec décroissance progressive des doses
E 8 jours maximum

QCM 79

Quel est le traitement d'une otite moyenne aiguë (OMA) compliquée d'une mastoïdite ?

A amoxicilline en première intention
B amoxicilline et acide clavulanique en première intention
C antibiothérapie adaptée au germe
D paracentèse
E corticothérapie

QCM – Imagerie

QCM 80

Quel est l'examen d'imagerie le plus performant pour diagnostiquer un neurinome de l'acoustique ?
A IRM cérébrale normale
B TDM cérébrale avec injection
C TEP-scanner
D IRM centrée sur l'angle pontocérébelleux et le conduit auditif interne
E TDM des rochers
F TDM des sinus sans injection

QCM 81

Quel est le meilleur examen d'imagerie pour évaluer l'envahissement locorégional d'un cancer de l'oropharynx ?
A TDM cervicale avec injection
B TDM cervicale sans injection
C IRM de la cavité buccale sans injection
D IRM de la cavité buccale avec injection

QCM 82

Décrivez cette imagerie (figure 39).
A IRM
B TDM
C avec injection
D sans injection
E coupe axiale
F coupe sagittale

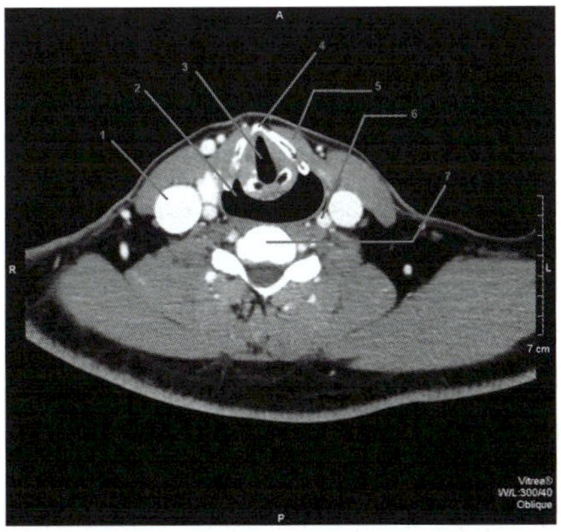

Figure 39.

QCM 83

À quoi correspondent les numéros 1 et 6 sur la figure 39 ?
A 1 : artère carotide commune
B 1 : veine jugulaire externe
C 1 : veine jugulaire interne
D 6 : artère carotide commune
E 6 : artère carotide interne
F 6 : artère laryngée supérieure

QCM 84

À quoi correspondent les numéros 2, 3 et 4 sur la figure 39 ?
A 2 : cavité buccale
B 2 : bouche œsophagienne
C 3 : trachée
D 3 : larynx
E 4 : cartilage cricoïde
F 4 : cartilage thyroïde

QCM 85

À quoi correspondent les numéros 5 et 7 sur la figure 39 ?
A 5 : lobe thyroïdien gauche
B 5 : muscles infra-hyoïdiens
C 5 : muscle sternocléidomastoïdien
D 6 : corps vertébral de C2
E 6 : corps vertébral de C4
F 6 : corps vertébral de C6

QCM 86

Que pouvez-vous analyser sur cette imagerie (figure 39) ?
A présence d'une adénopathie cervicale droite
B corde vocale gauche pathologique
C présence d'un anévrisme carotidien droit
D pas d'anomalies sur cette imagerie

QCM 87

Pour quelles lésions suspectes doit-on demander une IRM du massif facial dans le bilan d'extension ?
A lésion de l'amygdale
B lésion de la corde vocale
C lésion du cavum
D lésion de l'ethmoïde
E lésion de l'arythénoïde

QCM 88

À quoi sert la TDM cervico-thoracique dans un bilan de lésion suspecte de langue mobile ?
A évaluer l'envahissement local de la lésion : par rapport à la ligne médiane et au vestibule
B rechercher la présence d'adénopathies cervicales

C recherchér la présence d'une autre lésion ORL synchrone
D rechercher la présence d'une lésion pulmonaire synchrone
E évaluer la taille exacte de la lésion

QCM – Examens complémentaires

QCM 89

Quel bilan devez-vous demander face à une tuméfaction parotidienne ?

A électromyographie du nerf facial
B TDM du massif facial
C sialographie de la glande parotidienne
D échographie-Doppler parotidienne
E cytoponction échoguidée
F IRM parotidienne

QCM 90

Quel bilan devez-vous demander face à une tuméfaction thyroïdienne ?

A échographie cervicale et thyroïdienne
B IRM cervicale
C bilan thyroïdien : TSH, T3, T4
D cytoponction échoguidée du nodule
E panendoscopie des voies aérodigestives supérieures

QCM 91

Quel est l'intérêt d'une audiométrie vocale ?

A il peut être réalisé chez le jeune enfant
B il contrôle la valeur de l'audiogramme tonal
C il permet d'évaluer l'énergie transmise par le système tympano-ossiculaire
D il permet de différencier une surdité intracochléaire, d'une surdité rétrocochléaire
E il permet d'apprécier le retentissement social de la surdité

QCM 92

Parmi les propositions suivantes concernant le tympanogramme, laquelle(lesquelles) est(sont exacte(s) ?

A une courbe plate signe une perforation tympanique
B une courbe plate signe une caisse du tympan pleine de liquide
C un pic décalé vers les pressions négatives signe une perforation tympanique
D un pic décalé vers les pressions négatives signe un trouble de ventilation de l'oreille moyenne
E un tympanogramme n'est pas interprétable en cas de bouchon ou de perforation tympanique

QCM 93

Quel test de dépistage effectue-t-on à la naissance pour détecter de façon précoce les surdités profondes ?

A audiométrie vocale
B audiométrie tonale
C acoumétrie
D otoémissions acoustiques
E recherche du réflexe stapédien

QCM 94

Quels examens explorent le système vestibulaire ?

A audiométrie tonale
B acoumétrie
C épreuves caloriques sous vidéonystagmographie
D IRM du conduit auditif interne
E potentiels évoqués otolithiques

QCM 95

Quel est le bilan systématique à faire face à une adénopathie cervicale ?

A IDR à la tuberculine
B NFS
C IRM cervicale
D biopsie ganglionnaire pour examen anatomopathologique
E échographie cervicale
F radiographie pulmonaire de face et profil

QCM – Épidémiologie

QCM 96

Quel est l'agent infectieux le plus souvent en cause dans les angines ?

A l'Epstein-Barr virus
B le *Streptocoque pneumoniae*
C l'*Haemophilius influenzae*
D les virus
E les streptocoques du groupe A

QCM 97

Quels items composent le score de Mac Isaac ?

A absence de toux
B voussure du pilier antérieur
C trismus
D fièvre supérieure à 38 °C
E adénopathies cervicales sensibles
F âge

QCM 98

Quels sont les facteurs de risque des cancers de l'oropharynx ?

A l'alcool et le tabac
B le sexe masculin
C l'exposition à la poussière de bois
D être originaire d'Asie du Sud-Est ou nord-africain
E l'infection à EBV
F l'infection à papillomavirus

QCM 99

Quels sont les facteurs de risque des cancers du rhinopharynx ?

A l'alcool et le tabac
B le sexe masculin
C l'exposition à la poussière de bois
D être originaire d'Asie du Sud-Est ou nord-africain
E l'infection à EBV
F l'infection à papillomavirus

QCM 100

Quels agents peuvent être responsables des angines pseudo-membraneuses ?

A le streptocoque de groupe A
B *Fusobacterium necrophorum*
C l'Epstein-Barr virus
D *Corynebacterium diphteriae*
E le virus coxsackie du groupe A
F *Treponema pallidium*

QCM 101

Quelles sont les causes de laryngite chronique ?

A le reflux gastro-œsophagien (RGO)
B la consommation de thé brûlant
C les lésions du nerf récurrent
D l'alcool
E le diabète

CHAPITRE

3 Lecture critique d'article (LCA)

Questions – QCM

Les questions suivantes, sous la forme de QCM, concernent l'article de : Morinière S, Roux A, Bakhos D, Trijolet JP, Pondaven S, Pinlong E, Lescanne E. Radiofrequency tonsillotomy versus bipolar scissors tonsillectomy for the treatment of OSAS in children : A prospective study. European Annals of Otorhinolaryngology, Head and Neck diseases (2013) (voir page 57).

Question 1

Quel(s) titre(s) pourriez-vous donner à cet article ?

A étude randomisée prospective de la comparaison d'un traitement des SAOS de l'enfant par amygdalotomie par radiofréquence *versus* amygdalectomie par bipolaire

B amygdalotomie par radiofréquence *versus* amygdalectomie par bipolaire dans le traitement des SAOS de l'enfant : une étude prospective

C amygdalotomie par radiofréquence *versus* amygdalectomie par bipolaire dans le traitement des SAOS de l'enfant : une étude cas-témoins

D une étude prospective de comparaison de l'amygdalotomie par radiofréquence *versus* amygdalectomie par bipolaire dans le traitement des SAOS de l'enfant

E amygdalotomie par radiofréquence *versus* amygdalectomie par bipolaire dans le traitement des SAOS de l'enfant : une étude prospective du 4 février 2008 au 20 mars 2010 de 198 cas en excluant les enfants ayant des angines récurrentes

Question 2

Quelles caractéristiques décrivent cette étude ?

A randomisée

B non randomisée

C multicentrique

D monocentrique

E double aveugle

Question 3

Quelles caractéristiques correspondent à cette étude ?

A étude cas-témoins

B étude épidémiologique

C prospective

D rétrospective

E essai thérapeutique

Question 4

À quelle phase de l'évaluation des traitements chez l'homme appartient cette étude ?

A phase I

B phase II

C phase III

D phase IV

E aucune de ces phases

Question 5

Quel est le critère de jugement principal (CJP) de cette étude ?

A l'évaluation de la douleur postopératoire par l'échelle de PPMP

B l'évaluation des saignements postopératoires secondaires

C l'évaluation de l'efficacité du traitement par la disparition clinique des symptômes et le degré de satisfaction des parents

D l'évaluation de l'efficacité du traitement objectivée par une polysomnographie

E il n'y a pas de CJP car c'est une étude épidémiologique

Question 6

Quels sont les enfants pouvant être inclus dans l'étude ?

A enfant de 4 ans ayant fait 3 épisodes d'angine depuis l'âge de un an avec un SAOS cliniquement prouvé

B enfant de 18 mois ayant fait 3 épisodes d'angine depuis l'âge de un an avec un SAOS cliniquement prouvé

C enfant ayant eu depuis 1 an 5 épisodes d'angine avec un SAOS clinique évident

D enfants ayant forcément passé une polysomnographie pour prouver leur SAOS

Question 7

Combien d'enfants sont inclus dans cette étude ?

A 198

B 193

C 188

D 147

E 81

Introduction

Obstructive tonsillar hypertrophy in children can be responsible for snoring, sometimes associated with obstructive sleep apnoea syndrome (OSAS) and possibly resulting in daytime sleepiness, learning difficulties, growth retardation, face and chest deformities and cardiac abnormalities [1]. At the beginning of the 20th century, tonsillotomy was commonly performed without general anaesthesia and was subsequently replaced by tonsillectomy with extracapsular dissection under general anaesthesia [2]. Since the 1990s, tonsillotomy, which consists of performing partial tonsillectomy by resecting only the obstructive part of the tonsils, has been performed by ENT surgeons in Europe and the United States by CO_2 laser [3—7], diode laser [8], cold scissors [9] or bipolar scissors [10], microdebrider [11,12], coblation [13] or radiofrequency [14—16]. Various studies have demonstrated decreased postoperative pain and more rapid postoperative recovery compared to conventional tonsillectomy.

The objective of this study was to compare radiofrequency tonsillotomy (or partial tonsillectomy) (TT group) with bipolar scissors total tonsillectomy, our reference technique, in terms of the efficacy on snoring and obstructive sleep apnoea and postoperative course.

Patients and methods

Patients

A prospective, non-randomized study was conducted between February 4, 2008 and March 20, 2010.

All children presented signs of OSAS associated with clinical tonsillar hypertrophy. The diagnostic criteria for OSAS were based on the clinical signs reported by the parents at clinical interview: snoring, respiratory pauses with noisy resumption of breathing, night sweats, enuresis (in continent children), parasomnia (nightmares), agitated sleep, difficult awakening, morning irritability, daytime sleepiness, anorexia, eating difficulties, mouth breathing, growth retardation, and indirect signs such as disorders of concentration. The diagnosis was based on a combination of all or some of these symptoms [17].

Exclusion criteria were recurrent tonsillitis ($\geq$ 3 episodes per year), clotting disorders and age less than 2 years. Five surgeons participated in the study. One surgeon never performed tonsillotomy, while the other four surgeons freely chose their technique after discussion with the parents. Parents were informed about the risk of tonsil regrowth and the probable reduction of postoperative pain after tonsillotomy.

Method

A 10—15W Surgitron 4 MHz generator (Ellman International Inc, Hewlet, New York) was used with a fine electrode or ring electrode to perform tonsillotomy according to the technique described by Hultcrantz and Ericsson [16]. The tonsillotomy surgical procedure started with injection of 1% lidocaine and adrenaline into the tonsillar tissue. The posterior pharyngeal wall and uvula were protected by a compress. The tonsillar mucosa was incised over the anterior pillar of the fauces using a fine electrode in cutting/coagulation mode. The obstructive part of the tonsil was then resected using the ring electrode (Fig. 1). Bipolar electrode coagulation was then performed only as necessary. The bipolar scissors tonsillectomy procedure complied with the usual modalities of extracapsular tonsillar resection. Adenoidectomy was performed in both groups, as necessary (nasal obstruction, nasopharyngitis and recurrent acute otitis media). The anaesthetic protocol was identical for the two surgical procedures and comprised: dexamethasone 150 μg/kg on induction, alfentanil 0.2 to 1 μg/kg on induction and 1 to 1.5 μg/kg/h for maintenance, and paracetamol 15 mg/kg.

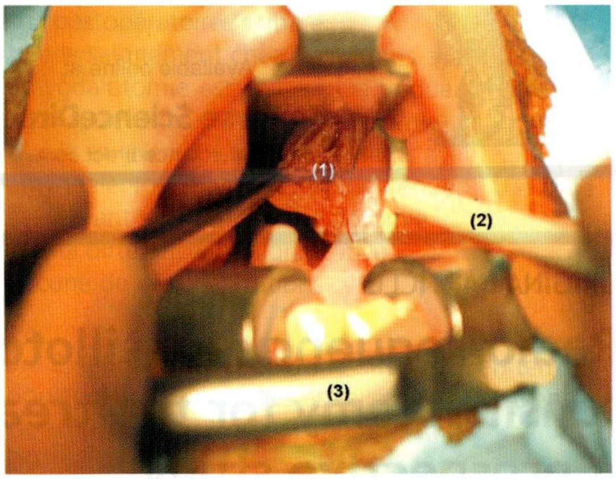

Figure 1 Operative view: section of the right tonsil by a ring electrode. 1: right tonsil incised; 2: ring electrode; 3: open Boyle Davis retractor.

For all children, analgesia comprised paracetamol (15 mg/kg/6 h) and codeine (1/2 mg/kg/6 h). Codeine was prescribed for 5 days after discharge and paracetamol was continued as necessary. We emphasized the need to take analgesics at fixed times, especially 45 minutes to 1 hour before meals.

Children were admitted to a day-only admission unit devoted to this activity with discharge initially planned on D0 after at least 6 hours of postoperative observation in the absence of postoperative complication or insufficient pain control. Children not meeting the medical and social eligibility criteria for day-only admission were hospitalised in a conventional ward [17]. These children were admitted on the day before the operation and were discharged on D1.

The operating time was measured for each operation. Postoperative bleeding were classified as primary bleeding, defined as onset of bleeding during the first 24 postoperative hours, and secondary bleeding in the case of later onset. Postoperative pain was measured by the Postoperative Pain Measure for Parents (PPMP) with a maximum score of 15 (Appendix A). Pain was evaluated by the parents on D0 (between H4 and H6), D1, D7 and at 1 month. PPMP is a validated questionnaire for measurement of the child's pain by the parents. It is particularly appropriate for children between the ages of 2 and 12 years [18]. A pain score higher than 6 is considered to be significant.

All children attended a postoperative ENT outpatient visit between D7 and D9 and 1 month after the operation. Parents and children brought the PPMP score to these visits. Clinical ENT examination of the child and clinical interview of the parents were performed. The postoperative absence of OSAS was defined according to clinical interview of the parents indicating resolution of the clinical signs reported preoperatively as the basis for the diagnosis of obstructive sleep apnoea. The degree of satisfaction of the parents with the overall management of their child was also recorded.

Statistical analysis

Comparison of the results between the two groups and statistical analysis were performed by means of the following statistical tools: Chi-square test with Yates' correction, Fisher's test and Student's test. Results were considered significant for $P < 0.05$.

Results

A total of 198 cases were initially recruited during the study period. One hundred and ninety-three children were finally included: 88 in the TT group and 105 in the TE group, and five cases were excluded due to missing data. Adenoidectomy was performed in 66 children in the TT group and 81 children in the TE group ($P = 0.985$). The main characteristics of the two groups were comparable with a predominance of boys in each group: the female/male sex-ratio was 40% in the TT group versus 41% in the TE group ($P = 0.98$). The age of operated children was also comparable with a mean age of 4.88 ± 2.6 years in the TT group versus 4.75 ± 2.37 years in the TE group ($P = 0.73$). The 1-month success rate on snoring was 95% in the TT group and 99% in the TE group, with no statistically significant difference between the two groups ($P = 0.18$). All children in both groups (except for one child with Down's syndrome in the TT group) no longer presented any signs of OSAS postoperatively. No statistically significant difference was demonstrated between the two groups in terms of mean operating time: 14.68 ± 6.79 minutes in the TE group versus 14.21 ± 5.9 minutes in the TT group ($P = 0.65$). The pain score during the first 24 postoperative hours was not significantly different between the two groups. However, the pain score was significantly lower in the TT group over the following days, during the first postoperative week ($P < 0.05$) (Fig. 2). Three cases of postoperative bleeding were observed in the TT group (two primary bleeds and one secondary bleed) requiring hospitalisation in three cases and redo surgery in one case. Eight cases of secondary postoperative bleeding were observed in the TE group, requiring hospitalisation in all eight cases and redo surgery in three cases. The overall postoperative bleeding rate was not significantly different between the two groups ($P = 0.34$). However, a significant difference was observed for the secondary bleeding rate (OR = 7; $P = 0.04$). Three patients in the TT group required redo surgery by tonsillectomy for symptomatic regrowth at 1 year (3/66, i.e. 4.5%) and only one child in the TT group developed postoperative pharyngitis. At 1 month, the parent satisfaction rate in relation to their expectations concerning resolution of their child's symptoms was 99% in the TT group and 100% in the TE group.

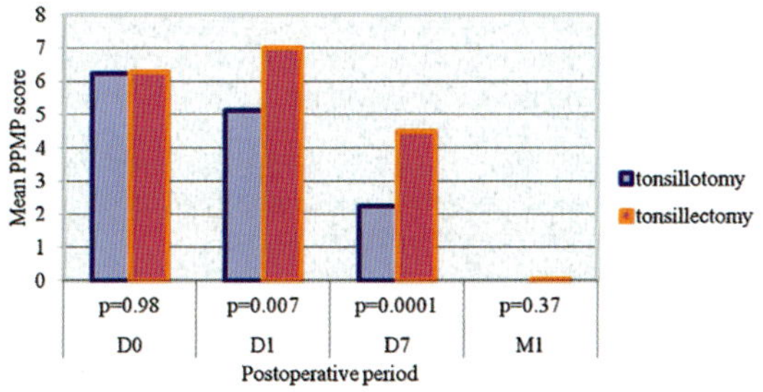

Figure 2 Evaluation of postoperative pain.

Discussion

This comparative, non-randomized study demonstrates the superiority of radiofrequency tonsillotomy compared to bipolar scissors tonsillectomy in terms of postoperative pain and secondary bleeding. The two techniques were comparable in terms of efficacy on snoring and sleep apnoeas. However, the 1-year symptomatic tonsil regrowth rate was 4.5% in this series.

Surgical procedure

Tonsillotomy and tonsillectomy are surgical procedures requiring a similar operating time, as illustrated by the present study as well as that conducted by Hultcrantz [16]. Only Vlastos, who compared conventional tonsillectomy with scissors tonsillotomy, reported a shorter operating time for tonsillotomy with a gain of 2.5 minutes [9]. Modern systems allowing both section and coagulation have been shown to represent an advantage in terms of intraoperative bleeding, which was not evaluated in the present study. Hultcrantz reported a significant reduction of bleeding with radiofrequency tonsillotomy compared to diode laser tonsillectomy [16]. A review of the literature revealed only one prospective, randomized study conducted by Stelter, who compared radiofrequency tonsillotomy with another tonsillotomy technique (CO_2 laser) [4]. No significant difference was demonstrated between the two groups in terms of bleeding or postoperative pain. This study therefore did not provide any arguments in favour of a particular tonsillotomy technique.

Efficacy on snoring and obstructive sleep apnoea

The primary objective of tonsillotomy is to treat obstructive symptoms. Several studies based on clinical interview and clinical examination show that tonsillotomy achieves good results on snoring and sleep apnoea regardless of the surgical technique used [13,19,20]. Only polysomnography is currently able to confirm the diagnosis of OSAS. A polysomnographic study also confirmed the significant impact of tonsillotomy on Apnoea-Hypopnoea Index (AHI) and minimum oxygen saturation (minimum SaO_2) [21]. Although there appears to be a relatively good correlation

Table 1 Postoperative pain: discussion.

	Study	Number of patients	Pain score	Conclusion
Our study	RF TT vs bipolar scissors TE	88 TT vs 105 TE	PPMP	Less pain during the first postoperative week after TT
Hultcrantz and Ericsson, 2004 [16]	RF TT vs Conventional TE	49 TT vs 43 TE	VAS	Less pain at H2; children pain-free 3 days earlier after TT
Vlastos et al., 2008 [9]	Scissors TT vs Cold scalpel TE	243 TT vs 780 TE	Qualitative pain score	Less pain on 1st and 7th postoperative days after TT
Koltai et al., 2003 [12]	Microdebrider TT vs Electric scalpel TE	243 TT vs 107 TE	Qualitative pain score	Less pain, more rapid recovery after TT
Arya et al., 2005 [13]	Coblation TT vs Coblation TE	18 TT vs 18 TE	VAS	No difference during the first 24 postoperative hours
Lister et al., 2006 [11]	Microdebrider TT vs Electric scalpel TE	25 TT vs 25 TE	Faces Pain Scale Revised	Less pain from D1 to D9 after TT

RF: radiofrequency; TE: tonsillectomy; TT: tonsillotomy; VAS: visual analogue scale.

between AHI and clinical assessment [22], in routine clinical practice this examination remains reserved to high-risk children: morbid obesity, craniofacial or upper airways malformation, neuromuscular disease, clotting disorder, cardiac malformation [17].

In our study, as also reported in the literature, no significant difference was observed between the efficacy of tonsillotomy and tonsillectomy on obstructive symptoms. However, the results of the present study must be interpreted cautiously in view of the short postoperative follow-up period (1 month). Nevertheless, the results appear to remain stable even after a longer follow-up, as reported in the study by Eviatar with a follow-up of 10 years after tonsillotomy [20].

Evaluation of postoperative pain

The pain experienced by children after tonsillectomy is often underestimated by parents and healthcare personnel (Table 1) [23]. A review of the literature and the results of the present study show that tonsillotomy is less painful than tonsillectomy during the first postoperative week [10—12,16], which can be explained by preservation of the pillars of the fauces and constrictor muscles inducing less inflammation. In the study by Hultcrantz [16], radiofrequency tonsillotomy induces less pain than tonsillectomy during the first 24 postoperative hours. In contrast, in our study and in the study by Arya [13], no significant difference in pain severity was observed during this period, but a significant difference was observed over the following days, related to more intense pain after tonsillectomy with a pain peak between D2 and D4 [24]. According to Hultcrantz et al., there is no correlation between the quantity of analgesics consumed and the pain experienced by the child, as dispensing of analgesics by the parents corresponds more to the doctor's prescription than the child's pain [16].

Postoperative bleeding

The main risk of tonsillectomy is postoperative bleeding. Gunzel demonstrated three periods of peak incidence of postoperative bleeding: at 24 hours, on D5—D7 and on D9—D15 [5]. The postoperative bleeding rate after tonsillectomy reported in the literature is about 3% [5,24]. This rate did not vary according to the surgical technique in the various published series [6].

The post-tonsillotomy bleeding rate in the present study was similar to that reported by Hultcrantz [16] (3.4% of primary bleeding in our study; 2/46 [4%] in Hultcrantz's study).

However, other studies have reported very low postoperative bleeding rates after radiofrequency, CO_2 laser, scissors or laser diode tonsillotomy and some studies have even reported no cases of postoperative bleeding [3—5,20,25]. In the present series, the secondary postoperative bleeding rate after tonsillotomy (1.10%) was significantly lower than that after tonsillectomy (7.6%), which can be explained by the tonsillar tissue left in place and the absence of trauma to the superior pharyngeal constrictor muscle, allowing more rapid healing. However, the secondary bleeding rate observed after tonsillectomy in this study was higher than the 3% rate reported in the literature [25]. Primary bleeding after tonsillotomy is often due to inadequate intraoperative haemostasis.

Symptomatic tonsil regrowth

Symptomatic tonsil regrowth is the major disadvantage of tonsillotomy and is essentially observed in children under

Table 2 Symptomatic tonsil regrowth after tonsillotomy: discussion.

	Surgical technique	Child's age	Symptomatic tonsil regrowth	Time to onset of symptoms
Our study	Radiofrequency	2 to 5 years	3/60 = 5%	16–24 months
Ericsson et al., 2006 [14]	Radiofrequency	—	2/49 = 4%	3 years
Celenk et al., 2008 [15]	Radiofrequency	2.4 to 6 years	5/42 = 11%	Mean: 9.3 months
Vlastos et al., 2008 [9]	Scissors	—	2/57 = 3.5%	Mean: 18 months
Unkel et al., 2005 [3]	CO_2 laser	1 to 5 years	5/75 = 6.5%	11–21 months

the age of 6 years (Table 2) [6]. The mean time to tonsil regrowth after surgery is 18 months (range: 9 to 24 months) [3,9,15,26]. The tonsil regrowth rate after tonsillectomy reported in the literature is about 5%, regardless of the technique used [10,15].

Conclusion

This study confirms the efficacy of tonsillotomy for the treatment of tonsillar hypertrophy with OSAS in children. Radiofrequency tonsillotomy achieves better results than bipolar scissors tonsillotomy in terms of postoperative pain during the first week. This technique is also associated with a lower secondary bleeding rate. The main disadvantage of tonsillotomy concerns the risk of tonsil regrowth in about 5% of cases at 2 years. Parents must be informed about this risk. Tonsillotomy is currently the treatment of choice for symptomatic tonsillar hypertrophy in the absence of recurrent tonsillitis.

Disclosure of interest

The authors declare that they have no conflicts of interest concerning this article.

Appendix A. PPMP scale: Postoperative Pain Measure for Parents for evaluation of pain by parents of children aged 2 to 12 years

For each item: score 0 (sign absent) to 1 (sign present). Total out of 15.

Day												
Hour												
Whine or complain more than usual												
Cry more easily than usual												
Play less than usual												
Not do the things she/he normally does												
Act more worried than usual												
Act more quiet than usual												
Have less energy than usual												
Refuse to eat												
Eat less than usual												
Hold the sore part of his/her body												
Try not to bump the sore part of his/her body												
Groan or moan more than usual												
Look more flushed than usual												
Want to be close to you more than usual												
Take medication when she/he normally refuses												
TOTAL SCORE												

Chambers CT, Reid GJ, Mc Grath PJ, Finley GA. : Development and preliminary validation of a postoperative measure for parents. Pain 1996, 68 : 307-313.
Chambers CT, Finley GA, Mc Grath PJ, Walsh TM. The parents' postoperative pain measure : replication and extension to 2-6-year-old children. Pain. 2003, 105 : 437-43.
Finley GA, Chambers CT, Mc Grath PJ, Walsh TM. Construct validity of the parents' postoperative pain measure. Clin J Pain. 2003, 19 : 329-34.
Traduction Ch WOOD et groupe Pédiadol 2000

Si vous pensez à...	Et qu'alors vous observez ceci à l'examen clinique...	Un test de dépistage rapide (TDR) serait...
Entourez la proposition qui vous semble adéquate : – 2 absolument contre-indiqué – 1 peu utile ou plutôt néfaste 0 non pertinent dans cette situation + 1 utile et souhaitable + 2 indispensable		

TCS 2

On vous appelle aux urgences car Noémie, âgée de 7 ans, est tombée d'un lit superposé il y a 1 heure environ. Ses parents ont été alertés par un grand bruit puis l'ont retrouvée en train de pleurer au pied du lit avec du sang sortant par l'oreille gauche. Noémie a pour seuls antécédents une fracture du fémur gauche à l'âge de 6 mois et une fracture ulnaire droite à 3 ans.
Elle se plaint de ne pas bien entendre de l'oreille gauche.

Question 1 (diagnostic)

Si vous pensez à...	Et qu'alors vous constatez...	L'effet sur l'hypothèse diagnostique est le suivant...
Une surdité de transmission	Un test de Weber latéralisé à gauche	– 2 – 1 0 + 1 + 2
Entourez la proposition qui vous semble adéquate : – 2 l'hypothèse est pratiquement éliminée – 1 l'hypothèse devient moins probable 0 aucun effet sur l'hypothèse + 1 l'hypothèse devient plus probable + 2 il ne peut s'agir que de cette hypothèse		

TCS 3

Monsieur N., 38 ans, vient vous voir car son oreille droite coule et lui fait extrêmement mal depuis deux jours à la suite d'une baignade. Il est allé chez son médecin traitant qui lui a prescrit un traitement antibiotique (amoxicilline 1 g 3 fois par jour) et un anti-inflammatoire non stéroïdien par voie générale. La douleur ne cesse pas et il s'inquiète car, depuis ce matin, il n'entend pas bien de l'oreille droite. Il vous décrit aussi une douleur importante lorsqu'il mastique.
Voici la photo de son conduit auditif externe droit (figure 40).

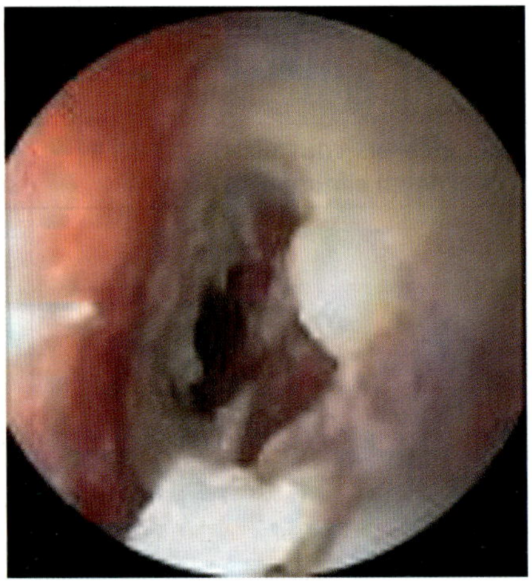

Figure 40.

Question 1 (diagnostic)

Si vous pensez à…	Et qu'alors vous apprenez que…	L'effet sur l'hypothèse diagnostique est le suivant…
Une otite maligne externe	Le patient est diabétique	− 2 − 1 0 + 1 + 2
Entourez la proposition qui vous semble adéquate : − 2 l'hypothèse est pratiquement éliminée − 1 l'hypothèse devient moins probable 0 aucun effet sur l'hypothèse + 1 l'hypothèse devient plus probable + 2 il ne peut s'agir que de cette hypothèse		

TCS 4

Madame V., 22 ans, vient vous voir car elle a de plus en plus de mal à entendre de son oreille gauche depuis qu'elle est tombée enceinte. Elle n'a aucun antécédent à part la mise en place de drains transtympaniques dans l'enfance avec ablation des végétations pour otites à répétition. Elle fait beaucoup de sport et fait des études de magistrature.

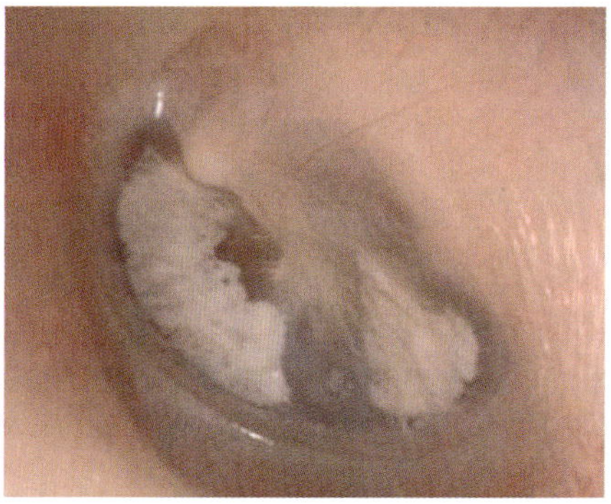

Figure 41. **Otoscopie gauche.**

Question 1 (diagnostic)

Si vous pensez à…	Et qu'alors vous constatez que…	L'effet sur l'hypothèse diagnostique est le suivant…
Une otospongiose gauche	Son otoscopie est telle que figure 41	− 2 − 1 0 + 1 + 2
Entourez la proposition qui vous semble adéquate : − 2 l'hypothèse est pratiquement éliminée − 1 l'hypothèse devient moins probable 0 aucun effet sur l'hypothèse + 1 l'hypothèse devient plus probable + 2 il ne peut s'agir que de cette hypothèse		

TCS 5

Il est 11 heures, Monsieur G., 35 ans, vient aux urgences car il a remarqué un gonflement en arrière de la mâchoire droite qui survient juste après le début des repas. Au début ce n'était pas douloureux mais depuis quelques jours ça le devient et le gonflement est désormais permanent. Il a pour seul antécédent un syndrome dépressif majeur traité par antidépresseurs tricycliques et neuroleptiques sédatifs depuis un mois. Il fume depuis maintenant 10 ans environ un paquet de cigarettes par jour.

Question 1 (diagnostic)

Si vous pensez à...	Et qu'alors vous constatez que...	L'effet sur l'hypothèse diagnostique est le suivant...
1A. Une colique salivaire parotidienne droite	Au scanner, il n'y a pas de lithiase dans le canal de Sténon	− 2 − 1 0 + 1 + 2
1B. Une lithiase salivaire	À l'IRM vous avez le cliché suivant : Figure 42. 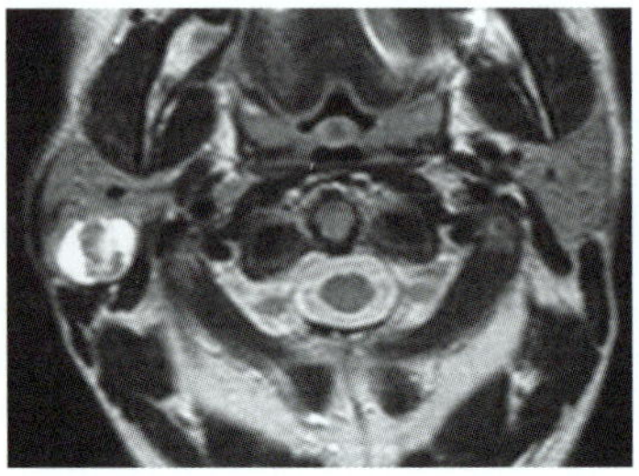 **Figure 42.** **IRM cervico-faciale.**	
Entourez la proposition qui vous semble adéquate : − 2 l'hypothèse est pratiquement éliminée − 1 l'hypothèse devient moins probable 0 aucun effet sur l'hypothèse + 1 l'hypothèse devient plus probable + 2 il ne peut s'agir que de cette hypothèse		

TCS 6

Une patiente jeune souffre de vertiges rotatoires depuis deux jours.

Question 1 (diagnostic)

Si vous pensez à...	Et qu'alors vous constatez que...	L'effet sur l'hypothèse diagnostique est le suivant...
1A. Une neuronite vestibulaire gauche	L'épreuve calorique vestibulaire est représentée figure 43	− 2 − 1 0 + 1 + 2
1B. Une thrombophlébite cérébrale	À l'examen clinique un nystagmus horizontal changeant de sens avec le changement de direction des yeux et accentué par la fixation oculaire	
Entourez la proposition qui vous semble adéquate : − 2 l'hypothèse est pratiquement éliminée − 1 l'hypothèse devient moins probable 0 aucun effet sur l'hypothèse + 1 l'hypothèse devient plus probable + 2 il ne peut s'agir que de cette hypothèse		

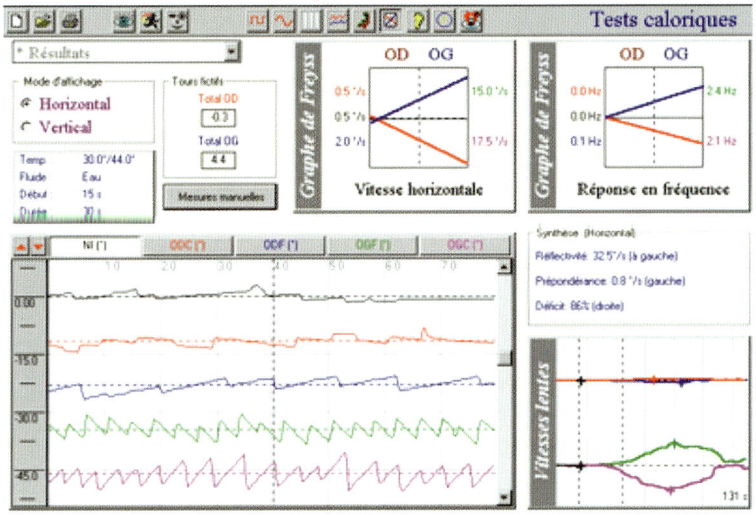

Figure 43. **Épreuve calorique vestibulaire deux jours après le début des symptômes**

TCS 7

Un patient ayant une tumeur du cavum vient vous voir car il n'entend pas bien de son oreille gauche.

Question 1 (diagnostic)

<table>
<tr><th>Si vous pensez à…</th><th>Et qu'alors vous constatez que…</th><th>L'effet sur l'hypothèse diagnostique est le suivant…</th></tr>
<tr><td>Une otite séromuqueuse</td><td>Son otoscopie est la suivante :
Figure 44.
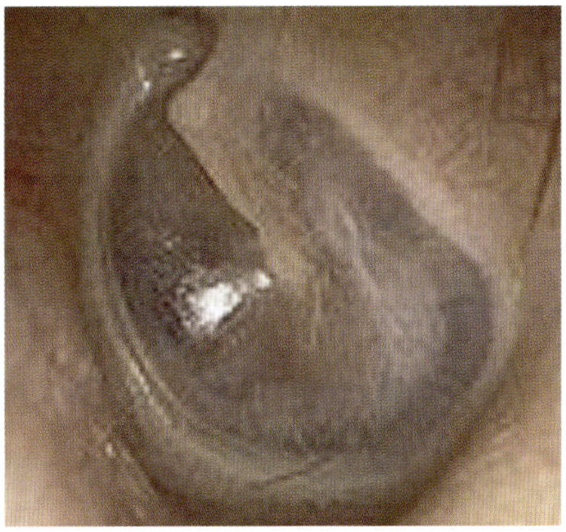
Figure 44. Otoscopie gauche.</td><td>– 2 – 1 0 + 1 + 2</td></tr>
<tr><td colspan="3">Entourez la proposition qui vous semble adéquate :
– 2 l'hypothèse est pratiquement éliminée
– 1 l'hypothèse devient moins probable
0 aucun effet sur l'hypothèse
+ 1 l'hypothèse devient plus probable
+ 2 il ne peut s'agir que de cette hypothèse</td></tr>
</table>

II

Corrigés

CHAPITRE 5

Cas cliniques corrigés

QCM

Cas clinique 1 – QCM

Question 1

Réponses : A, B, D

Le caractère uni- ou bilatéral et la durée permettent de juger de la quantité de saignement.

L'examen endonasal permet d'évaluer l'abondance de l'épistaxis mais ne peut s'effectuer qu'après évacuation des caillots par mouchage.

L'examen pharyngé permet d'objectiver un saignement postérieur.

Le volume de sang extériorisé ne reflète pas bien l'abondance du saignement (fréquemment surestimé par l'entourage, sang dégluti).

La chute tensionnelle est un signe tardif de saignement abondant, elle ne permet pas d'évaluer correctement l'hémorragie.

Question 2

Réponses : C, D, E

Les examens d'imagerie seront effectués dans un second temps pour l'orientation étiologique.

Tout saignement abondant nécessite un bilan du retentissement (NFS, en particulier hémoglobine), des facteurs aggravants (bilan de coagulation) et un bilan préthérapeutique en vue d'une éventuelle transfusion (même si celle-ci reste rare dans l'épistaxis).

Question 3

Réponses : A, D, E

Le tamponnement antérieur ne doit pas être associé à une antibiothérapie prolongée.

Le traitement antihypertenseur ne s'introduit qu'après contrôle de la tension artérielle, après avoir calmé le patient car les chiffres peuvent être faussement élevés. Si l'hypertension persiste, un traitement antihypertenseur est alors indiqué.

Le tamponnement antéropostérieur ne s'effectue qu'en deuxième intention par un spécialiste.

Question 4

Réponse : D

Devant sa profession et ses signes cliniques rhinologiques unilatéraux, la première hypothèse à évoquer est un adénocarcinome ethmoïdal.

À l'ECN, devant l'association cancer ORL et exposition au bois, il faut toujours évoquer l'adénocarcinome ethmoïdal.

Le fibrome nasopharyngien atteint les garçons au moment de l'adolescence.

Question 5

Réponses : B, C, D

Un adénocarcinome ethmoïdal peut entraîner des symptômes nasaux, ophtalmologiques et neurologiques.

Ils n'entraînent pas de symptômes otologiques, contrairement au cancer du cavum.

Question 6

Réponses : A, B, C, D, E

Dans le cadre du bilan d'extension :

- l'IRM permet d'évaluer l'extension locale dans l'orbite et l'étage antérieur (lobe frontal) ;
- la TDM thoracique, l'IRM cérébrale et le TEP-scan permettent de rechercher des métastases, présentes dans 20 % des cas.

Le TEP-scan est systématique.

Dans le cadre du bilan préopératoire, on demande une échographie cardiaque transthoracique car c'est un patient avec des facteurs de risque cardiovasculaire (homme, âge supérieur à 40 ans, HTA).

La sérologie VHC est demandée en préopératoire, d'autant plus qu'il a un antécédent de transfusion antérieur à 1991.

La chirurgie est toujours associée à une radiothérapie.

L'adénocarcinome ethmoïdal n'appartient pas à la même famille que les autres cancers ORL (les carcinomes épidermoïdes) et ne possède pas les mêmes facteurs de risque ; la panendoscopie à la recherche de cancers ORL synchrones est donc inutile (sauf si le patient a une exposition éthylotabagique importante).

Question 7

Réponses : B, C, D, E

La déclaration de maladie professionnelle nécessite :

- un formulaire de déclaration de maladie professionnelle (en trois exemplaires);
- deux premiers volets du certificat médical initial (formulaire S6909) établi au préalable par votre médecin;
- une attestation de salaire remise par l'employeur.

La déclaration de prise en charge à 100 % dans le cadre d'une affection longue durée s'effectue par le médecin traitant. C'est le médecin spécialiste qui fait la demande de RCP.

Question 8

Réponses : A, B, D

La victime d'une maladie professionnelle bénéficie :

- de prestations en nature : prise en charge à 100 %, tiers payant total;
- de prestations en espèces : indemnités journalières, rente ou capital selon l'incapacité permanente partielle (IPP);
- d'une protection vis-à-vis de l'emploi.

Les indemnités journalières sont versées par la CPAM et non par l'employeur.

Grille d'évaluation

N°	Réponses	Points
1	A, B, D	15
2	C, D, E	15
3	A, D, E	15
4	D	10
5	B, C, D	15
6	A, B, C, D, E	15
7	B, C, D, E	10
8	A, B, D	5
	Total	100

Pour aller plus loin

Principaux items abordés

Item 85 – Épistaxis

Item 295 – Tumeurs de la cavité buccale, nasosinusiennes et du cavum, et des voies aérodigestives supérieures

Référence

ALD n° 30 – Cancer des voies aéro-digestives supérieures – 2009 – HAS

Fiche de synthèse : voir p.128

Mots clés

Cancer de l'ethmoïde, épistaxis, prise en charge de l'épistaxis.

Cas clinique 2 – QCM

Question 1

Réponses : A, C, D, E

On recherche la prise de médicaments ototoxiques.

La manœuvre de Valsalva permet de vérifier la mobilité du tympan, pour rechercher un épanchement rétrotympanique ou un tympan rigide liés à une otite séromuqueuse.

Ce n'est pas l'hypertrophie des amygdales mais l'hypertrophie des végétations adénoïdes qui favorise les otites séromuqueuses.

Question 2

Réponses : B, F

Le tympan gauche est atteint d'une otite séromuqueuse : mat, épaissi, jaunâtre avec épanchement rétrotympanique (dont le signe indirect est la présence des bulles rétrotympaniques).

Le tympan droit est normal : triangle lumineux visible, reliefs osseux conservés, tympan translucide, non hypervascularisé.

Question 3

Réponses : A, B, E

L'audiométrie de l'oreille gauche montre une surdité de transmission : la courbe osseuse est au-dessus de la courbe aérienne alors que celle de l'oreille droite est normale : la courbe osseuse et la courbe aérienne sont accolées.

Le tympanogramme gauche (ou impédancemétrie) montre une courbe plate qui reflète un épanchement rétrotympanique.

Question 4

Réponses : A, B, C, D

La découverte d'une otite séromuqueuse unilatérale (en particulier chez un sujet originaire d'Asie du Sud-Est) doit faire rechercher un cancer du cavum.

La rhinoscopie antérieure et postérieure est facilitée par l'emploi d'un fibroscope : il convient cependant de faire la rhinoscopie pour évaluer la cavité endonasale de manière directe et puis d'effectuer une fibroscopie (si fibroscope disponible).

Les autres signes d'appel d'un cancer du cavum sont :

- les adénopathies;
- les symptômes rhinologiques (obstruction nasale, rhinorrhée sérosanglante);
- les symptômes neurologiques (névralgie, paralysie oculomotrice).

La paracentèse n'est indiquée qu'en cas d'otite moyenne aiguë (OMA) résistante ou compliquée.

Question 5

Réponse : D

Le carcinome indifférencié de type nasopharyngé (UCNT) est le type histologique le plus représenté dans les cancers du cavum.

Face à cet homme jeune d'origine asiatique aux signes cliniques otologiques, il convient d'évoquer cette hypothèse diagnostique en premier.

Question 6

Réponses : A, C, D, F

La consultation ORL avec une TDM des sinus et le bilan dentaire avec un panoramique dentaire pour extraction des dents abîmées et mise en place de gouttières fluorées sont obligatoires avant la radiothérapie pour éviter l'évolution d'infections déjà présentes et surtout l'ostéoradionécrose mandibulaire.

L'ECBC n'est pas utile s'il n'y a aucun signe d'infection pulmonaire (toux, expectorations…).

La TDM du massif facial et cervical permet d'évaluer les limites exactes de la tumeur pour permettre au radiothérapeute d'effectuer la calibration de ses rayons.

La sialographie ne se pratique quasiment plus, sauf en cas de tumeurs des glandes salivaires.

Le dosage des TSH permet d'établir un seuil de départ car une des complications de la radiothérapie cervicale est l'hypothyroïdie.

Question 7

Réponses : B, C, D, E

La radiothérapie n'entraîne pas de paralysie récurentielle, ni de paralysie faciale périphérique.

Question 8

Réponses : A, B, C, E

L'ostéoradionécrose mandibulaire est une complication rare des biphosphonates.

L'étalement et le fractionnement des doses de radiothérapie diminuent les complications post-radiques.

Question 9

Réponses : B, C

L'otite séreuse post-radique est une complication de la radiothérapie.

La récidive donnerait plutôt une OSM unilatérale mais ne peut être éliminée.

Grille d'évaluation

N°	Réponses	Points
1	A, C, D, E	10
2	B, F	10
3	A, B, E	10
4	A, B, C, D	15
5	D	10
6	A, C, D, F	15
7	B, C, D, E	15
8	A, B, C, E	10
9	B, C	5
	Total	100

Pour aller plus loin

Principaux items abordés

Item 147 – Otites infectieuses de l'adulte et de l'enfant

Item 295 – Tumeurs de la cavité buccale, nasosinusiennes et du cavum, et des voies aérodigestives supérieures

Références

Antibiothérapie par voie générale en pratique courante dans les infections respiratoires hautes : recommandations – 2011 – SPILF, SFP, GPIP

ALD n° 30 – Cancer des voies aéro-digestives supérieures – 2009 – HAS

Fiche de synthèse : voir p.129

Mots clés

Cancer du cavum (UCNT), cancer ORL, otite séromuqueuse unilatérale.

Cas clinique 3 – QCM

Question 1

Réponses : B, C, D

Chez cet enfant de plus de 2 ans à la symptomatologie bruyante, l'antibiothérapie était indiquée.

Toute otite moyenne aiguë doit bénéficier d'un contrôle otoscopique à 48 heures.

Il n'y avait pas d'indication à une paracentèse.

Les AINS sont contre-indiqués dans l'otite.

Question 2

Réponses : C, D

Les indications de la paracentèse sont :

- l'OMA collectée hyperalgique ;
- l'OMA collectée très fébrile résistante aux antipyrétiques ;
- l'évolution anormale après deux traitements bien conduits : les nouvelles indications proposent la paracentèse après échec de 48 heures d'amoxicilline ainsi que 48 heures d'Augmentin® ;
- les otites récidivantes ou traînantes ;
- le terrain particulier : âge de moins de 3 mois, déficit immunitaire ;
- l'OMA compliquée (mastoïdite, paralysie faciale).

Une rougeur rétro-auriculaire et un décollement du pavillon sont des signes de mastoïdite.

Question 3

Réponses : B, C, D, F

Les complications de l'OMA sont : la mastoïdite, la paralysie faciale aiguë, la méningite, la perforation tympanique, la labyrinthite, la thrombophlébite du sinus latéral, l'abcès cérébral et l'ostéite du temporal.

La fontanelle ne se palpe que jusqu'à l'âge de 3 mois.

Question 4

Réponse : C

La paralysie faciale périphérique (PFP) touche la partie supérieure et inférieure du visage, sans dissociation automatico-volontaire.

La bouche est attirée du côté sain.

La manœuvre de Pierre-Marie et Foix ne s'effectue que chez le sujet comateux car elle est très douloureuse.

Question 5
Réponses : A, B, C, D
Le test de Schirmer évalue la sécrétion lacrymale : il évalue une atteinte du nerf grand pétreux superficiel.
L'électrogustométrie évalue le goût au niveau des différentes zones de la langue : elle teste la sensibilité des deux tiers antérieurs de la langue commandée par la corde du tympan issue de la troisième portion du nerf facial.
L'audiométrie avec évaluation du réflexe stapédien permet d'évaluer le nerf de l'étrier issu de la troisième portion du nerf facial.
L'imagerie permet d'évaluer le niveau lésionnel si celui-ci est déjà visible mais elle n'est jamais effectuée en première intention dans les PFP aiguës dont la cause est évidente.
L'EEG n'a aucun intérêt dans la PFP car il évalue le système nerveux central.

Question 6
Réponses : B, C
Cette OMA compliquée d'une PFP nécessite une hospitalisation dans un service de médecine adapté.
L'absence d'hydratation et d'alimentation depuis 36 heures nécessite une perfusion.
Il n'y a pas d'indication à une hospitalisation en réanimation : pas de signes de choc ou de troubles de la conscience.

Question 7
Réponses : B, C, F
Face à cette OMA compliquée de PFP, la paracentèse est indiquée et l'antibiothérapie doit être adaptée.
La désobstruction rhinopharyngée fait partie intégrante du traitement de toute otite.

Question 8
Réponse : A
Ici, le traitement de la PFP est le traitement de l'OMA, les corticoïdes sont donc non indiqués et même contre-indiqués car ils risquent d'aggraver l'otite.
La kinésithérapie n'est pas nécessaire dans les PFP aiguës et ne se pratique que pour les PFP prolongées pour maintenir le tonus musculaire.
L'électrothérapie est contre-indiquée car à risque d'aggravation vers le spasme de l'hémiface.
La complication principale d'une PFP est ophtalmologique, d'où une surveillance quotidienne avec larmes artificielles, pommade de vitamine A, fermeture palpébrale nocturne.

Grille d'évaluation

N°	Réponses	Points
1	B, C, D	10
2	C, D	10
3	B, C, D, F	15
4	C	15
5	A, B, C, D	12
6	B, C	10
7	B, C, F	15
8	A	13
	Total	100

Pour aller plus loin

Principaux items abordés

Item 99 – Paralysie faciale

Item 147 – Otites infectieuses de l'adulte et de l'enfant

Référence

Antibiothérapie par voie générale en pratique courante dans les infections respiratoires hautes : recommandations – 2011 – SPILF, SFP, GPIP

Fiche de synthèse : voir p. 130

Mots clés

Otite moyenne aiguë de l'enfant, paralysie faciale périphérique.

Cas clinique 4 – QCM

Question 1
Réponse : B
Les céphalées n'accompagnent pas forcément les vertiges vrais et doivent constituer un signe d'alerte.

Question 2
Réponse : B
La patiente présente ici un syndrome vestibulaire harmonieux typique avec tous les signes latéralisés du même côté et le nystagmus battant de façon controlatérale.
Dans un syndrome harmonieux, le nystagmus bat (secousse rapide) du côté controlatéral à la lésion.
Il n'y a pas de syndrome cochléaire ici : pas de perte auditive, ni acouphènes…

Question 3
Réponse : C
Le vertige paroxystique positionnel bénin (VPPB) est le vertige le plus fréquent, durant quelques secondes, avec un facteur positionnel déclenchant (position allongée avec mouvement brusque de la tête).
L'examen labyrinthique est normal (pas de syndrome vestibulaire).
Il n'est pas associé à des céphalées.
Le diagnostic se fait sur la positivité de la manœuvre de Dix et Hallpike : patient assis, mis en décubitus de façon rapide avec hyperextension de la tête et rotation à droite ou à gauche selon le côté testé.
Il n'y a pas de terrain particulier.

Question 4
Réponses : A, B, C, D, E, F
Un grand vertige unique, d'autant plus qu'il est associé à des céphalées, doit faire rechercher :

- un syndrome de Wallenberg : associant paralysie vélopharyngée homolatérale, anesthésie de l'hémiface homolatérale et de l'hémicorps controlatéral et syndrome cérébelleux,
- une fracture transversale du rocher (translabyrinthique);
- une otite chronique cholestéomateuse;
- une thrombose de l'artère auditive interne.

De plus, on recherche également une paralysie faciale périphérique dans le cadre d'un zona acousticofacial de Sicard.
Ici, les céphalées et le syndrome vestibulaire éliminent le VPPB.

Question 5
Réponse : D
Car la patiente présente : un syndrome vestibulaire, une éruption vestibulaire dans la zone de Ramsay-Hunt.
Le zona auriculaire s'accompagne également d'une paralysie faciale périphérique et d'une surdité de perception qu'il faudra rechercher.

Question 6
Réponses : C, D, E
L'audiogramme permet de rechercher une surdité de perception qui accompagne le tableau clinique.
La sérologie VIH fait partie du bilan systématique d'un zona chez le jeune adulte.
Le dosage des bêta-HCG fait partie du bilan préthérapeutique avant l'introduction de traitement chez une femme en âge de procréer (malgré sa contraception).
L'imagerie cérébrale n'est pas nécessaire en cas de zona, sauf si doute diagnostique avec une cause vasculaire.

Question 7
Réponses : C, E, F
Le traitement du zona repose sur :

- un traitement symptomatique : antivertigineux (acétylleucine) et antiémétique (métoclopramide);
- un traitement étiologique par antiviral actif contre les virus du groupe herpès (valaciclovir).

Les corticoïdes et AINS sont contre-indiqués.

Question 8
Réponses : B, C, D
La rééducation vestibulaire doit être le plus précoce possible : celle-ci se fait par un lever précoce.
La protection de l'audition est essentielle pour toutes les surdités de perception brusques.
Le virus varicelle-zona (VZV) responsable des zonas est transmissible. Il est donc important d'éviter les contacts avec les nouveau-nés (de moins de 3 mois), les personnes immunodéprimées, et les adultes n'ayant jamais eu la varicelle chez lesquels les formes graves de varicelle se développent.

Grille d'évaluation

N°	Réponses	Points
1	B	5
2	B	10
3	C	10
4	A, B, C, D, E, F	15
5	D	15
6	C, D, E	15
7	C, E, F	15
8	B, C, D	15
	Total	100

Pour aller plus loin

Principaux items abordés

Item 101 – Vertige
Item 164 - Infections à herpès virus du sujet immunocompétent

Référence

Vertiges chez l'adulte : stratégies diagnostiques, place de la rééducation vestibulaire – 1997 – Anaes

Fiche de synthèse : voir p.131

Mots clés

Vertige, syndrome vestibulaire complet.

Cas clinique 5 – QCM

Question 1
Réponse : D
C'est une angine érythémateuse, non pultacée car il n'y a pas d'exsudat blanchâtre.
Les cryptes ne sont pas des ulcérations mais un signe d'infection chronique des amygdales.
On ne peut affirmer le caractère viral de l'infection : seul un TDR peut confirmer l'origine bactérienne à streptocoque du groupe A et éliminer une origine virale.
Ici, il doit être réalisé car le score de Mac Isaac est égal à 2 :

- température supérieure à 38 °C (1 pt);
- absence de toux (1 pt).

Question 2
Réponse : C
Critères du score de Mac Isaac :

- température > 38 °C (1 pt);
- absence de toux (1 pt);
- adénopathie(s) cervicale(s) antérieure(s) douloureuse(s) (1 pt);
- augmentation de volume ou exsudat amygdalien (1 pt);

- âge : 3 à 14 ans (1 pt) ; 15 à 44 ans (0 pt) ; ≥ 45 ans (– 1 pt).

Ici, le patient de 44 ans de notre cas clinique a :
- une température supérieure à 38 °C (1 pt) ;
- une absence de toux (1 pt) ;
- pas d'adénopathies ;
- pas d'exsudat.

Donc un score égal à 2.

Question 3
Réponses : B, C, E

Un TDR positif signifie avec une sensibilité supérieure à 90 % que l'angine est d'origine bactérienne liée à un streptocoque bêta-hémolytique de groupe A.

Un TDR positif impose une prise en charge par antibiothérapie.

Question 4
Réponse : C

Il cherche à connaître la probabilité qu'il soit malade alors que le test est positif ; il cherche donc à connaître la valeur prédictive positive. Ce paramètre dépend de la sensibilité du test, de sa spécificité et de la prévalence de la maladie.

Question 5
Réponses : A, D

La prise en charge d'une angine de l'adulte avec TDR positif est ambulatoire et repose sur :
- une antibiothérapie par amoxicilline en première intention en l'absence d'allergie ;
- un traitement symptomatique : bains de bouche, antalgiques, antipyrétiques ;
- une alimentation lactée froide de préférence.

Les AINS et corticoïdes sont contre-indiqués !

Question 6
Réponses : A, B, C, D

La prescription d'antibiotiques dans les angines à streptocoque β-hémolytique A a plusieurs objectifs :
- accélérer la disparition des symptômes ;
- diminuer la dissémination du streptocoque β-hémolytique A à l'entourage : les patients ne sont plus contagieux 24 heures après le début du traitement antibiotique. Sans traitement, l'éradication du streptocoque β-hémolytique A peut être obtenue dans des délais plus longs, pouvant atteindre jusqu'à 4 mois ;
- prévenir les complications post-streptococciques non suppuratives, notamment le RAA ;
- réduire le risque de suppuration locorégionale.

Question 7
Réponses : A, D

Les indications d'amygdalectomie chez l'adulte sont :
- les angines à répétition (≥5 épisodes par an), qu'elles soient compliquées ou non ;
- un épisode d'angine compliquée (phlegmon, adénophlegmon…) ;
- un syndrome d'apnées du sommeil.

Celle-ci sera réalisée à froid pour faciliter l'intervention.

Question 8
Réponses : B, C

C'est un essai thérapeutique de phase III qui va permettre la validation du médicament et son autorisation de mise sur le marché (AMM).

Quatre phases :
- **phase 1** :
  - première administration à l'homme : tolérance,
  - premières données de pharmacocinétique (PK)/pharmacodynamie (PD),
  - doses croissantes : maximale sans effet/sans intolérance,
  - sujets sains sauf exception : administration unique ;
- **phase 2** :
  - étude de l'effet, pharmacodynamie et de la pharmacocinétique,
  - recherche de la dose optimale et relation PK/PD,
  - type 2a : sujets sains et type 2b : malades,
  - administration unique ou répétée/recherche d'interactions ;
- **phase 3** :
  - preuve de l'intérêt du médicament,
  - critères intermédiaires,
  - étude de l'effet à plus grande échelle : effectif/durée,
  - pharmacodynamie en situation thérapeutique,
  - comparaison au placebo ou traitement de référence : malades ;
- **phase 4** :
  - post-AMM ;
  - efficacité à long terme/tolérance et effets indésirables rares ;
  - critères durs ;
  - chez le malade.

Question 9
Réponses : A, C

Voici les caractéristiques d'un essai thérapeutique de phase III.
- Essai contrôlé : compare un groupe contrôle (placebo ou traitement de référence) et un groupe traité par le médicament testé. Cela ne signifie pas la surveillance des sujets inclus.
- Essai randomisé : attribution au hasard des patients au sein du groupe traité ou du groupe contrôle.
- En double aveugle : ni le sujet ni l'investigateur ne savent à quel groupe le sujet appartient.
- Calcul du nombre de sujets nécessaires : avant l'étude, selon la puissance, et le bénéfice attendu du traitement. Il n'est pas obligatoire que les deux groupes aient exactement le même nombre de sujets.
- Analyse en intention de traiter : tous les patients randomisés sont analysés dans leur groupe de randomisation. C'est l'inverse de l'analyse per protocole, où seuls les sujets ayant terminé l'étude sont inclus, qui est une étude plus fiable car comportant moins de biais mais plus difficile à réaliser.

Grille d'évaluation

N°	Réponses	Points
1	D	10
2	C	10
3	B, C, E	10
4	C	5
5	A, D	15
6	A, B, C, D	15
7	A, D	15
8	B, C	10
9	A, C	10
	Total	100

Pour aller plus loin

Principaux items abordés

Item 18 – La méthodologie de la recherche expérimentale et clinique

Item 146 – Angines de l'adulte et de l'enfant et rhinopharyngites de l'enfant

Référence

Antibiothérapie par voie générale en pratique courante dans les infections respiratoires hautes : recommandations – 2011 – SPILF, SFP, GPIP

Fiche de synthèse : voir p. 132

Mots clés

Angine simple chez l'adulte, indications de l'amygdalectomie (lecture TDR).

Cas clinique 6 – QCM

Question 1

Réponse : C

Chez ce patient diabétique avec otalgie intense et insomniante, la première hypothèse diagnostique à suspecter est l'otite externe.

Question 2

Réponses : B, D, E

Les signes cliniques de l'otite externe sont :

- l'otalgie ;
- la douleur à la traction du pavillon et à la pression du tragus ;
- l'otorrhée ;
- la surdité de transmission de l'oreille atteinte (soit un test de Weber latéralisé du côté de l'oreille atteinte) liée à l'encombrement du méat et à la sténose du conduit.

Question 3

Réponse : D

Chez ce patient diabétique, la complication à redouter face à cette otite externe est l'otite externe maligne (ou otite externe nécrosante). Celle-ci correspond à une ostéite de la base du crâne dont le point de départ est une infection du méat acoustique externe.

Question 4

Réponse : C, E

La prise en charge des otites externes repose sur :

- les soins locaux : aspiration des débris et mise en place d'un pansement d'oreille qui permet de diminuer la douleur, de prévenir la sténose du conduit et de favoriser la rétention des antibiotiques locaux ;
- traitement antibiotique local, en favorisant l'ofloxacine du fait de leur absence d'ototoxicité. Les aminosides sont contre-indiqués si le tympan n'est pas visualisé dans sa totalité, car ils sont ototoxiques et seraient délétères en cas de perforation du tympan sous-jacente.

Question 5

Réponse : C

L'eczéma du méat acoustique externe est une pathologie très fréquente. Elle se caractérise par un prurit et la présence de lésion eczémateuse sur le tiers latéral du conduit auditif.

Elle favorise les otites externes.

Question 6

Réponses : B, C, D, E

Les facteurs favorisant les otites externes sont :

- les sports nautiques en raison de la stagnation d'eau au niveau du conduit ;
- les traumatismes du conduit auditif externe (CAE) souvent liés à l'utilisation de Cotons-Tiges ;
- les pathologies du méat sous-jacentes qu'il est important de prendre en charge. Ici, prescription de dermocorticoïdes pour traiter l'eczéma sous-jacent.

De plus, il est important que le diabète soit bien équilibré.

Il est toujours conseillé d'arrêter de fumer.

Question 7

Réponses : C, E

Les bénéfices s'avèrent plus importants quand le sevrage tabagique est plus précoce, cependant, il existe toujours un bénéfice à l'arrêt du tabac quel que soit l'âge.

Les bienfaits concrets d'un sevrage tabagique sur l'organisme sont appréciables dès les premiers jours (après 20 minutes : retour à la normale de la pression sanguine, du pouls et en 24 heures élimination du CO du sang).

Question 8

Réponses : A, B, C, D, E

Le test de dépendance à la nicotine de Fagerström caractérise la dépendance comme une variable continue et propose des seuils limites permettant de différencier les fumeurs selon l'intensité de leur

dépendance pharmacologique. Ce questionnaire vise à préciser le degré de dépendance en tenant compte du comportement tabagique habituel et à identifier les fumeurs susceptibles de tirer bénéfices des traitements nicotiniques.
Le nombre de tentatives de sevrage est le reflet du syndrome de sevrage nicotinique.
Des analyseurs de CO permettent une lecture immédiate et la restitution des résultats au fumeur peut avoir un effet renforçant de la motivation par prise de conscience de la normalisation des résultats dès l'arrêt de la consommation.
L'âge de la première cigarette et de la consommation régulière : la précocité de la consommation est un facteur de sévérité de la dépendance et constitue un facteur prédisposant à l'usage d'autres substances psychoactives.
L'intensité de la consommation : reflet de la dépendance tant pharmacologique que comportementale.
Les modalités de consommation : la précocité de la première cigarette après le lever, le fait de fumer plusieurs cigarettes de suite dans les premières heures suivant le réveil, l'impossibilité de s'abstenir de fumer même pour une courte période témoignent de l'importance de la dépendance.
L'existence de signes de sevrage : ressentis lors de tentatives d'arrêt antérieures ou de sevrages temporaires.

Question 9

Réponses : B, D, E
La substitution nicotinique doit se faire pendant six à huit semaines.
La surveillance régulière doit se faire pendant au moins six mois.
Seuls les traitements substitutifs à la nicotine, le bupropion sur le plan médicamenteux et les psychothérapies cognitives et comportementales sont préconisés. Le varénicline n'a pas encore d'AMM dans cette situation.
La prise en charge diététique associée permet de prévenir la prise de poids fréquente lors du sevrage et responsable de rechutes.

Grille d'évaluation

N°	Réponses	Points
1	C	10
2	B, D, E	15
3	D	10
4	C, E	15
5	C	10
6	B, C, D, E	10
7	C, E	10
8	A, B, C, D, E	10
9	B, D, E	10
	Total	100

Pour aller plus loin

Principaux items abordés

Item 73 – Addiction au tabac
Item 147 – Otites infectieuses de l'adulte et de l'enfant
Item 219 – Facteurs de risque cardiovasculaire et prévention

Références

Antibiothérapie locale en ORL – 2004 – Afssaps
Arrêt de la consommation de tabac : du dépistage individuel au maintien de l'abstinence en premier recours – 2013 – HAS

Fiche de synthèse : voir p. 133

Mots clés

Otite externe, sevrage tabagique.

Cas clinique 7 – QCM

Question 1

Réponses : C, D, F
La maladie de Rendu-Osler donne des épistaxis mais pas d'obstruction nasale.
L'épistaxis sur tache vasculaire ne donne pas d'altération de l'état général (AEG), ni d'obstruction nasale.
La sinusite maxillaire aiguë ne donne pas d'AEG ni d'épistaxis ni d'obstruction nasale.
Les rhinites et le polype de Killian ne donnent classiquement pas d'épistaxis.

Question 2

Réponses : A, B, C, D, G, J

Question 3

Réponse : D
L'IRM est l'examen de référence pour les tumeurs endonasales.

Question 4

Réponse : A
Toute tumeur maligne a une classification TNM.

Question 5

Réponses : A, B, C

Question 6

Réponses : A, B, D, H, I

Question 7

Réponses : C, D, E, G, H, I

Question 8

Réponse : D

Question 9

Réponses : D, E

Question 10
Réponses : B, C, D, F

Question 11
Réponse : A

Grille d'évaluation

N	Réponses	Points
1	C, D, F	5
2	A, B, C, D, G, J	10
3	D	10
4	A	10
5	A, B, C	10
6	A, B, D, H, I	10
7	C, D, E, G, H, I	10
8	D	10
9	D, E	10
10	B, C, D, F	10
11	A	5
	Total	100

Pour aller plus loin

Principaux items abordés

Item 85 – Epistaxis

Item 295 – Tumeurs de la cavité buccale, nasosinusiennes et du cavum, et des voies aérodigestives supérieures

Référence

ALD n° 30 – Cancer des voies aéro-digestives supérieures – 2009 – HAS

Mots clés

Adénocarcinome de l'ethmoïde, obstruction nasale, epistaxis

Cas clinique 8 – QCM

Question 1
Réponses : A, C, E
On parle de dysphonie chronique lorsque le patient se plaint d'une voix changée pendant une durée supérieure à un mois. L'examen spectrométrique n'est pas nécessaire car il s'agit d'un symptôme subjectif. La mobilité des cordes vocales est assurée par le nerf laryngé inférieur (ou nerf récurrent).

Question 2
Réponses : A, C, D, F, G

Question 3
Réponse : A

Question 4
Réponse : B
La première chose à faire lors de la découverte d'une paralysie laryngée unilatérale est un bilan étiologique à la recherche d'une cause organique.

Question 5
Réponses : B, D, F, G
Le diagnostic positif est déjà posé par la nasofibroscopie. Des examens supplémentaires ne sont pas nécessaires.
On cherche des étiologies de compression du nerf laryngé inférieur dit « nerf récurrent ».

Question 6
Réponses : B, C, D
B et C sont des photographies de tumeurs bénignes (respectivement polype et nodule).
D est la photographie d'une tumeur probablement maligne de l'étage glottique.
E est la photographie d'un œdème de Reinke souvent lié à une irritation (tabagisme ou pneumallergène).
F est la photographie d'une tumeur probablement maligne de l'étage sous-glottique.

Question 7
Réponse : A

Question 8
Réponse : B
Les signes typiques devant faire évoquer un RGO sont : un pyrosis, des régurgitations, des douleurs épigastriques, une odynophagie-dysphagie.
Les signes atypiques de RGO sont : des manifestations pulmonaires, des paresthésies pharyngées, une dysphonie au réveil.

Question 9
Réponses : A, B, D, E
G et H sont en faveur d'une laryngite tout court.
A, B et D sont en faveur d'une infection virale puisque celle-ci touche plusieurs muqueuses avec un tableau « descendant ».
E est typique de la laryngite virale aiguë vésiculeuse.
C est une dysphonie chronique peu en faveur d'une étiologie virale.

Question 10
Réponses : A, C, D, F, G, H

Grille d'évaluation

N°	Réponses	Points
1	A, C, E	5
2	A, C, D, F, G	10
3	A	15
4	B	10
5	B, D, F, G	10
6	B, C, D	10
7	A	10
8	B	10
9	A, B, D, E	10
10	A, C, D, F, G, H	10
	Total	100

Pour aller plus loin

Principal item abordé

Item 86 – Trouble aigu de la parole. Dysphonie

Fiche de synthèse : voir p. 134

Mot clé

Dysphonie.

Cas clinique 9 – QCM

Question 1

Réponses : C, D, E, F, G

Les arguments en faveur d'une surinfection bactérienne responsable d'une sinusite aiguë maxillaire purulente sont la présence d'au moins deux des trois critères majeurs suivants (accord professionnel) :

- la persistance et même l'augmentation des douleurs sinusiennes infra-orbitaires n'ayant pas régressé malgré un traitement symptomatique (antalgique, antipyrétique, décongestionnant) pris pendant au moins 48 heures,
- le type de la douleur :
  - son caractère unilatéral,
  - et/ou son augmentation quand la tête est penchée en avant,
  - et/ou son caractère pulsatile,
  - et/ou son acmé en fin d'après-midi et la nuit,
- l'augmentation de la rhinorrhée et l'augmentation de la purulence de la rhinorrhée. Ce signe a d'autant plus de valeur qu'il devient unilatéral.

Les critères mineurs sont :

- la persistance de la fièvre, au-delà du troisième jour d'évolution ;
- l'obstruction nasale, les éternuements, la gêne pharyngée, la toux, s'ils persistent au-delà des quelques jours d'évolution habituelle de la rhinopharyngite.

S'ils sont associés aux signes précédents, ils renforcent la suspicion diagnostique.

La radiographie n'est pas indiquée si la présomption clinique est forte. Elle est utile en cas de doute diagnostique ou en cas d'échec d'une première antibiothérapie (accord professionnel). Le scanner des sinus n'est pas indiqué, sauf en cas de suspicion de sinusite sphénoïdale ou de sinusite compliquée, notamment frontale. Dans le cas particulier d'une sinusite maxillaire unilatérale sans contexte de rhinite, l'origine dentaire devra être recherchée au moyen d'une radiographie ciblée.

Question 2

Réponses : A, B, C, D, E

Question 3

Réponses : B, C, D

Question 4

Réponse : B

Question 5

Réponses : D, E, F, I

I : recherche de médiastinite.

Question 6

Réponses : D, E, G, I

Question 7

Réponses : B, C, F, K, M

Question 8

Réponses : D, G, I

Question 9

Réponses : A, B, D, E, G

Le pic de l'amikacinémie mesure l'efficacité et se réalise une heure après l'injection. Le creux de l'amikacinémie mesure la toxicité de l'amikacinémie et se mesure 5 minutes avant la prochaine injection. Pas de déclaration au CLIN car il ne s'agit pas d'une infection nosocomiale.

Grille d'évaluation

N°	Réponses	Points
1	C, D, E, F, G	10
2	A, B, C, D, E	10
3	B, C, D	10
4	B	10
5	D, E, F, I	15
6	D, E, G, I	10
7	B, C, F, K, M	10

8	D, G, I	10
9	A, B, D, E, G	15
	Total	100

Pour aller plus loin

Principaux items abordés

Item 145 – Infections nasosinusiennes de l'adulte et de l'enfant

Item 154 – Septicémie/Bactériémie/Fongémie de l'adulte et de l'enfant

Item 173 – Prescription et surveillance des anti-infectieux chez l'adulte et l'enfant

Références

Antibiothérapie par voie générale en pratique courante dans les infections respiratoires hautes : recommandations – 2011 – SPILF, SFP, GPIP

Complications locorégionales des pharyngites (texte long) – 2008 – SF-ORL

Les cellulites cervicales – 2010 – SFAR

Mots clés

Sinusite maxillaire, cellulite cervicale, choc septique.

QROC

Cas clinique 10 – QROC

Question 1

Réponse : cancer du pharynx, cancer de l'œsophage.

Toute dysphagie subaiguë ou chronique chez un homme tabagique et éthylique chronique doit conduire en priorité à évoquer ces deux diagnostics.

Question 2

Réponse :

- examen anatomopathologique ;
- biopsie de la masse ;
- panendoscopie des voies aérodigestives supérieures (VADS) ;
- après arrêt des AVK et relais par héparine.

Le diagnostic de certitude d'un cancer est toujours anatomopathologique.

Sans diagnostic histologique, aucun traitement ne peut être débuté.

« Pas d'histologie, pas de chimiothérapie ».

Question 3

Réponse : panendoscopie des VADS, TDM cervicale avec injection de produit de contraste, radiographie pulmonaire (face et profil) ou TDM thoracique.

La recherche de métastases osseuses ou cérébrales ne s'effectue qu'en cas de point d'appel clinique.

Question 4

Réponse :

- présence d'au moins trois médecins de spécialités différentes ;
- périodicité bien établie : au moins une fois toutes les deux semaines ;
- tous les dossiers des patients atteints de cancer doivent être enregistrés par le secrétariat du centre de coordination en cancérologie (3C) ;
- recueil du consentement éclairé du patient ;
- élaboration d'une fiche standardisée.

Question 5

Réponse :

- sevrage tabagique et sevrage en alcool ;
- prise en charge psychologique ;
- renutrition par un régime hypercalorique et hyperprotéique ;
- orthophonie ;
- surveillance régulière médicale.

Question 6

Réponse :

- gamma GT : marqueur sensible de 50 à 60 %, peu spécifique : 35 % ;
- transaminases : ASAT et ALAT ;
- VGM : sensibilité de 60 à 70 %, peu spécifique : 30 % ;
- CDT.

Question 7

Réponse :

- consultation d'un addictologue ;
- évaluation de la consommation et de la dépendance (questionnaire EDTA) ;
- projet de soins personnalisé (pas de traitement médicamenteux en première intention) ;
- suivi régulier ;
- prise en charge psychologique associée (en ambulatoire si pas d'antécédents de *delirium tremens* et pas de signes de gravité associés) ;
- informations sur les réseaux de patients (AA).

Grille d'évaluation

N°	Réponses	Points
1	Cancer du pharynx (5), cancer de l'œsophage (5) *Pas de points si plus de deux réponses données*	10
2	Examen anatomopathologique (10), biopsie de la masse (5), panendoscopie des voies aérodigestives supérieures (3), après arrêt des AVK et relais par héparine (2)	20

N°	Réponses	Points
3	Panendoscopie des VADS (5), TDM cervicale avec injection de produit de contraste (5), radiographie pulmonaire (face et profil) ou TDM thoracique (5) *Uniquement cinq points si d'autres examens sont mentionnés*	15
4	Présence d'au moins trois médecins de spécialités différentes (3), une périodicité bien établie : au moins une fois toutes les deux semaines (3), tous les dossiers des patients atteints de cancer doivent être enregistrés par le secrétariat du centre de coordination en cancérologie (3), recueil du consentement éclairé du patient (3), élaboration d'une fiche standardisée (3)	15
5	Sevrage tabagique et sevrage en alcool (10), prise en charge psychologique (2), renutrition par un régime hypercalorique et hyperprotéique (3), orthophonie (2), surveillance régulière médicale (3)	20
6	Gamma GT (2), transaminases ASAT et ALAT (2), VGM (1)	5
7	Consultation d'un addictologue (1), évaluation de la consommation et de la dépendance (5), projet de soins personnalisé (1), suivi régulier (5), prise en charge psychologique associée (1), informations sur les réseaux de patients (2)	15
	Total	100

Pour aller plus loin

Principaux items abordés

Item 73 – Addiction au tabac
Item 74 – Addiction à l'alcool
Item 270 – Dysphagie
Item 295 – Tumeurs de la cavité buccale, nasosinusiennes et du cavum, et des voies aérodigestives supérieures
Item 326 – Prescription et surveillance des classes de médicaments les plus courantes chez l'adulte et chez l'enfant. Connaître pour chacune les mécanismes d'action de classe et des produits individuels, les principes du bon usage, les critères de choix d'un médicament en première intention, les causes d'échec, les principaux effets indésirables et interactions

Références

ALD n° 30 – Cancer des voies aéro-digestives supérieures – 2009 – HAS
Prise en charge des surdosages, des situations à risque hémorragique et des accidents hémorragiques chez les patients traités par antivitamines K en ville et en milieu hospitalier – 2008 – HAS

Fiche de synthèse : voir p. 135

Mots clés

Adénocarcinome de l'oropharynx, dysphagie.

Cas clinique 11 – QROC

Question 1

Réponse : anévrisme carotidien (le premier à évoquer chez cet homme ayant des facteurs de risque cardiovasculaire), fistule jugulocarotidienne, tumeur du glomus carotidien.

Question 2

Réponse : goitre, nodule thyroïdien.

Question 3

Réponse :
- cancer des voies aérodigestives supérieures (VADS) car homme d'âge mur avec un terrain tabagique ;
- tuberculose car antécédent de tuberculose pulmonaire avec un traitement probablement incomplet et une toux.

Question 4

Réponse : palpation de toutes les aires ganglionnaires, recherche d'une hépatosplénomégalie, recherche de manifestations diverses d'hémopathie : prurit, sueurs... Ces éléments permettent d'éliminer un lymphome ou une autre hémopathie et de cibler une maladie régionale.

Question 5

Réponse : froide, isolée, oblongue ou irrégulière, dure, chronique, non inflammatoire.

Question 6

Réponse :
- examen de la cavité buccale à la recherche d'un cancer des VADS, surtout chez cet homme tabagique ;
- rhinoscopie à la recherche d'un cancer du cavum chez cet homme jeune ;
- palpation de la thyroïde à la recherche d'un cancer thyroïdien (papillaire) ;
- examen cutané à la recherche d'un mélanome avec inspection du cuir chevelu.

Question 7

Réponse : TDM cervico-thoracique injectée.
C'est le premier examen à réaliser devant une adénopathie cervicale isolée d'allure tumorale sans primitif retrouvé à l'examen clinique.
Réponse également acceptée : échographie cervicale mais de moins en moins réalisée.

Question 8

Réponse : TDM cervicale injectée, coupe axiale, image arrondie bien limitée avec centre hypodense au niveau jugulocarotidien droit ne prenant pas le contraste, adénopathie cervicale droite (jugulocarotidienne) nécrotique d'allure suspecte.

Question 9
Réponse : carcinome épidermoïde de l'oropharynx avec adénopathies cervicales.

Question 10
Réponse :
- réunion de concertation pluridisciplinaire;
- projet personnalisé de soins;
- traitement chirurgical : exérèse de la tumeur avec marges saines et curage ganglionnaire;
- sevrage tabagique;
- prise en charge psychologique.

Grille d'évaluation

N°	Réponses	Points
1	Anévrisme carotidien (4), fistule jugulocarotidienne (2), tumeur du glomus carotidien (2) *Pas de points si plus de trois diagnostics*	8
2	Goitre (4), nodule thyroïdien (4) *Pas de points si plus de deux diagnostics*	8
3	Cancer des voies aérodigestives supérieures (10), tuberculose (5)	15
4	Palpation de toutes les aires ganglionnaires (5), recherche d'une hépatosplénomégalie (5), recherche de manifestations diverses d'hémopathie : prurit, sueurs… (5)	15
5	Froide (2), isolée (2), oblongue ou irrégulière (1), dure (2), chronique (1), non inflammatoire (2) *Pas de points si plus de cinq adjectifs*	10
6	Examen de la cavité buccale à la recherche d'un cancer des VADS (5), rhinoscopie à la recherche d'un cancer du cavum (2), palpation de la thyroïde à la recherche d'un cancer thyroïdien (papillaire) (2), examen cutané à la recherche d'un mélanome avec inspection du cuir chevelu (1)	10
7	TDM cervico-thoracique injectée (9) *Pas de points si TDM non injectée*	9
8	TDM cervicale injectée (1), coupe axiale (1), image arrondie bien limitée avec centre hypodense au niveau jugulocarotidien droit ne prenant pas le contraste (1), adénopathie cervicale droite (jugulocarotidienne) nécrotique (2) d'allure suspecte	5
9	Carcinome épidermoïde (2) de l'oropharynx (1) avec adénopathies cervicales (1)	4
10	Réunion de concertation pluridisciplinaire (5), projet personnalisé de soins (5), traitement chirurgical : exérèse de la tumeur avec marges saines et curage ganglionnaire (4), sevrage tabagique (2)	16
	Total	100

Pour aller plus loin

Principaux items abordés

Item 216 – Adénopathie superficielle de l'adulte et de l'enfant
Item 295 – Tumeurs de la cavité buccale, nasosinusiennes et du cavum, et des voies aérodigestives supérieures

Références

ALD n° 30 – Cancer des voies aéro-digestives supérieures – 2009 – HAS
Recommandation pour la pratique clinique – Adénopathies cervicales chroniques de l'adulte – 2010 – SF-ORL

Fiche de synthèse : voir p. 136

Mots clés

Adénopathie cervicale, cancer, TDM cervicale d'adénopathie, TEP-scanner.

Cas clinique 12 – QROC

Question 1
Réponse :
- recherche de signes de gravité :
  - hémodynamiques : PA, FC, coloration des muqueuses, aspect du visage,
  - respiratoires : saturation, auscultation pulmonaire, cyanose,
  - neurologiques : tonus, conscience;
- recherche de signes de mauvaise tolérance de la fièvre : crise convulsive, frissons;
- recherche d'une porte d'entrée infectieuse :
  - neurologique : raideur de nuque,
  - pulmonaire : recherche d'un foyer à l'auscultation,
  - digestif : diarrhée, vomissement,
  - ostéoarticulaire : articulation douloureuse, chaude, rouge,
  - urinaire : brûlures mictionnelles,
  - ORL : inspection de la cavité buccale à l'abaisse-langue, otoscopie bilatérale.

Question 2

Réponse : photographie de tympan droit. Tympan mat, bombant avec disparition des reliefs osseux et du triangle lumineux, pas de perforation.
Diagnostic : otite moyenne aiguë (OMA) droite au stade collecté.

Question 3

Réponse : aucun.
Le diagnostic d'une OMA est clinique.
Les examens complémentaires sont inutiles en l'absence de signes de gravité : choc, crise convulsive, résistance au traitement.

Question 4

Réponse :
- en ambulatoire;
- traitement étiologique : antibiothérapie *per os* par amoxicilline car OMA collectée avec une symptomatologie bruyante chez cet enfant de plus de 2 ans; durée : 5 jours car enfant de plus de 2 ans;
- traitement symptomatique : antalgique paracétamol 15 mg/kg/6 h;
- contre-indications des AINS;
- surveillance : consultation de contrôle à 48 heures pour contrôle otoscopique;
- éducation parentale : signes devant faire reconsulter.

Question 5

Réponse : hyperhydratation, température ambiante à 19 °C, surveillance des signes de mauvaise tolérance : crise convulsive, somnolence.

Question 6

Réponse : non.

Question 7

Réponse :
- remplacement de l'amoxicilline par l'Augmentin®, car échec de l'antibiothérapie par amoxicilline seul et pas d'allergie à la pénicilline;
- durée cinq jours;
- consultation de contrôle à 48 heures.

Question 8

Réponse : otite séromuqueuse (OSM) ou otite moyenne chronique (OMC) à tympan fermé, avec probable surdité associée.
En effet les difficultés scolaires (d'attention, de concentration) sont le premier signe clinique de la surdité chez l'enfant.

Question 9

Réponse :
- audiométrie tonale pour objectiver la surdité et évaluer son importance;
- tympanogramme : il va être plat et permettre de faire le diagnostic objectif;
- bilan orthophonique pour évaluer de façon objective le décalage langagier.

Question 10

Réponse :
- en ambulatoire;
- traitement complet car l'OSM de Paul a des conséquences fonctionnelles avec une perte d'audition bilatérale supérieure à 30 dB :
  - action sur l'infection rhinopharyngée : ablation des végétations adénoïdes,
  - action sur la perméabilité tubaire et l'aération de la caisse : pose d'aérateurs transtympaniques ± rééducation tubaire par un orthophoniste,
  - action sur l'inflammation de la muqueuse de l'oreille moyenne : corticoïdes en cure courte;
- éducation parentale;
- surveillance.

Grille d'évaluation

N°	Réponses	Points
1	Rechercher de signes de gravité (5) Recherche d'une porte d'entrée infectieuse : neurologique : raideur de nuque (3), pulmonaire : recherche d'un foyer à l'auscultation (3), digestif : diarrhée, vomissement (3), ORL : inspection de la cavité buccale à l'abaisse-langue, otoscopie bilatérale (1)	15
2	Photographie de tympan (3) droit (1), tympan mat, bombant avec disparition des reliefs osseux et du triangle lumineux (3), pas de perforation (2), diagnostic d'otite moyenne aiguë droite au stade collectée (1)	10
3	Aucun (5)	5
4	Traitement étiologique : antibiothérapie *per os* par amoxicilline (10), contre-indications aux AINS (3), surveillance : consultation de contrôle à 48 heures pour contrôle otoscopique (2)	15
5	Hyperhydratation (3), ne pas trop couvrir l'enfant (1), surveillance des signes de mauvaise tolérance; crise convulsive, somnolence (1)	5
6	Non (5)	5
7	Remplacement de l'amoxicilline par l'Augmentin® (5), consultation de contrôle à 48 heures (5)	10
8	Otite séromuqueuse ou otite moyenne chronique à tympan fermé (7), avec probable surdité associée (3)	10

9	Audiométrie tonale pour objectiver la surdité et évaluer son importance (10), tympanogramme : il va être plat et permettre de faire le diagnostic objectif (3), bilan orthophonique pour évaluer de façon objective le décalage langagier (2)	15
10	Traitement complet (2) : ablation des végétations adénoïdes (3) ; pose d'aérateurs transtympaniques ± rééducation tubaire par un orthophoniste (3) ; corticoïdes en cure courte (2)	10
	Total	100

Pour aller plus loin

Principaux items abordés

Item 144 – Fièvre aiguë chez l'enfant et l'adulte
Item 147 – Otites infectieuses de l'adulte et de l'enfant

Référence

Antibiothérapie par voie générale en pratique courante dans les infections respiratoires hautes : recommandations – 2011 – SPILF, SFP, GPIP

Fiche de synthèse : voir p. 137

Mots clés

Otite moyenne aiguë de l'enfant, otite séromuqueuse, nouvelles recommandations de l'antibiothérapie.

Cas clinique 13 – QROC

Question 1
Réponse : non, la preuve histologique d'un cancer est nécessaire, quels que soient la probabilité et le stade du diagnostic.
Ici, une biopsie sous anesthésie locale avec examen anatomopathologique est obligatoire avant toute prise en charge.

Question 2
Réponse :
- réunion de concertation pluridisciplinaire (RCP) ;
- plan personnalisé des soins ;
- traitement étiologique : ici chimiothérapie car geste curatif impossible ;
- traitement symptomatique : antalgique, renutrition ;
- surveillance.

Question 3
Réponse : le refus de soins est autorisé par la loi Léonetti, votre démarche est la suivante :
- contrat de temps : réévaluation à distance, rediscuter ;
- proposer un deuxième avis ;
- informer sur les risques encourus ;
- réaliser une évaluation psychologique ;
- poursuite d'une surveillance et de soins palliatifs malgré l'absence de traitement ;
- notifier le refus de soins dans le dossier.

Question 4
Réponse : dénutrition car IMC à 19 et perte de 10 % du poids en 6 mois.

Définition de la dénutrition chez la personne âgée (plus de 75 ans)
Dénutrition :
- perte de poids : ≥ 5 % en 1 mois, ou ≥ 10 % en 6 mois ;
- indice de masse corporelle : IMC < 21 ;
- albuminémie < 35 g/L ;
- Mini Nutritional Assessment (MNA) global < 17.

Dénutrition sévère :
- perte de poids : ≥ 10 % en 1 mois ou ≥ 15 % en 6 mois ;
- IMC < 18 ;
- albuminémie < 30 g/L.

Question 5
Réponse : renutrition, conseils diététiques, alimentation enrichie, réévaluation à 1 mois.
L'alimentation par voie orale est recommandée en première intention, sauf en cas de contre-indication.
- Apports énergétiques : 30 à 40 kcal/kg/j.
- Apports protéiques : 1,2 à 1,5 g/kg/j.

Question 6
Réponse : actifs, continus, coordonnés, évolutifs, pluridisciplinaires, traitement symptomatique, approche globale et individualisée, traitement (physique, psychique, moral, spirituel), dignité respectée, obstination déraisonnable absente, notion d'amélioration de la qualité de vie.
Moyen mnémotechnique : soins palliatifs = « acceptation ».

Question 7
Réponse :
- constater le décès avec la date, l'heure, le nom, la fonction ;
- le certificat de décès ne peut être rempli que par un senior ;
- contacter la famille ;
- pas d'annonce de décès précipité.

Question 8
Le médecin qui rédige le certificat est celui qui a constaté le décès.
Réponse : le certificat de décès comprend deux parties.
- Partie supérieure du feuillet : informations destinées à l'officier d'État civil (identité du patient, commune

de résidence et de décès; identité du médecin qui certifie que la mort est réelle et constante; renseignements sur d'éventuels obstacles médicolégaux : obligation de mise en bière immédiate, obstacle au don du corps, prélèvements en vue de rechercher la cause du décès, présence de prothèse fonctionnant au moyen d'une pile).
- Partie inférieure du feuillet : anonyme et confidentielle contenant des informations médicales (causes de la mort et antécédents, informations complémentaires : grossesse, accident, autopsie, lieu du décès); cette partie du document est transmise au médecin inspecteur de santé publique de la DDASS; les informations utiles sont ensuite transmises à l'Insee et à l'Inserm (statistiques sur les causes de décès).

Le médecin remet à la famille le certificat de décès après avoir clos la partie inférieure.
Le certificat est transmis à l'officier d'État civil qui délivre le permis d'inhumer.

Grille d'évaluation

N°	Réponses	Points
1	Non (7), la preuve histologique d'un cancer est nécessaire, quels que soient la probabilité et le stade du diagnostic (3) SMZ : oui	10
2	Réunion de concertation pluridisciplinaire (3), plan personnalisé des soins (3), traitement étiologique : ici chimiothérapie car geste curatif impossible (2), traitement symptomatique : antalgique, renutrition (2)	10
3	Le refus de soins est autorisé par la loi Léonetti (1), contrat de temps : réévaluation à distance, rediscuter (1), proposer un deuxième avis (1), informer sur les risques encourus (4), notifier le refus de soins dans le dossier (3)	10
4	Dénutrition car IMC à 19, perte de 10 % du poids en 6 mois (15 points si complet, 10 points si incomplet) Définition de la dénutrition (voir réponse dans le texte) (5)	20
5	Renutrition (5), conseils diététiques (5), alimentation enrichie (3), l'alimentation par voie orale est recommandée en première intention, sauf en cas de contre-indication (1), apports énergétiques : 30 à 40 kcal/kg/j (3), apports protéiques : 1,2 à 1,5 g/kg/j (3)	20
6	Actifs (1), continus (1), coordonnés (1), évolutifs (1), pluridisciplinaires (1), traitement symptomatique (1), approche globale et individualisée (1), traitement physique, psychique, moral, spirituel (1), dignité respectée (1), obstination déraisonnable absente (1)	10
7	Constater le décès avec la date, l'heure, le nom, la fonction (5), le certificat de décès ne peut être rempli que par un senior (5)	10
8	Le certificat de décès comprend deux parties (3) : la partie supérieure du feuillet : informations destinées à l'officier d'État civil (identité du patient [2], identité du médecin qui certifie que la mort est réelle et constante [2]); partie inférieure du feuillet : anonyme et confidentielle contenant des informations médicales (3)	10
	Total	100

Pour aller plus loin

Principaux items abordés

Item 136 – Soins palliatifs pluridisciplinaires chez un malade en phase palliative ou terminale d'une maladie grave, chronique ou létale (1). Principaux repères cliniques. Modalités d'organisation des équipes, en établissement de santé et en et en ambulatoire
Item 137 – Soins palliatifs pluridisciplinaires chez un malade en phase palliative ou terminale d'une maladie grave, chronique ou létale (2). Accompagnement de la personne malade et de son entourage. Principaux repères éthiques
Item 248 – Dénutrition chez l'adulte et l'enfant
Item 295 – Tumeurs de la cavité buccale, nasosinusiennes et du cavum, et des voies aérodigestives supérieures

Références

ALD n° 30 – Cancer des voies aéro-digestives supérieures – 2009 – HAS
Patients atteints de maladie grave ou en fin de vie – Soins palliatifs et accompagnement – 2009 – Inpes
Stratégie de prise en charge en cas de dénutrition protéino-énergétique chez la personne âgée – 2007 – HAS

Fiche de synthèse : voir p.138

Mots clés

Cancer, suivi, dénutrition, prise en charge de fin de vie.

Cas clinique 14 – QROC

Question 1

Réponse : une paralysie récurrentielle gauche postopératoire iatrogène liée à une lésion du nerf récurrent qui, à gauche, passe sous la crosse de l'aorte.

Question 2
Réponse : non, car à droite le nerf récurrent fait sa récurrence sous l'artère sous-clavière dans la région cervicale et non sous l'artère thoracique comme à gauche.

Question 3
Réponse : cancer du larynx : carcinome épidermoïde différencié de l'étage glottique de la corde vocale droite.
Car l'examen présente une tumeur bourgeonnante de la corde vocale droite et que c'est le type histologique le plus fréquent des cancers de l'étage glottique.
Le premier point d'appel des cancers de l'étage glottique est la dysphonie.

Question 4
Réponse : diagnostic histologique par biopsies multiples au cours d'une laryngoscopie directe en suspension sous anesthésie générale.

Question 5
Réponse :
- bilan dentaire avec panoramique dentaire et remise en état buccodentaire (soins ± extractions);
- confection de gouttières fluorées pour fluoration quotidienne des dents;
- recherche de foyers infectieux sinusaux par TDM des sinus;
- bains de bouche pluriquotidiens;
- éducation du patient et informations sur les complications possibles.

Question 6
Réponse :
- effets indésirables aigus : cutanées; radiomucite, xérostomie; infections : stomatite, candidose, dentaire; dysphonie, troubles de la déglutition, dysphagie;
- effets indésirables chroniques : xérostomie, ostéoradionécrose de la mandibule, complications dentaires, limitation de l'ouverture buccale, sténose carotidienne, hypothyroïdie, otite séreuse, myélopathie post-radique.

Question 7
Réponse : candidose buccale post-radique.
C'est une complication fréquente de la radiothérapie des voies aérodigestives supérieures (VADS).
Langue érythémateuse avec des dépôts blanchâtres.

Question 8
Réponse : en ambulatoire, bains de bouche antiseptiques, antimycosique, antalgique.

Question 9
Réponse :
- plan personnel de soins;
- consultation addictologue;
- évaluation de la consommation et de l'addiction;
- prise en charge psychologique;
- ± traitement médicamenteux par substituts si addiction lourde ou échec d'une première tentative de sevrage;
- surveillance régulière +++.

Grille d'évaluation

N°	Réponses	Points
1	Paralysie récurrentielle gauche postopératoire	5
2	Non, car à droite le nerf récurrent fait sa récurrence sous l'artère sous-clavière dans la région cervicale et non sous l'artère thoracique comme à gauche	5
3	Cancer du larynx (8) : carcinome épidermoïde (2)	10
4	Diagnostic histologique (5) par biopsies multiples au cours d'une laryngoscopie directe en suspension sous anesthésie générale (5)	10
5	Bilan dentaire avec panoramique dentaire et remise en état buccodentaire (soins ± extractions) (5), confection de gouttières fluorées pour fluoration quotidienne des dents (5), recherche de foyers infectieux sinusaux par TDM des sinus (5), bains de bouche pluriquotidiens (5)	20
6	infections : stomatite, candidose, dentaire (5) Dysphonie, troubles de la déglutition, dysphagie (5) Xérostomie (5); ostéoradionécrose de la mandibule (5)	20
7	Candidose buccale (8) post-radique (2)	10
8	Bains de bouche antiseptiques (2), antimycosique (8)	10
9	Consultation addictologue (2), évaluation de la consommation et de l'addiction (5), ± traitement médicamenteux par substituts si addiction lourde ou échec d'une première tentative de sevrage (2), surveillance régulière +++ (1)	10
	Total	100

Pour aller plus loin

Principaux items abordés

Item 86 – Trouble aigu de la parole. Dysphonie
Item 291 – Traitement des cancers : chirurgie, radiothérapie, traitements médicaux des cancers (chimiothérapie, thérapies ciblées, immunothérapie). La décision thérapeutique pluridisciplinaire et l'information du malade
Item 295 – Tumeurs de la cavité buccale, nasosinusiennes et du cavum, et des voies aérodigestives supérieures

Référence

ALD n° 30 – Cancer des voies aéro-digestives supérieures – 2009 – HAS

Fiche de synthèse : voir p. 139

Mots clés

Dysphonie, cancer de la corde vocale, tabac, radiothérapie.

Cas clinique 15 – QROC

Question 1
Réponse :
- 3 mois : gazouille ;
- 4 mois : reconnaissance du nom ;
- 12 mois : premiers mots ;
- 3 ans : utilisation du « je » ;
- 5 ans : raconte des histoires.

Voir la fiche de synthèse, p. 124

Question 2
Réponse : éléments en faveur d'une surdité :
- des antécédents familiaux de surdité héréditaire ;
- le déroulement de la grossesse : prise de médicaments ototoxiques (aminosides), prématurité, nécessité de réanimation post-natale (anoxie néonatale), embryopathie (liée à la toxoplasmose, syphilis, rubéole, cytomégalovirus [CMV], herpès) ;
- une maladie post-natale : méningite, otites ;
- le développement psychomoteur : marche, interactions sociales…

Question 3
Réponse : syndrome autistique.
Triade clinique du syndrome autistique :
- trouble de la socialisation ;
- trouble du comportement ;
- trouble de la communication.

Question 4
Réponse : examen des oreilles de l'enfant. Recherche d'une aplasie, examen du conduit auditif externe (sténose) et examen des tympans (perforation, otite séreuse…).

Question 5
Réponse :
- audiométrie par réflexe conditionné (dès l'âge de 3 mois) ;
- potentiels évoqués auditifs (à tout âge) ;
- otoémission acoustique provoquée (à tout âge).

L'audiométrie tonale subjective ne peut être réalisée qu'à partir de 5 ans (en l'absence de troubles psychomoteurs).

Question 6
Réponse : bilan orthophonique et examen psychologique avec détermination du QI.
Pour ne pas méconnaître : autisme, troubles envahissant du développement, troubles neurologiques, dysphasie, retard psychomoteur.

Question 7
Réponse :
- consultation d'annonce aux parents ;
- équipe pluridisciplinaire : ORL, audioprothésiste, orthophoniste, pédiatre, pédopsychiatre ;
- informations à la famille ;
- rééducation précoce ;
- appareillage ;
- accompagnement parental ;
- surveillance.

Question 8
Réponse :
- nom, prénom et âge de l'enfant ;
- date ;
- identification et signature du prescripteur ;
- mention : « Bilan orthophonique et rééducation si nécessaire ».

L'orthophoniste pose le diagnostic et détermine lui-même, si nécessaire, les objectifs de la rééducation, le nombre et la nature des séances de rééducation

Grille d'évaluation

N°	Réponses	Points
1	3 mois : gazouille (2), 4 mois : reconnaissance du nom (2), 12 mois : premiers mots (2), 3 ans : utilisation du « je » (2), 5 ans : raconte des histoires (2)	10
2	Des antécédents familiaux de surdité héréditaire (5) Déroulement de la grossesse : prise de médicaments ototoxiques (aminosides), prématurité, nécessité de réanimation post-natale (anoxie néonatale), embryopathie (liée à la toxoplasmose, syphilis, rubéole, cytomégalovirus, herpès) (5) Maladie post-natale : méningite, otites (3) Le développement psychomoteur (2)	15
3	Syndrome autistique (4) Triade clinique : trouble de la socialisation (2), trouble du comportement (2), trouble de la communication (2)	10
4	Examen des oreilles de l'enfant (recherche d'une aplasie) (4), examen du conduit auditif externe (sténose) (3) et examen des tympans (perforation, otite séreuse…) (3)	10
5	Audiométrie par réflexe conditionné (dès l'âge de 3 mois) (5), potentiels évoqués auditifs (à tout âge) (5) et otoémission acoustique provoquée (à tout âge) (5)	15
6	Bilan orthophonique (10), examen psychologique avec détermination du QI (5)	15

7	Consultation d'annonce aux parents (5), équipe pluridisciplinaire : ORL, audioprothésiste, orthophoniste, pédiatre, pédopsychiatre (5), rééducation précoce (3), appareillage (2)	15
8	Nom, prénom et âge de l'enfant, date, identification et signature du prescripteur *(5 points si complets)* Bilan orthophonique et rééducation si nécessaire (5)	10
	Total	100

Pour aller plus loin

Principaux items abordés

Item 44 – Suivi d'un nourrisson, d'un enfant et d'un adolescent normal. Dépistage des anomalies orthopédiques, des troubles visuels et auditifs. Examens de santé obligatoires. Médecine scolaire. Mortalité et morbidité infantiles.
Item 54 – L'enfant handicapé : orientation et prise en charge
Item 87 – Altération de la fonction auditive
Item 115 – La personne handicapée : bases de l'évaluation fonctionnelle et thérapeutique
Item 118 – Principales techniques de rééducation et de réadaptation

Références

Surdité de l'enfant : accompagnement des familles et suivi de l'enfant de 0 à 6 ans, hors accompagnement scolaire – 2009 – HAS
Surdité de l'enfant de 0 à 6 ans : informer les parents et rester vigilant – 2010 – HAS

Fiche de synthèse : voir p. 140

Mots clés

Surdité de l'enfant, prescription de l'orthophonie, autisme.

Cas clinique 16 – QROC

Question 1

Réponse : examen bilatéral et comparatif :
- examen acoumétrique : test de Weber, mesure du Rinne;
- examen des tympans;
- recherche d'un syndrome vestibulaire;
- examen neurologique complet avec principalement recherche d'un syndrome cérébelleux et de troubles des paires crâniennes.

Question 2

Réponse : une surdité de transmission droite brutale unilatérale dont les causes sont :
- une perforation du tympan (traumatique);
- un bouchon de cérumen;
- une otite externe;
- un barotraumatisme (plongée);
- une luxation ossiculaire (traumatique).

Question 3

Réponse : une surdité de perception droite brutale unilatérale dont les causes sont :
- une surdité unilatérale brusque;
- une fracture labyrinthique (traumatique);
- une labyrinthite.

Question 4

Réponse : une surdité unilatérale brusque droite.
Une surdité unilatérale de perception, plus ou moins profonde avec un examen ORL clinique normal.

Question 5

Réponse :
- urgence thérapeutique fonctionnelle;
- hospitalisation pour traitement intraveineux;
- traitement médical : corticothérapie IV, vasodilatateurs, soluté hypertonique (mannitol);
- repos auditif +++;
- relais par traitement *per os*;
- surveillance par audiogramme régulier.

Question 6

Réponse : oui, une IRM de l'angle pontocérébelleux à distance.
Pour rechercher un neurinome de l'acoustique. Car 10 % des patients présentant une surdité brusque sont porteurs d'un neurinome de l'acoustique.

Question 7

Réponse :
- protection de l'oreille controlatérale : contre-indications des traitements ototoxiques, éviter les traumatismes sonores;
- appareillage par un audioprothésiste;
- Autres éléments de la prise en charge :
- séances d'orthophonie;
- surveillance de l'audition de l'oreille controlatérale.

Question 8

Réponse : aminosides, furosémides, cisplatine, quinine, rétinoïdes.

Grille d'évaluation

N°	Réponses	Points
1	Examen bilatéral et comparatif (3) : examen acoumétrique : test de Weber, mesure du Rinne (3), examen des tympans (3), recherche d'un syndrome vestibulaire (3), examen neurologique complet avec principalement recherche d'un syndrome cérébelleux et de troubles des paires crâniennes (3)	15

N°	Réponses	Points
2	Une surdité de transmission droite (5) brutale unilatérale dont les causes sont : une perforation du tympan (traumatique) (4), un bouchon de cérumen (3), une otite externe (3)	15
3	Une surdité de perception droite brutale unilatérale dont les causes sont : surdité unilatérale brusque (10), facture labyrinthique (traumatique) (3), labyrinthite (2)	15
4	Surdité unilatérale brusque (8) droite (2)	10
5	Urgence thérapeutique fonctionnelle (5), hospitalisation pour traitement intraveineux (5), corticothérapie IV (3), soluté hypertonique (mannitol) (3), repos auditif +++ (2), surveillance par audiogramme régulier (2)	20
6	Oui (5), une IRM de l'angle pontocérébelleux (3), à distance (2)	10
7	Protection de l'oreille controlatérale : contre-indications des traitements ototoxiques, éviter les traumatismes sonores (5), appareillage par audioprothésiste (5)	10
8	Aminosides, furosémides, cisplatine, quinine, rétinoïdes *Pas de points si plus de deux médicaments cités*	5
	Total	100

Pour aller plus loin

Principaux items abordés

Item 87 – Altération de la fonction auditive

Item 115 – La personne handicapée : bases de l'évaluation fonctionnelle et thérapeutique

Références

Guide des bonnes pratiques en audiomètrie de l'adulte – SFA – 2009

Traitements de la surdité par implants cochléaires ou du tronc cérébral – HAS – 2012

Fiche de synthèse : voir p. 141

Mot clé

Altération de la fonction auditive.

Cas clinique 17 – QROC

Question 1

Réponse : devant une adénopathie cervicale chronique, il faut évoquer :

- une cause infectieuse :
  - générale : tuberculose ganglionnaire, VIH, maladie des griffes du chat, mononucléose infectieuse, toxoplasmose,
  - locorégionale du territoire drainé : abcès dentaire, cicatrice infectée;
- une cause tumorale :
  - hémopathie : lymphome surtout,
  - tumeur du territoire drainé : cutané (visage, cuir chevelu), VADS, thyroïde.

Question 2

Réponse : on recherche à l'interrogatoire :

- antécédents personnels et familiaux de cancer;
- mode de vie : précarité/contage tuberculeux, vaccination antituberculeuse, drogues/consommation éthylique, habitudes sexuelles, présence de chats au domicile;
- histoire de la maladie : date du début, facteur déclenchant, évolution (aggravation, stabilisation ou amélioration), signes associés;
- état général : asthénie, anorexie, perte de poids (IMC), fièvre, douleur;
- signes fonctionnels :
  - ORL : dysphagie, dysphonie, dyspnée, douleur dentaire,
  - infectieux : présence d'un foyer infectieux cutané,
  - hématologie : sueurs nocturnes, douleur déclenchée avec la consommation d'alcool, autres adénopathies détectées.

Les signes qui doivent faire évoquer un cancer des voies aérodigestives supérieures sont : dysphonie, dysphagie, otalgie, odynophagie et dyspnée laryngée.

Question 3

Réponse :

- examen de l'adénopathie cervicale chronique : palpation : taille, nombre, forme (une ADP ronde oriente vers une origine maligne), consistance, douleur provoquée, adhérence aux plans superficiels et profonds, unilatérale, bilatérale;
- examen des autres aires ganglionnaires;
- examen ORL : état dentaire, amygdales, nasofibroscopie : sinusite, tumeur des VADS. Examen des glandes salivaires (parotide, sous-maxillaire). Examen de la thyroïde;
- examen du cuir chevelu et du visage : inspection à la recherche d'un foyer infectieux ou tumoral.

Question 4

Réponse :

Bilan à visée étiologique = bilan biologique

- NFS : hyperleucocytose, syndrome mononucléosique, hyperéosinophilie.
- CRP : élévation de la CRP dans les infections et les syndromes tumoraux.

- Sérologies : toxoplasmose, EBV, CMV, HSV, VIH avec l'accord du patient.
- IDR à 10 unités de tuberculine : réaction fortement positive dans la tuberculose.

Bilan pour le diagnostic positif, différentiel et étiologique

- TDM injectée cervico-faciale :
  - confirme l'adénopathie ;
  - élimine les autres causes de masse cervicale (paragangliome, névrome…) ;
  - recherche une cause tumorale ORL.
- TDM injectée thoracique et abdominopelvienne :
  - recherches d'adénopathies médiastinales, inguinales, abdominales ;
  - recherche d'arguments en faveur d'une tuberculose pulmonaire.
- Ponction cytologique à l'aiguille fine (à visée étiologique) : examen bactériologique, mycobactériologique et anatomopathologique.

Question 5

Réponse : tuberculose pulmonaire avec adénopathie cervicale satellite ou tuberculose ganglionnaire.

Question 6

Réponse : le caractère bacillifère du patient, car des mesures de protection sont alors nécessaires. Réalisation de BK crachats 3 jours d'affilée avec kinésithérapie respiratoire. Si nécessaire, tubage et lavage bronchiolo-alvéolaire.

Question 7

Réponse :

- hospitalisation ;
- mesure de protection : isolement de type « air » et « gouttelette » ;
- bilan préthérapeutique : bilan ophtalmologique, bilan biologique hépatique et rénal complet, NFS ;
- mise en place du traitement étiologique : quadruple antibiothérapie antituberculeuse prolongée, assistance sociale pour la précarité, sevrage tabagique, éducation du patient, surveillance clinique et biologique.

En cas d'échec thérapeutique, on pourra proposer un drainage chirurgical ou un curage ganglionnaire limité.

Question 8

Réponse :

- identification du médecin et du patient ;
- date ;
- signature du médecin ;
- pas de mention du diagnostic ;
- mention : durée de l'inaptitude, établi à la demande de l'intéressé, remis en main propre à l'intéressé pour faire valoir ce que de droit.

Question 9

Réponse : chez les enfants à risque, sans réaliser d'IDR préalable, une injection avant l'âge de 2 mois.

Grille d'évaluation

N°	Réponses	Points
1	Une cause infectieuse (3) : tuberculose ganglionnaire (2), VIH (3), une cause tumorale (3) : hémopathie : lymphome surtout (2), tumeur cutanée du territoire drainé (2)	15
2	Mode de vie : précarité/contage tuberculeux (2), habitudes sexuelles (2) État général (2) Signes fonctionnels (2)	8
3	Examen de l'adénopathie cervicale chronique : palpation (3), examen des autres aires ganglionnaires (3), examen ORL : nasofibroscopie (3), examen du cuir chevelu et du visage (2)	11
4	Bilan à visée étiologique : bilan biologique : hyperéosinophilie (3), sérologies : toxoplasmose, EBV, CMV, HSV, VIH avec l'accord du patient (5) Bilan pour le diagnostic positif, différentiel et étiologique : TDM injectée cervico-faciale (5), TDM injectée thoracique et abdominopelvienne (5), ponction cytologique à l'aiguille fine : examen bactériologique, mycobactériologique et anatomopathologique (3)	21
5	Tuberculose pulmonaire avec adénopathie cervicale satellite ou tuberculose ganglionnaire (5)	5
6	Le caractère bacillifère du patient (5) car des mesures de protection sont alors nécessaires (3) Si nécessaire, tubage et lavage bronchiolo-alvéolaire (2)	10
7	Hospitalisation : mesure de protection : isolement de type « air » et « gouttelette » (5), bilan préthérapeutique (3), mise en place du traitement étiologique : quadruple antibiothérapie antituberculeuse prolongée (5), assistance sociale pour précarité (3), surveillance clinique et biologique (3)	19
8	Identification du médecin et du patient (2), pas de mention du diagnostic (2), mention de la durée de l'inaptitude (2)	6
9	Chez les enfants à risque, sans réaliser d'IDR préalable, une injection avant l'âge de 2 mois (5)	5
	Total	100

Pour aller plus loin

Principaux items abordés

Item 143 – Vaccinations
Item 155 – Tuberculose de l'adulte et de l'enfant
Item 216 – Adénopathie superficielle de l'adulte et de l'enfant

Références

Calendrier vaccinal 2014 – Ministère de la Santé
Guide de la tuberculose active – HAS – 2007

Mots clés

Adénopathie cervicale chronique, tuberculose, certificat.

Cas clinique 18 – QROC

Question 1
Réponse : amoxicilline.

Question 2
Réponse : C3G orale.

Question 3
Réponse : macrolide de type azithromycine.

Question 4
Réponse : 50 mg/kg/j en 2 prises.

Question 5
Réponse : phlegmon périamygdalien gauche.

Question 6
Réponse : aggravation de l'odynophagie, présence d'une déviation de la luette à droite et d'un bombement du pilier antérieur gauche.

Question 7
Réponse : oui.

Bilan biologique
- NFS (hyperleucocytse).
- CRP : augmentée.
- Ionogramme : trouble ionique.
- TP, TCA : bilan de coagulation préopératoire.
- Urée/créatininémie : insuffisance rénale fonctionnelle sur déshydratation contre-indiquant la réalisation d'une TDM injectée.
- HAA multiples.

Imagerie
TDM cervico-faciale injectée :
- recherche d'une collection périamygdalienne droite avec rehaussement périphérique ;
- recherche d'adénopathies.

Question 8
Réponse :
- hospitalisation en urgence car risque majeur de déshydratation ;
- hydratation intraveineuse adaptée au poids de l'enfant (règle du 421 : 4 mL/h/kg pour les dix premiers kilos, puis 2 mL/h/kg pour les 10 kilos suivants, puis 1 mL/h/kg pour les kilos supplémentaires). Ainsi, pour un enfant de 13 kg, l'hydratation nécessitera (4 × 10) + (3 × 2) = 46 mL/h de solution polyionique B66® ;
- traitement chirurgical en urgence : drainage du phlegmon ;
- prélèvements bactériologiques ;
- antibiothérapie probabiliste par Claforan®-Fosfomycine®-Flagyl® jusqu'à l'antibiogramme ;
- surveillance clinique et biologique quotidienne (fièvre, état général, douleur, alimentation, NFS et CRP).

Question 9
Réponse : oui, le pneumocoque est un germe classique des angines et des phlegmons amygdaliens.
Branamella catarrhalis, streptocoque β-hémolytique du groupe A (SBHA) et *Staphylococcus aureus* sont aussi des germes classiques dans les angines.

Question 10
Réponse :
- complication locale : phlegmon périamygdalien ;
- complications générales : convulsion hyperthermique, endocardite, glomérulonéphrites, cellulites.

Grille d'évaluation

N°	Réponses	Points
1	Amoxicilline (5)	5
2	C3G orale (5)	5
3	Macrolide de type azithromycine (5)	5
4	50 mg/kg/j en 2 prises (10)	10
5	Phlegmon périamygdalien gauche (5)	5
6	Aggravation de l'odynophagie (3), présence d'une déviation de la luette à droite (2) et d'un bombement du pilier antérieur gauche (3)	8
7	Oui (3) Bilan biologique : NFS (hyperleucocytse) (3), TP, TCA : bilan de coagulation préopératoire (3), urée/créatininémie : insuffisance rénale fonctionnelle sur déshydratation contre-indiquant la réalisation d'une TDM injectée (5)	17

	TDM cervico-faciale injectée : recherche d'une collection périamygdalienne droite avec rehaussement périphérique, recherche d'adénopathie (3)	
8	Hospitalisation en urgence (5), hydratation intraveineuse adaptée au poids de l'enfant (règle du 421 : 4 mL/h/kg pour les dix premiers kilos, puis 2 ml/h/kg pour les 10 kilos suivants, puis 1 mL/h/kg pour les kilos supplémentaires) (3), traitement chirurgical en urgence : drainage du phlegmon (3), antibiothérapie probabiliste par Claforan®-Fosfomycine®-Flagyl® jusqu'à l'antibiogramme (3), surveillance clinique et biologique quotidienne (fièvre, état général, douleur, alimentation, NFS et CRP) (3)	17
9	Oui (3) *Branamella catarrhalis (3), Staphylococcus aureus (3)*	9
10	Phlegmon périamygdalien (5), convulsion hyperthermique (5), endocardite (4), glomérulonéphrites (2), cellulites (3)	19
	Total	100

Pour aller plus loin

Principaux items abordés

Item 146 – Angines de l'adulte et de l'enfant et rhinopharyngites de l'enfant
Item 173 – Prescription et surveillance des anti-infectieux chez l'adulte et l'enfant

Références

Complications locorégionales des pharyngites – Recommandation pour la pratique clinique – 2008 – SFORL
Antibiothérapie par voie générale en pratique courante dans les infections respiratoires hautes : recommandations – 2011 – SPILF, SFP, GPIP
Fiche de synthèse : voir p. 142

Mots clés

Angine à streptocoque avec complications locales et générales, phlegmon périamygdalien.

Cas clinique 19 – QROC

Question 1

Réponse :

Interrogatoire

Générique :

- antécédents familiaux et personnels :
  - d'épistaxis,
  - de troubles de la coagulation (hémophilie),
  - de maladies transmissibles : VIH, VHC, VHB ;
- profession (travailleurs des tanins : bois et cuir essentiellement) ;
- valeur du dernier INR.

Épistaxis :

- nombre d'épisodes ;
- côté pour chaque épisode ;
- abondance du saignement (antérieur, postérieur ou les deux) ;
- horaires (plutôt quand dans la journée : matin, après-midi) ;
- facteur déclenchant ;
- signes associés :
  - hématomes,
  - déficit sensitivomoteur,
  - obstruction nasale,
  - hyposmie ;
- retentissement : asthénie, dyspnée, angoisse.

Attitude thérapeutique

- Hospitalisation (âgé, comorbide, durée d'évolution de plus de 2 heures, Préviscan®).
- Mise en condition : voie veineuse, ECG, saturomètre.
- Arrêt du tabac.
- Arrêt du Previscan®.
- Antagonisation par vitamine K si surdosage.
- Relais par héparinothérapie IV (risque embolique de l'ACFA).
- Arrêt du Glucophage® (risque d'embolisation).
- Relais par insulinothérapie IV.
- Traitement local de deuxième intention (car échec du traitement de première intention) :
  - faire moucher +++ ;
  - méchage antérieur bilatéral ;
  - si échec, méchage antéropostérieur.
- Traitement général
  - faire baisser la tension : inhibiteur calcique (Loxen® ou Amlor®) : car hypertendu ;
  - traitement de l'anxiété : pièce sombre, relaxation, benzodiazépine ;
  - surveillance : tolérance : SaO_2, PA, glycémies ; efficacité : arrêt du saignement.

Question 2

Réponse : oui, un INR : à la recherche d'un surdosage aux AVK (Préviscan®).
Arguments pour un examen complémentaire (moyen mnémotechnique : CASCAI) :

- coût : faible ;
- apports : diagnostic positif, différentiel, étiologique, de gravité (ici, il permet de faire le diagnostic étiologique et de gravité, car potentiel risque vital) ;
- sensibilité, spécificité, VPP, VPN ;
- contre-indications (iode, PTH pour une IRM) : aucune ;
- accessibilité : aisée ;
- invasif : non.

Question 3

Réponse : choc hypovolémique d'origine hémorragique (épistaxis).

État de choc :

- hypotension (PA systolique inférieure à 90 mmHg) ;
- tachycardie à 130 bpm ;
- défaillance multiviscérale : cérébrale (somnolence), vasculaire (hypotension et marbrures), pulmonaire (désaturation).

Origine hémorragique :

- saignement extériorisé ;
- évolution depuis plusieurs heures d'une épistaxis non maîtrisée et abondante.

Question 4

Réponse :

- en extrême urgence, mise en position latérale de sécurité (PLS) (risque d'inhalation) ;
- hospitalisation en réanimation car état de choc ;
- mise en condition :
  - intubation orotrachéale/ventilation mécanique (protection des voies aériennes),
  - 2 voies veineuses périphériques (VVP), 1 voie veineuse centrale (VVC) pour un remplissage rapide,
  - sonde urinaire pour quantification de la diurèse,
  - saturomètre,
  - scope,
  - arrêt du tabac,
  - arrêt du Previscan®,
  - antagonisation par vitamine K si surdosage,
  - relais par héparinothérapie IV (risque embolique de l'ACFA),
  - arrêt du Glucophage® (risque d'embolisation),
  - relais par insulinothérapie IV ;
- bilan paraclinique en urgence :
  - NFS : anémie, thrombocytopénie,
  - gaz du sang : hypoxie, hypercapnie, acidose respiratoire, élévation des bicarbonates,
  - TP, TCA, INR, facteur 5, facteur 7, D-dimères, (recherche d'une coagulation intravasculaire disséminée [CIVD]),
  - groupe, Rhésus, RAI (prétransfusionnel),
  - bilan rénal : urée, créatininémie : risque d'insuffisance rénale aiguë (IRA) (nécrose tubulaire aiguë),
  - bilan hépatique : ASAT, ALAT, PAL, GGT, BILI T et C, albumine : insuffisance hépatique,
  - radiographie du thorax : cause d'insuffisance respiratoire aiguë,
  - ECG : cause d'insuffisance cardiaque aiguë,
  - ± échographie cardiaque,
  - ± TDM cérébrale pour syndrome confusionnel ;
- traitement du choc hémorragique :
  - remplissage : macromolécules et sérum salé isotonique (SSI) (expansion volémique),
  - transfusion sanguine : urgence vitale (correction de la perte sanguine),
  - calcium (hypocalcémies classiques) et plaquettes (thrombocytopénies classiques),
  - ± catécholamine : noradrénaline (faire remonter la tension et la pression de perfusion cérébrale) ;
- traitement étiologique :
  - traitement de troisième et dernière intention,
  - en fonction de l'artère qui saigne : artère sphénopalatine : ligature ou embolisation ; artère ethmoïdale : ligature préférentielle (embolisation = risque cérébral et ophtalmique) ; de toute façon, packing endonasal chirurgical ;
- prévention des complications de décubitus : bas de contention, nursing ;
- surveillance : des constantes, de la transfusion, de l'arrêt du saignement, du bilan ionique (Ca, K).

Question 5

Réponse :

- commander des culots globulaires (moyen mnémotechnique : CD SYMPA) :
  - culot phénotypés (toujours), ± déleucocytés, irradiés (si transfusions itératives),
  - date,
  - service demandeur,
  - indication,
  - médecin : identité et signature,
  - patient : identité, groupe, Rhésus et RAI,
  - acheminement : urgence différée, immédiate ou vitale ;
- passer les culots :
  - information (moyen mnémotechnique : CLAMPT) : claire, loyale, adaptée (langage et émotions), par tous moyens, progressive et totale,
  - consentement éclairé,
  - dans les 6 heures qui suivent la réception des culots,
  - après vérification des identités et des groupes sanguins : malade et culots,
  - après le test ultime au lit du malade,
  - surveillance médicale pendant le passage des culots,
  - surveillance dans les heures qui suivent le passage des culots,
  - remise d'un dossier transfusionnel.

Question 6

Réponse : oui.

Arguments (moyen mnémotechnique : COICIE) :

- coût : faible ;
- observance : traitement IV donc pas de problème d'observance ;

- hyperparathyroïdie primaire : PTH 1,84, calciurie, phosphaturie, échographie cervicale, scintigraphie au MIBI, ± TDM ;
- néoplasie : PTH-rP (syndrome paranéoplasique), imagerie thoracique, scintigraphie osseuse ;
- rénal : urée, créatininémie ± créatininurie ± échographie rénale.

Question 7

Réponse :

- urgence thérapeutique ;
- mise en condition (scope, VVP, VVC, SNG, SU, saturation…) ;
- traitement étiologique : arrêt des médicaments responsables (calcium et vitamine D) ;
- traitement symptomatique : biphosphonates, cortisone, dialyse, faire uriner (Lasilix®) ;
- surveillance étroite : amélioration clinique et biologique.

Grille d'évaluation

N°	Réponses	Points
1	Hyperthyroïdie ou syndrome de thyrotoxicose (5 points si trois arguments sont cités parmi les suivants) : terrain : femme de 46 ans, argument de fréquence, signes d'hypermétabolisme (polyuropolydipsie, amaigrissement, accélération du transit, hyperactivité psychique et physique). Diagnostic positif : autres signes d'hypermétabolisme (2). Pour le diagnostic étiologique : signes ophtalmologiques : diplopie (Basedow) (2) Diabète de type 2 insulinorequérant (3 points si quatre arguments sont cités parmi les suivants) : terrain : femme d'âge mûr (plutôt type 2), fréquence de la pathologie, perte de poids (plutôt insulinorequérant), syndrome polyuropolydipsique (plutôt insulinorequérant), évolution depuis deux mois (plutôt type 2). Il faudra alors à l'interrogatoire calculer l'IMC (2) Syndrome maniaque (3 points si les deux arguments sont présents) : insomnie sans fatigue, tachylalie. Il faudra rechercher à l'interrogatoire : prise de risque (sexuel par exemple) (2), dépenses inconsidérées (2)	21
2	Diagnostic positif : TSH-us : baisse franche (2) Diagnostic étiologique : TRAK (2), échographie-Doppler de la thyroïdienne (nodule, goitre, vascularisation) (2), recherche de complications : ECG : signes de cardiothyréose (2), bêta-HCG : grossesse (3) Bilan préthérapeutique : NFS : recherche d'une leucopénie ou agranulocytose (2), bilan hépatique (ASAT, ALAT, GGT, PAL, albumine, bilirubine T et C) : cytolyse et/ou cholestase anictérique (2)	15
3	ECG 12 dérivations (2) Tachycardie supraventriculaire non sinusale, irrégulière à QRS fins de type arythmie cardiaque par fibrillation auriculaire (5) Diagnostic : hyperthyroïdie sur maladie de Basedow compliquée d'un syndrome de cardiothyréose (ACFA) (3)	10
4	Urgence thérapeutique (risque d'accident thromboembolique) (3), ne pas arrêter la contraception (2), ralentir avec des bêtabloquants pour une meilleure tolérance (2), anticoaguler à dose efficace : question HBPM (3) Traitement étiologique : antithyroïdiens de synthèse (2) puis traitement radical (thyroïdectomie totale) une fois l'euthyroïdie obtenue (2), éducation du patient (3), surveillance clinique et paraclinique : absence de complication (température, NFS, CRP) et efficacité : TSH-us et ECG (2)	19
5	Agranulocytose iatrogène induite par les antithyroïdiens de synthèse (3) Isolement en chambre stérile (2), arrêt total et définitif du médicament (2), déclaration à la pharmacovigilance (3)	10
6	Hypercalcémie aiguë probablement d'origine iatrogène (2) Argumentation : (2 points si cinq arguments sont présents) : supplémentation calcique et en vitamine D, nausées, asthénie, céphalées, douleurs abdominales Bilan des symptômes : palpation des quatre quadrants (douleur provoquée) (2), céphalées : interrogatoire : intensité, siège, horaire, irradiation, mode de début, évolution, signes associés (3 points si cinq items sont cités) Bilan étiologique : palpation cervicale à la recherche d'une masse (3) Diagnostic positif en urgence (5 points si présence des trois items) : calcémie, phosphorémie, albuminémie Recherche de complications : ECG : tachycardie sinusale, trouble du rythme, intervalles PR allongé et QT raccourci, onde T aplatie (3)	20
7	Urgence thérapeutique (2), traitement étiologique : arrêt des médicaments responsables (calcium et vitamine D) (3)	5
	Total	100

Pour aller plus loin

Principaux items abordés

Item 240 – Hyperthyroïdie

Item 322 – Identification et gestion des risques liés aux médicaments et aux biomatériaux, risque iatrogène, erreur médicamenteuse

Référence

Diagnostic et surveillance biologique de l'hyperthyroidie de l'adulte – ANAES – 2000

Mots clés

Maladie de Basedow, iatrogénie.

Cas clinique 22 – QROC

Question 1

Réponse : syndrome de pénétration trachéobronchique.

Question 2

Réponse :

Interrogatoire

- Antécédents personnels et familiaux.
- Allergies médicamenteuses et autres.
- Heure du dernier repas (probable intervention chirurgicale nécessaire).
- Environnement : en faveur d'un syndrome de pénétration : jouets à proximité de l'enfant, enfant sans surveillance, autres enfants plus âgés à proximité (jouets inappropriés à l'âge).
- Corps étranger extériorisé ?

Examen clinique

- Constantes vitales : température (normalement pas de fièvre), saturation, fréquence cardiaque.
- Auscultation pulmonaire : recherche d'une asymétrie du murmure vésiculaire.
- Examen endobuccal : recherche d'un corps étranger.
- Nasofibroscopie : recherche d'un corps étranger et de signes indirects comme une plaie pharyngolaryngée ou d'un saignement local.

Question 3

Réponse : radiographie thoracique de face et de profil en inspiration et en expiration (si possible à cet âge).
On recherche des signes directs de corps étrangers : opacité d'un corps étranger radio-opaque.
On recherche des signes indirects de corps étranger : atélectasie, hyperclarté.
On recherche un diagnostic différentiel ou une complication : pneumopathie franche lobaire aiguë.

Question 4

Réponse : non, j'aurais fait : une endoscopie trachéobronchique sous anesthésie générale en urgence.

Question 5

Réponse : pneumopathie franche lobaire aiguë compliquant un syndrome de pénétration trachéobronchique par corps étranger oléagineux (cacahuète).

Question 6

Réponse :

- confirmation du diagnostic :
  - auscultation pulmonaire retrouvant une asymétrie (crépitants, sibilants, diminution du murmure vésiculaire),
  - radiographie pulmonaire : opacité lobaire, probablement du lobe inférieur droit ;
- recherche de signes de gravité : désaturation, signes de tirage sus-claviculaire et intercostal, cyanose ;
- prise en charge thérapeutique :
  - hospitalisation en urgence,
  - voie veineuse périphérique,
  - monitoring,
  - oxygénothérapie,
  - endoscopie trachéobronchique sous anesthésie générale pour extraction du cops étranger et prélèvements bactériologiques,
  - antibiothérapie intraveineuse probabiliste à large spectre,
  - kinésithérapie respiratoire,
  - surveillance en service de réanimation.

Question 7

Réponse : certificat de présence auprès de son enfant.

Question 8

Réponse :

- identification du médecin : nom, prénom, numéro d'identification (RPPS), adresse, n° de téléphone ;
- je soussigné, certifie que l'état de santé de Maxime B. nécessite la présence de sa mère à ses côtés pour une durée de deux semaines ;
- certificat remis en main propre pour faire valoir ce que de droit ;
- date et signature du praticien.

Question 9

Réponse : kinésithérapie respiratoire : bilan et prise en charge d'une pneumopathie sur corps étranger. Nom, prénom, âge de l'enfant. Date et signature du praticien.

Grille d'évaluation

N°	Réponses	Points
1	Syndrome de pénétration trachéobronchique (5)	5
2	Interrogatoire : heure du dernier repas (probable intervention chirurgicale nécessaire) (2), environnement (en faveur d'un syndrome de pénétration [2], corps étranger extériorisé [2]) Examen clinique : constantes vitales (2) : température (normalement pas de fièvre), saturation, fréquence cardiaque ; auscultation pulmonaire (2) : recherche d'une asymétrie du murmure vésiculaire ; examen endobuccal (2) : recherche d'un corps étranger ; nasofibroscopie (2) : recherche d'un corps étranger et de signes indirects comme une plaie pharyngolaryngée ou d'un saignement local	14

3	Radiographie thoracique de face (2) et de profil (2), opacité d'un corps étranger radio-opaque (3), signes indirects de corps étranger : atélectasie, hyperclarté (3), pneumopathie franche lobaire aiguë (3)	13
4	Non (5) Une endoscopie trachéobronchique (5) sous anesthésie générale en urgence (5)	15
5	Pneumopathie franche lobaire aiguë (5) compliquant un syndrome de pénétration trachéobronchique (5) par corps étranger oléagineux (5)	15
6	Prise en charge thérapeutique : oxygénothérapie (3), endoscopie trachéobronchique sous anesthésie générale pour extraction du cops étranger (3) et prélèvements bactériologiques (5), antibiothérapie (5) intraveineuse probabiliste à large spectre, kinésithérapie respiratoire (3), surveillance en service de réanimation (3)	22
7	Certificat de présence auprès de son enfant (5)	5
8	Identification du médecin : nom, prénom, numéro d'identification (RPPS), adresse, n° de tel (2), certificat remis en main propre pour faire valoir ce que de droit (3), date et signature du praticien (2)	
9	Kinésithérapie respiratoire : bilan (2) et prise en charge (2) d'une pneumopathie sur corps étranger	
	Total	100

Pour aller plus loin

Principaux items abordés

Item 9 – Certificats médicaux. Décès et législation. Prélèvements d'organes et législation

Item 354 – Détresse respiratoire aiguë du nourrisson, de l'enfant et de l'adulte

Référence

Détresse respiratoire de l'enfant – SFAR – 2009

Mots clés

Corps étranger de l'enfant, pneumopathie.

Cas clinique 23 – QROC

Question 1

Réponse : c'est la question de l'orientation diagnostique devant une dysphagie.

- Étiologie néoplasique (ORL ou œsophagienne) :
  - terrain : homme de 64 ans, alcoolique, tabagique (75 PA);
  - argument de fréquence et de gravité;
  - anamnèse : dysphagie évoluant depuis trois semaines, perte de poids, hypersalivation.
- Diverticule de Zenker :
  - terrain : homme de 64 ans;
  - anamnèse : dysphagie, aggravation progressive, épisodes de régurgitation du bol alimentaire sans l'avoir avalé, mauvaise haleine, hypersalivation.
- Sténose peptique de l'œsophage :
  - terrain : homme de 64 ans, chauffeur routier;
  - anamnèse : long passé de reflux gastro-œsophagien, dysphagie, aggravation progressive.
- Corps étranger ORL ou œsophagien.
- Compression extrinsèque de l'œsophage : anévrisme de l'aorte thoracique ou *dysphagia lusoria* (anomalie de la naissance de la sous-clavière gauche avec trajet anormal en arrière de l'œsophage).
- Dysphagies par anomalie du péristaltisme œsophagien : achalasie, spasmes étagés.

Question 2

Réponse :

Examen clinique général

- Poids, taille, IMC.
- Calcul du pourcentage du poids du corps perdu (perte de plus de 10 % en 6 mois).
- Recherche d'une perte d'appétit.
- Recherche d'une asthénie.
- Constantes : T, PA, FR.

Examen clinique ORL

- Association à une dysphonie, dyspnée, otalgie réflexe, odynophagie.
- Recherche d'une lésion (aspect, taille, nombre d'étages atteints).
- Recherche d'une lésion inflammatoire témoin du RGO.
- Bouche et oropharynx : inspection, palpation bidigitale.
- Nasofibroscopie : inspection, palpation, mobilité des cordes vocales (T3).
- Palpation cervicale : recherche d'adénopathies (fixation aux plans profonds, unique, multiple, uni- ou bilatérale).

Examen clinique pulmonaire

Inspection : signes d'insuffisance respiratoire, auscultation.

Examen clinique vasculaire

Palpation et auscultation des axes vasculaires.

Question 3

Réponse : nous sommes face à un cancer ORL.

- Faire le diagnostic positif : panendoscopie des voies aérodigestives en suspension :
  - visualise la tumeur : aspect, taille, extension aux autres étages;
  - permet de faire une biopsie appuyée;
  - permet de faire le bilan locorégional : recherche d'une lésion synchrone.

- Faire le bilan d'extension locale (T), régionale (N) et à distance (M) :
  - TDM cervico-faciale, et thoraco-abdominale injectée ;
  - palpation osseuse (côtes, bassin, rachis pour rechercher des métastases osseuses).
- Faire le bilan préthérapeutique (préopératoire, préradiothérapie, préchimiothérapie) :
  - ECG ;
  - bilan biologique : NFS, TP, TCA, iono-urée-créatininémie (insuffisance rénale chronique [IRC]), bilan hépatique complet (insuffisance hépatocellulaire [IHC]) ;
  - ± EFR ;
  - bilan dentaire : panoramique dentaire ou panoscan.

Question 4

Réponse : annonce d'un diagnostic grave :
- annonce médicale (médecin) + annonce soignant (infirmière) ;
- information CLAMPT : claire, loyale, adaptée (langage et émotions traduisant l'empathie), moyens (écrit, parlé), progressive, totale ;
- dans une pièce calme, en tête-à-tête avec le patient.

Question 5

Réponse : sepsis sévère compliquant une endocardite aortique aiguë sur valve native dont la porte d'entrée est une infection nosocomiale du site opératoire (infection du PAC).

Arguments (terrain) :
- homme de 64 ans ;
- déficit immunitaire : alcoolique et tabagique, perte de poids récente, néoplasie ;
- malade polyvasculaire : HTA, cholestérol, surpoids.

Arguments cliniques :
- sepsis : fièvre, frissons ;
- sévère : tachycardie à 110 bpm, polypnée à 16 pm, PA à 95/65 ;
- nosocomiale : pose d'un PAC dans l'année, pansement sale du PAC ;
- endocardite aortique aiguë sur valve native : souffle aortique d'apparition récente, pas de notion d'antécédents de chirurgie valvulaire.

Question 6

Réponse :
- hospitalisation en urgence en réanimation ;
- mise en condition : VVP, VVC, SNG, SU, saturation, PA, scope ;
- arrêt des médicaments : Amlor®, Tahor® et Lasilix® ;
- maintien du Mopral® pour protection gastrique en réanimation ;
- arrêt du tabac ;
- arrêt de l'alcool ;
- prévention du DT : hyperhydratation, benzodiazépine et vitamines B1 et B6 ;
- bilan biologique complet :
  - NFS, TP, TCA, iono-urée-créatininémie, GDS, groupe, Rhésus, RAI,
  - hémocultures AA répétées (critères de Duke),
  - BU ± ECBU,
  - prélèvements locaux sur le PAC et envoi en bactériologie,
  - glycémie à jeun (déficit immunitaire),
  - sérologie VIH 1 et 2 (idem) ;
- bilan diagnostique de l'endocardite : ETT ± ETO (critères de Duke) ;
- recherche de complications de l'endocardite : ECG (abcès du septum = BAV), TDM cérébrale en cas de signe d'appel ;
- traitement de la porte d'entrée en urgence : retrait du PAC en urgence, mise en culture du PAC ;
- traitement du sepsis : hydratation adaptée, oxygénothérapie ;
- traitement de l'endocardite :
  - antibiothérapie : double, synergique bactéricide,
  - exemple : vancomycine 30 mg/kg/j ; gentamycine 3 mg/kg/j en deux injections par jour,
  - durée : quatre semaines ;
- déclaration de l'infection du site opératoire (ISO) au Comité de lutte contre les infections nosocomiales (CLIN) ;
- surveillance clinique et biologique étroite.

Question 7

Réponse : complications liées au décubitus (moyen mnémotechnique : « est-ce qu'on fait des câlins au lit tard ») :
- escarre : nursing ;
- constipation : laxatifs, vigilance concernant le transit ;
- phlébite : bas de contention, hydratation, anticoagulation à doses isocoagulantes ;
- désorientation spatiotemporelle : stimulation ;
- (hyper)calcémie d'immobilisation ;
- infections urinaires, fausses routes : asepsie stricte, aider à manger ± kinésithérapie respiratoire ;
- eau (déshydratation et dénutrition) : hydratation ;
- lit (signifie ankylose) : kinésithérapie motrice ;
- tares qui vont décompenser : arrêt des traitements inutiles, traitement efficace des pathologies associées.

Question 8

Réponse :
- protocole précis ;
- dépôt d'un dossier de recherche clinique à l'Afssaps et au Comité de protection des personnes (CPP [ex. : Comité consultatif de protection des personnes dans la recherche biomédicale ou CPPRB]) ;
- définition d'un promoteur ;
- définition d'un investigateur ;
- information et consentement ;
- assurance.

Grille d'évaluation

N°	Réponses	Points
1	Étiologie néoplasique (ORL ou œsophagienne) (5) : terrain : alcoolique (2), tabagique (75 PA) (2) Diverticule de Zenker (2) : anamnèse : épisodes de régurgitation du bol alimentaire sans l'avoir avalé (2) Sténose peptique de l'œsophage (2) : anamnèse : long passé de reflux gastro-œsophagien (2)	17
2	Examen clinique : calcul du pourcentage du poids du corps perdu (2), recherche d'une perte d'appétit (2) Examen ORL : association à une dysphonie, dyspnée, otalgie réflexe, odynophagie (3), recherche d'une lésion (aspect, taille, nombre d'étages atteints) (3), recherche d'une lésion inflammatoire témoin du RGO (3) Palpation cervicale : recherche d'adénopathies (fixation aux plans profonds, unique, multiple, uni- ou bilatérale) (*3 points si tous les éléments sont cités*)	16
3	Faire le diagnostic positif : panendoscopie des voies aérodigestives en suspension (*5 points si tous les éléments ci-dessous sont cités*) : visualise la tumeur : aspect, taille, extension aux autres étages ; permet de faire une biopsie appuyée ; permet de faire le bilan locorégional : recherche d'une lésion synchrone Faire le bilan d'extension locale (T), régionale (N) et à distance (M) : TDM cervico-faciale, et thoraco-abdominale injectée (*3 points si tous ces éléments sont cités*) Faire le bilan préthérapeutique (préopératoire, préradiothérapie, préchimiothérapie) (*3 points si tous les éléments sont cités*)	11
4	Information : claire (3), adaptée (langage et émotions traduisant l'empathie) (3), totale (3)	9
5	Sepsis sévère (3) compliquant une endocardite aortique aiguë sur valve native (*3 points si tous ces éléments sont cités*) dont la porte d'entrée est une infection nosocomiale (3) du site opératoire : fièvre (2), tachycardie à 110 bpm (2), pose d'un PAC dans l'année (2), souffle aortique d'apparition récente (2)	17
6	Arrêt des médicaments : Amlor®, Tahor® et Lasilix® (2), maintien du Mopral® pour protection gastrique en réanimation (2), bilan biologique : hémocultures AA répétées (critères de Duke) (3), bilan diagnostique : ETT ± ETO (critères de Duke) (3), traitement de la porte d'entrée en urgence : (2), antibiothérapie (2), déclaration de l'infection du site opératoire au CLIN (2)	16
7	Escarre : nursing (2), phlébite : bas de contention, hydratation, anticoagulation à doses isocoagulantes (2), déshydratation et dénutrition : hydratation (2)	6
8	Dépôt d'un dossier de recherche clinique à l'Afssaps et au Comité de protection des personnes (5), assurance (3)	8
	Total	100

Pour aller plus loin

Principaux items abordés

Item 154 – Septicémie/Bactériémie/Fongémie de l'adulte et de l'enfant
Item 270 – Dysphagie

Référence

Endocardite : prévention, diagnostic, thérapeutique – ESC– 2009

Mot clé

Cancer de la base de langue.

CC mixtes

Cas clinique 24 – mixte

Question 1 – QROC

Réponse : les trois grands axes de la prise en charge en urgence d'un polytraumatisé sont :

- l'axe neurologique : calcul du score de Glasgow, respect de l'axe cervicorachidien, examen des pupilles ;
- l'axe cardiocirculatoire : fréquence cardiaque, tension artérielle, prise des pouls périphériques ;
- l'axe respiratoire : saturation, auscultation pulmonaire.

Question 2 – QCM

Réponses : B, C, E, F
Le resucrage ne s'effectue qu'en fonction du dextro, en cas d'hypoglycémie.

La transfusion en urgence ne s'effectue qu'en cas d'hémorragie active ou en présence de signes d'hémorragie interne avec une baisse de l'HemoCue®.

Question 3 – QROC

Réponse : nettoyage, parage et suture de la plaie du cuir chevelu. Car celle-ci peut être hémorragique et conduire à une déglobulisation. Cet acte thérapeutique doit être fait avant toutes autres investigations.
Le SAT-VAT n'est pas une urgence et pourra être réalisé plus tard.

Question 4 – QCM

Réponse : D
Comme le patient est un polytraumatisé stable hémodynamiquement et neurologiquement, on peut directement réaliser un body scanner. Celui-ci permettra de réaliser des coupes cérébrales, rachidiennes et du massif facial.

Question 5 – QCM

Réponses : A, B, D, F

Question 6 – QCM

Réponses : B, C, F
C'est une fracture du rocher droit transversale translabyrinthique avec un important pneumolabyrinthe.
Les signes cliniques indirects de cette fracture sont : l'ecchymose rétro-auriculaire et l'hémotympan.

Question 7 – QCM

Réponses : B, D, E, F
Après fracture du rocher, la paralysie faciale périphérique (PFP) peut être immédiate ou d'apparition secondaire : elle est donc à rechercher immédiatement puis à distance du traumatisme.
Une fracture du rocher, quelle que soit sa topographie, peut entraîner des surdités de transmission (hémotympan, luxation ossiculaire), de perception (commotion labyrinthique) ou mixte.

Question 8 – QCM

Réponse : C
La PFP est d'apparition secondaire, elle est donc d'origine inflammatoire liée à l'œdème périlésionnel.
Si la PFP avait été immédiate après le traumatisme, cela aurait été lié à une rupture ou à un écrasement du nerf VII.

Question 9 – QCM

Réponses : C, E, F
Lorsque la PFP est secondaire, le traitement est médical par corticoïdes introduits de façon précoce.
Toute PFP nécessite une protection oculaire et une kinésithérapie faciale.

Question 10 – QCM

Réponses : A, B, C, D, E, F
Il existe des complications oculaires liées à la PFP : des hémispasmes post-paralytiques dus à une rééducation trop intense, des syncinésies et très rarement un syndrome des larmes de crocodile (larmoiement per-prandial).
La fracture du rocher peut entraîner une brèche ostéoméningée et se compliquer de méningite.
La fracture labyrinthique peut se compliquer d'une surdité, d'acouphènes ou de vertiges persistants.

Grille d'évaluation

N°	Réponses	Points
1	Axe neurologique : calcul du score de Glasgow, respect de l'axe cervicorachidien, examen des pupilles (5), axe cardiocirculatoire : fréquence cardiaque, tension artérielle, prise des pouls périphériques (5), axe respiratoire : saturation, auscultation pulmonaire (5) *Pas de points si plus de trois axes*	15
2	B, C, E, F	10
3	Nettoyage, parage et suture de la plaie du cuir chevelu (5)	5
4	D	5
5	A, B, D, F	8
6	B, C, F	15
7	B, D, E, F	10
8	C	5
9	C, E, F	15
10	A, B, C, D, E, F	12
	Total	100

Pour aller plus loin

Principaux items abordés

Item 99 – Paralysie faciale
Item 329 – Prise en charge immédiate préhospitalière et à l'arrivée à l'hôpital, évaluation des complications chez : un brûlé, un polytraumatisé, un traumatisé abdominal, un traumatisé des membres, un traumatisé du rachis, un traumatisé thoracique, un traumatisé oculaire, un patient ayant une plaie des parties molles
Item 330 – Orientation diagnostique et conduite à tenir devant un traumatisme craniofacial

Référence

Accueil du polytraumatisé – SFAR – 2009

Fiche de synthèse : voir p. 143

Mots clés

Traumatologie de la face, fracture du rocher, paralysie faciale périphérique.

Cas clinique 25 – mixte

Question 1 – QCM

Réponses : A, B, C, D

Les sinus frontaux n'apparaissent qu'après 7 ans et ne provoquent pas d'œdème palpébral (voir la fiche de synthèse, p. 144).

Le syndrome néphrotique donne généralement un œdème palpébral bilatéral.

Question 2 – QROC

Réponse :

- biologie : NFS, CRP, PCT pour rechercher un syndrome inflammatoire ;
- ionogramme, urée, créatinine pour éliminer un syndrome néphrotique idiopathique ;
- imagerie : TDM des sinus sans injection pour poser le diagnostic d'ethmoïdite et rechercher des complications.

Question 3 – QCM

Réponses : A, C

L'état général est conservé et il n'y a pas de signes de gravité, le traitement ambulatoire peut donc être réalisé sous réserve d'un contrôle clinique à 48 h et d'une information des parents sur les signes de gravité devant faire reconsulter.

Les corticoïdes n'ont pas d'indication dans le traitement de l'ethmoïdite.

Les AINS sont contre-indiqués dans les infections sinusiennes.

Question 4 – QROC

Réponse : ethmoïdite compliquée avec suppuration intra-orbitaire droite.

Justification :

- histoire de la maladie : ethmoïdite non traitée ;
- examen clinique : pupille aréactive avec troubles oculomoteurs ;
- imagerie : comblement des cellules ethmoïdales avec abcès intra-orbitaire de la paroi interne de l'œil droit provoquant une exophtalmie.

Question 5 – QCM

Réponses : B, D, E, F

L'ethmoïdite compliquée nécessite un drainage chirurgical de l'abcès avec prélèvements per-opératoires pour antibiothérapie parentérale double ou triple, secondairement adaptée à l'antibiogramme. La protection oculaire est un des points essentiels du traitement.

Question 6 – QCM

Réponses : B, C, D, E

Lié à l'abcès intra-orbitaire, il existe un risque de cécité.

Lié à la diffusion de l'ethmoïdite de façon locale, il existe un risque de thrombophlébite intracrânienne.

Lié à l'infection, il existe un risque de septicémie, menaçant le pronostic vital.

Question 7 – QROC

Réponse : maltraitance de l'enfant.

Question 8 – QROC

Réponse :

- deux facteurs de risque : au niveau de la structure familiale : famille monoparentale, au niveau du contexte socioéconomique : précarité ;
- deux signes au niveau de l'histoire de la maladie : retard au diagnostic avec long délai entre le début des symptômes et la consultation médicale, manque d'intérêt pour le diagnostic : non-observance du traitement et du suivi.

Question 9 – QCM

Réponses : A, B, D, E

Il n'y a pas de signes de gravité de cette maltraitance, un signalement administratif est donc suffisant.

Le recours au signalement judiciaire ne s'effectue qu'en cas de signes de gravité.

Une ordonnance de placement provisoire n'est nécessaire qu'en cas de refus d'hospitalisation des parents.

Question 10 – QROC

Réponse : la cellule de recueil des informations préoccupantes (CRIP).

Grille d'évaluation

N°	Réponses	Points
1	A, B, C, D	15
2	Biologie : NFS, CRP, PCT (3), ionogramme, urée, créatinine (3) Imagerie : TDM des sinus sans injection (4)	10
3	A, C	15
4	Ethmoïdite compliquée avec suppuration intra-orbitaire droite (10)	10
5	B, D, E, F	20
6	B, C, D, E	5
7	Maltraitance de l'enfant (10)	10
8	Famille monoparentale (2), précarité (2), retard au diagnostic avec long délai entre le début des symptômes et la consultation médicale (2), manque d'intérêt pour le diagnostic : non-observance du traitement et du suivi (2)	8
9	A, B, D, E	5
10	Cellule de recueil des informations préoccupantes (2)	2
	Total	100

Pour aller plus loin

Principal item abordé

Item 145 – Infections nasosinusiennes de l'adulte et de l'enfant

Référence

Antibiothérapie par voie générale en pratique courante dans les infections respiratoires hautes de l'adulte et de l'enfant – SPILF – 2011

Fiche de synthèse : voir p. 144

Mots clés

Ethmoïdite, œdème palpébral, TDM de la face.

Cas clinique 26 – mixte

Question 1 – QROC

Réponse : causes de confusion chez l'éthylique chronique : sepsis, intoxication éthylique aiguë, *delirium tremens*, hématome sous-dural, hypoglycémie.

Question 2 – QCM

Réponses : D, E, F

Il existe plutôt une hypersialie.

Il ne faut pas confondre le phlegmon périamygdalien et l'adénophlegmon latérocervical (qui est une autre complication de l'angine) et qui se caractérise par une masse cervicale rénitente.

Le trismus est défini par la limitation de l'ouverture buccale.

Question 3 – QCM

Réponses : B, D, E

Ce patient est en choc septique, il nécessite donc un remplissage vasculaire.

La réponse inflammatoire systémique est définie par au moins deux des critères suivants :

- T > 38,3 °C ou < 36 °C ;
- FC > 90 b/min ;
- FR > 20 c/min ;
- glycémie > 7,7 mmol/L ;
- leucocytes > 12 000/mm^3 ou < 4000/mm^3 ou > 10 % de formes immatures.

Le sepsis est défini par une réponse inflammatoire systémique et une infection présumée ou identifiée.

Le sepsis grave est défini par : sepsis + lactatémie > 4 mmol/L ou hypotension artérielle avant remplissage ou dysfonction d'organe (une seule suffit) :

- respiratoire : $PaO_2/FIO_2 < 300$;
- rénale : créatininémie > 176 μmol/L ;
- coagulation : INR > 1,5 ;
- hépatique : INR > 4, bilirubine > 78 μmol/L ;
- thrombocytopénie : < 10^5/mm^3 ;
- fonctions supérieures : score de coma de Glasgow < 13.

Le choc septique est défini par : sepsis grave + hypotension artérielle malgré le remplissage vasculaire : 20–40 mL/kg.

De plus, il nécessite une hyperhydratation ainsi qu'une vitaminothérapie pour prévenir un *delirium tremens*.

Le diagnostic du phlegmon est clinique et ne nécessite pas d'imagerie.

Question 4 – QCM

Réponses : C, D

Le traitement de tout abcès est chirurgical ! En première intention, au fauteuil avec évacuation à l'aiguille, sinon au bloc opératoire pour drainage.

L'antibiothérapie est mise en place après les prélèvements per-opératoires du pus prélevé, probabiliste puis secondairement adapté au germe retrouvé dans les prélèvements et à son antibiogramme.

L'amygdalectomie sera réalisée à froid.

Question 5 – QCM

Réponse : A

Car il s'agit d'un adulte avec un score de Mac Isaac de 3, donc ≥ 2 :

- absence de toux ;
- adénopathie douloureuse ;
- fièvre supérieure ou égale à 38,5 °C.

Question 6 – QCM

Réponses : B, C

Une angine avec TDR positif entraîne un traitement par antibiothérapie.

L'amoxicilline + acide clavulanique n'a plus d'indication dans le traitement de l'angine.

Il faut privilégier les traitements de courte durée pour favoriser l'observance.

Question 7 – QROC

Réponse : virus dans 50 à 90 % des cas selon les âges.

Question 8 – QROC

Réponse : non, le TDR est positif donc il s'agit d'une probable infection à streptocoque β-hémolytique du groupe A.

Question 9 – QROC

Réponse : oui.

Les indications de l'amygdalectomie chez l'adulte sont :

- les angines aiguës récidivantes ;
- l'angine chronique (caséeuse ou non) ;
- le syndrome d'apnées obstructives du sommeil ;
- la tuméfaction unilatérale d'une amygdale suspecte de malignité ;
- le phlegmon périamygdalien (3 à 4 semaines après l'épisode aigu).

Grille d'évaluation

N°	Réponses	Points
1	Sepsis (2), intoxication éthylique aiguë (2), *delirium tremens* (2), hématome sous-dural (2), hypoglycémie (2) *Pas de points si plus de 5 réponses*	10
2	D, E, F	10
3	B, D, E	15
4	C, D	10
5	A	5
6	B, C	15

7	Virus dans 50 à 90 % des cas selon les âges (5)	5
8	Non (2), le TDR est positif donc il s'agit d'une probable infection à streptocoque β-hémolytique du groupe A (8)	10
9	Oui (10) Indications de l'amygdalectomie chez l'adulte : angines aiguës récidivantes (2), angine chronique (caséeuse ou non) (2), syndrome d'apnées obstructives du sommeil (2), tuméfaction unilatérale d'une amygdale suspecte de malignité (2), phlegmon périamygdalien (3 à 4 semaines après l'épisode aigu) (2)	20
	Total	100

Pour aller plus loin

Principal item abordé

Item 147 – Otites infectieuses de l'adulte et de l'enfant

Référence

Antibiothérapie par voie générale en pratique courante dans les infections respiratoires hautes de l'adulte et de l'enfant – SPILF– 2011

Fiche de synthèse : voir la fiche du cas clinique 18, p. 142

Mots clés

Phlegmon périamygdalien, angine.

Cas clinique 27 – mixte

Question 1 – QROC

Réponse : syndrome méningé.

Il doit être recherché devant toutes céphalées aiguës, d'autant plus chez un enfant jeune, et s'il est associé à des vomissements.

Les trois symptômes qui le composent sont :

- raideur méningée ;
- signe de Kernig qui se recherche en pliant les cuisses sur le bassin, jambes étendues : une douleur s'oppose à cette extension et oblige le patient à fléchir les cuisses et les jambes ;
- signe de Brudzinski qui apparaît lors des tentatives d'antéflexion de la tête ; on observe une flexion involontaire des membres inférieurs.

Question 2 – QROC

Réponse :

- en urgence ;
- hospitalisation ;
- isolement respiratoire car suspicion de méningite à méningocoque ;
- prise en charge diagnostique : ponction lombaire avec envoi en cytologie, bactériologie et conservation d'un tube ;
- trois paires d'hémocultures à une heure d'intervalle et pendant les pics de température et en cas de frissons ;
- prise en charge thérapeutique :
  - voie veineuse périphérique,
  - hyperhydratation,
  - antalgiques non antipyrétiques pour permettre la surveillance de la fièvre,
  - antiémétiques,
  - débuter une antibiothérapie dès que les prélèvements bactériologiques sont terminés,
  - antibiothérapie bactéricide, synergique à large spectre secondairement adaptée à l'antibiogramme parentéral, à bonne pénétration méningée : C3G type ceftriaxone + aminosides,
  - surveillance.

Question 3 – QCM

Réponse : C

L'adaptation de l'antibiothérapie ne se fait qu'après réception de l'antibiogramme qui permet de cibler le germe de façon précise.

L'isolement respiratoire, l'antibiothérapie prophylaxique et la vaccination ne sont valables que pour les méningites à méningocoques (diplocoques Gram négatif en grains de café).

Devant toutes méningites à streptocoque d'allure primitive, il faut rechercher une porte d'entrée infectieuse : brèches ostéoméningées, otoscopie (à la recherche d'une méningite otogène), examen dentaire et des sinus.

Question 4 – QROC

Réponse : photographie de tympan droit, pathologique, poche de rétraction atticale avec squames épidermiques, cholestéatome droit.

Question 5 – QROC

Réponse : méningite aiguë à streptocoque non compliquée sur cholestéatome droit compliquant des otites chroniques.

Question 6 – QCM

Réponses : B, D

Le cholestéatome se complique d'une surdité de transmission qui peut être liée soit à la lyse de l'enclume, soit à la présence d'un épanchement rétrotympanique.

Question 7 – QROC

Réponse : séquelles d'otite chronique :

- formation d'une poche de rétraction au niveau du tympan ;
- épidermisation de cette poche ;
- potentiel d'érosion ;
- risques : paralysie faciale périphérique, labyrinthite et complications endocrâniennes.

Question 8 – QCM

Réponses : B, D

Le traitement du cholestéatome est chirurgical. Il consiste en l'éradication des lésions cholestéomateuses et la reconstruction ou le renforcement de la membrane tympanique pour éviter toute récidive et si possible la reconstruction de la chaîne des osselets.

Le principal risque du cholestéatome est la récidive : une surveillance régulière clinique et radiologique pendant au moins 10 ans est donc impérative.

Question 9 – QROC

Réponse : la récidive.

Soit à partir de quelques cellules laissées en place (cholestéatome résiduel).

Soit récidive de la maladie initiale : poche de rétraction puis transformation en cholestéatome.

Grille d'évaluation

N°	Réponses	Points
1	Syndrome méningé (6) Les trois des symptômes qui le composent sont : raideur méningée (3), signe de Kernig qui se recherche en pliant les cuisses sur le bassin, jambes étendues : une douleur s'oppose à cette extension et oblige le patient à fléchir les cuisses et les jambes (3), signe de Brudzinski qui apparaît lors des tentatives d'antéflexion de la tête ; on observe une flexion involontaire des membres inférieurs(3)	15
2	En urgence (2), hospitalisation (2), isolement respiratoire car suspicion de méningite à méningocoque (2) Prise en charge diagnostique : ponction lombaire avec envoi en cytologie, bactériologie et conservation d'un tube (2), trois paires d'hémocultures à une heure d'intervalle et pendant les pics de température en cas de frissons (1) Prise en charge thérapeutique : voie veineuse périphérique (1), antalgiques non antipyrétiques pour surveillance de la fièvre (1), antiémétiques (1), débuter une antibiothérapie dès que les prélèvements bactériologiques sont terminés (4), antibiothérapie bactéricide, synergique à large spectre secondairement adaptée à l'antibiogramme parentéral, à bonne pénétration méningée : C3G type ceftriaxone (2) + aminosides (2)	20
3	C	10
4	Photographie de tympan droit (2), pathologique (2), poche de rétraction atticale (3) avec squames épidermiques (2), cholestéatome droit (1)	10
5	Méningite aiguë à streptocoque (4) non compliquée sur cholestéatome (3) droit (2) compliquant des otites chroniques (1)	10
6	B, D	10
7	Séquelles d'otite chroniques (5), épidermisation de cette poche (3), potentiel d'érosion (2)	10
8	B, D	10
9	La récidive (5)	5
	Total	100

Pour aller plus loin

Principaux items abordés

Item 87 – Altération de la fonction auditive

Item 115 – La personne handicapée : bases de l'évaluation fonctionnelle et thérapeutique

Référence

Antibiothérapie par voie générale en pratique courante dans les infections respiratoires hautes de l'adulte et de l'enfant – SPILF – 2011

Fiche de synthèse : voir p. 145

Mots clés

Complications d'otite chronique, surdité, cholestéatome, audiogramme.

Cas clinique 28 – mixte

Question 1 – QROC

Réponse :

- syndrome démentiel : amnésie, agressivité, apraxie, aphasie ;
- syndrome dépressif : aboulie, humeur triste, ralentissement psychomoteur.

Ces deux syndromes sont toujours à rechercher en gérontologie.

Question 2 – QROC

Réponse : presbyacousie.

Arguments : terrain : personne âgée, perte auditive bilatérale, troubles de l'intelligibilité.

Question 3 – QROC

Réponse : prise de médicaments ototoxiques, exposition à des traumatismes sonores (profession, loisirs…), antécédents familiaux de presbyacousie, antécédents personnels d'otites chroniques.

Question 4 – QCM
Réponses : B, C, E
La presbyacousie est une surdité de perception pure bilatérale et symétrique, à tympans normaux.

Question 5 – QROC
Réponse : audiogramme tonal bilatéral :
- courbe aérienne et osseuse accolée : surdité de perception pure;
- perte d'environ 30 dB;
- bilatérale et symétrique;
- prédominant sur les fréquences aiguës;
- presbyacousie de 30 dB;
- perte des réflexes stapédiens : souvent présente chez les personnes âgées.

Toutes surdités unilatérales ou mixtes doivent être un signe d'alerte! Et doiventt donc faire rechercher d'autres étiologies.

Question 6 – QROC
Réponse :
- en ambulatoire;
- appareillage auditif car perte auditive de plus de 30 dB et retentissement fonctionnel;
- réglage par un audioprothésiste;
- rééducation orthophonique pour amélioration de la lecture labiale;
- conseils pour éviter les facteurs aggravants : traumatismes sonores, médicaments ototoxiques…
- surveillance.

Question 7 – QROC
Réponse : syndrome démentiel.
Car le patient présente une perte de plusieurs fonctions intellectuelles (cognitives) entraînant une perte d'autonomie et des troubles comportementaux :
- trouble de la mémoire;
- une aphasie, une apraxie, un trouble du jugement ou du raisonnement;
- une perte d'autonomie sociale;
- l'absence de confusion mentale ou de dépression pouvant à elles seules expliquer le tableau clinique.

Par arguments de fréquence, maladie d'Alzheimer.

Question 8 – QROC
Réponse : *Mini Mental State* (MMS), batterie rapide d'évaluation frontale (BREF), test des cinq mots.

Question 9 – QCM
Réponses : B, C, E

Examens biologiques
Thyréostimuline hypophysaire (TSH), un hémogramme, une CRP, une natrémie, une calcémie, une glycémie, une albuminémie et un bilan rénal (créatinine et sa clairance).
Un dosage de vitamine B12, un dosage de folates, un bilan hépatique (transaminases, gamma GT), une sérologie syphilitique, VIH ou de la maladie de Lyme sont prescrits en fonction du contexte clinique.

Imagerie morphologique
Une imagerie cérébrale systématique est recommandée pour tout trouble cognitif avéré de découverte récente. Le but de cet examen est :
- de ne pas méconnaître l'existence d'une autre cause (processus expansif ou occupant intracrânien, hydrocéphalie à pression normale, séquelle d'accident vasculaire, etc.);
- d'objectiver une atrophie associée ou non à des lésions vasculaires.

Cet examen est une imagerie par résonance magnétique nucléaire (IRM) avec des séquences T1, T2, T2* et FLAIR et des coupes coronales permettant de visualiser l'hippocampe. À défaut, une tomodensitométrie (TDM) cérébrale est réalisée.

Grille d'évaluation

N°	Réponses	Points
1	Syndrome démentiel (5) : amnésie, agressivité, apraxie, aphasie (*1 point par symptôme*) Syndrome dépressif (5) : aboulie, humeur triste, ralentissement psychomoteur (*1 point par symptôme*) *Pas de points si plus de deux syndromes ou plus de trois symptômes*	16
2	Presbyacousie (8) Arguments : terrain : personne âgée (2), perte auditive bilatérale (2), troubles de l'intelligibilité (2) *Pas de points si plus de trois arguments*	14
3	Prise de médicaments ototoxiques (3), exposition à des traumatismes sonores (profession, loisirs…) (3), antécédents familiaux de presbyacousie (2), antécédents personnels d'otites chroniques (2)	10
4	B, C, E	10
5	Audiogramme tonal bilatéral (3) : courbe aérienne et osseuse accolée : surdité de perception pure (3), perte d'environ 30 dB (2), bilatérale et symétrique (5), prédominant sur les fréquences aiguës (1), presbyacousie de 30 dB (1)	15
6	Appareillage auditif (2), réglage par un audioprothésiste (2), rééducation orthophonique (3) pour amélioration de la lecture labiale, conseils pour éviter les facteurs aggravants (3)	10
7	Syndrome démentiel (5) : perte de plusieurs fonctions intellectuelles (2) (cognitives) entraînant une perte d'autonomie (2) et des troubles comportementaux (1)	10

N°	Réponses	Points
8	*Mini Mental State* (2), batterie rapide d'évaluation frontale (2), test des cinq mots (1)	5
9	B, C, E	10
	Total	100

Pour aller plus loin

Principaux items abordés

Item 68 – Troubles psychiques du sujet âgé
Item 87 – Altération de la fonction auditive
Item 106 – Confusion, démences
Item 127 – Déficit neurosensoriel chez le sujet âgé
Item 129 – Troubles cognitifs du sujet âgé

Référence

Recommandations sur la surdité – HAS – 2011

Fiche de synthèse : voir p. 146

Mots clés

Presbyacousie, gérontologie, audiogramme.

Cas clinique 29 – mixte

Question 1 – QROC

Réponse : méningite aiguë.
En effet, devant toute céphalée fébrile, il faut toujours éliminer une méningite aiguë.

Question 2 – QROC

Réponse : son siège, son mode d'installation, son évolution, son intensité, ses facteurs aggravants.

Question 3 – QROC

Réponse :
- le tonus oculaire pour éliminer un glaucome aigu ;
- l'otoscopie pour éliminer une otite moyenne aiguë ;
- l'examen dentaire pour éliminer un abcès ;
- l'augmentation de la douleur lorsque la tête est penchée en avant pour éliminer une sinusite maxillaire.

Question 4 – QCM

Réponse : C
Le diagnostic de sinusite maxillaire est clinique.
L'ethmoïdite est une maladie de l'enfant.
Dans la sinusite sphénoïdale (qui est beaucoup plus rare), les céphalées sont occipitales ou rétro-orbitaires.
Dans la cellulite, la peau est inflammatoire.

Question 5 – QCM

Réponse : F
Le diagnostic de sinusite maxillaire est clinique, la TDM des sinus (toujours non injectée) n'est indiquée qu'en cas de doute diagnostique, de suspicion de complications et d'échec de la première antibiothérapie.

Question 6 – QCM

Réponses : A, B, D, E
Il existe trois critères majeurs en faveur d'une surinfection bactérienne :
- persistance des douleurs malgré un traitement antalgique pendant 48 h ;
- le type de douleur : caractère unilatéral, pulsatile, augmentant avec la tête penchée en avant ;
- augmentation de la rhinorrhée et de sa purulence.

Il en faut au moins deux sur trois pour débuter l'antibiothérapie.

Question 7 – QROC

Réponse (les posologies sont indiquées à titre informatif) :
- nom et prénom de la patiente ;
- date ;
- nom, prénom, titre, numéro d'identification (RPPS) et signature du prescripteur ;
- augmentin® *per os* 1 g 3 fois par jours pendant 7 jours ;
- paracétamol 1 g toutes les 6 h si douleurs ;
- topalgic® LP 100 mg matin et soir ;
- lavages de nez pluriquotidiens.

Pas d'AINS.
Les fluoroquinolones actives sur les pneumocoques sont à réserver aux situations cliniques plus sévères ou en cas d'échec d'une première antibiothérapie, après documentation bactériologique.
En cas d'allergie aux bêta-lactamines : pristinamycine.

Question 8 – QROC

Réponse : contre-indication de l'automédication pour elle et pour ses enfants.
Dangers de l'automédication :
- retard de diagnostic ;
- méconnaissance des effets secondaires ;
- méconnaissance de la composition du médicament ;
- interaction avec un traitement en cours ;
- erreur de posologie ;
- toxicité méconnue ;
- non prise en compte d'allergies potentielles ;
- aggravation de la maladie de départ par un traitement inadapté ;
- formation de bactéries résistantes.

Question 9 – QROC

Réponse : non, car ici il s'agit d'une surinfection bactérienne probablement d'origine nasale.
Les bactéries responsables les plus fréquentes sont le pneumocoque et l'*Haemophilius influenzae*.
Il n'y a donc pas de précautions particulières à prendre vis-à-vis de la contamination de ses enfants, mises à part les précautions d'hygiène habituelles (lavages de mains, mouchoirs à usage unique…).

Grille d'évaluation

N°	Réponses	Points
1	Méningite aiguë (8) Devant toute céphalée fébrile, il faut toujours éliminer une méningite aiguë (2)	10

2	Siège (2), mode d'installation (2), évolution (2), intensité (2), facteurs aggravants (2) *Pas de points si plus de 5 réponses*	10
3	Tonus oculaire pour éliminer un glaucome aigu (3), otoscopie pour éliminer une otite moyenne aiguë (2), examen dentaire pour éliminer un abcès (3), augmentation de la douleur lorsque la tête est penchée en avant pour éliminer une sinusite maxillaire (2)	10
4	C	10
5	F	10
6	A, B, D, E	15
7	Nom et prénom de la patiente, date. nom, prénom, titre, numéro d'identification (RPPS) et signature du prescripteur (*5 points si toutes ces informations sont présentes*), Augmentin® *per os* 1 g 3 fois par jours pendant 7 jours (5), paracétamol 1 g toutes les 6 h si douleurs (5), lavages de nez pluriquotidiens (5) SMZ : AINS	20
8	Contre-indication de l'automédication pour elle et pour ses enfants (5) Danger de l'automédication : retard de diagnostic (5)	10
9	Non car ici il s'agit d'une surinfection bactérienne probablement d'origine nasale (5)	5
	Total	100

Pour aller plus loin

Principaux items abordés

Item 98 – Céphalée aiguë et chronique chez l'adulte et l'enfant

Item 145 – Infections nasosinusiennes de l'adulte et de l'enfant

Item 321 – Éducation thérapeutique, observance et automédication

Référence

Antibiothérapie par voie générale en pratique courante dans les infections respiratoires hautes de l'adulte et de l'enfant – SPILF – 2011

Fiche de synthèse : voir p. 147

Mots clés

Céphalées, sinusite aiguë.

Cas clinique 30 – mixte

Question 1 – QROC

Réponse :

- surdité bilatérale et symétrique d'apparition progressive, terrain : à partir de 60–65 ans, chronique ;
- perte d'intelligibilité dans le bruit (conversation à plusieurs) ;
- tympans normaux ;
- à l'audiogramme : surdité de perception bilatérale et symétrique prédominant sur les aigus.

Question 2 – QROC

Réponse : le caractère unilatéral et l'évolution subaiguë.

Question 3 – QCM

Réponse : A

Les courbes osseuse et aérienne sont accolées ; c'est donc une surdité de perception.

Elle est rétrocochléaire car il y a une abolition du réflexe stapédien.

Associé à cette surdité, vous retrouvez un syndrome vestibulaire périphérique gauche.

Question 4 – QCM

Réponses : C, E, F

Le syndrome vestibulaire périphérique est complet et harmonieux :

- nystagmus battant du côté controlatéral (défini par le sens du mouvement rapide) ;
- déviation des bras tendus du côté de la lésion ;
- signe de Romberg positif dévié ;
- marche à l'aveugle et piétinement dévié du côté de la lésion.

La marche en étoile et la danse des tendons appartiennent au syndrome cérébelleux.

Question 5 – QROC

Réponse : IRM du conduit auditif interne (CAI)-fosse postérieure centrée sur l'angle pontocérébelleux avec injection de gadolinium.

Question 6 – QROC

Réponse : IRM du CAI-fosse postérieure, en coupe axiale.

- Séquence T2 (car le LCR est blanc) avec injection de gadolinium.

Masse au niveau de l'angle pontocérébelleux gauche bien limitée, limite nette.

- En hypersignal :
  - comprimant les structures cérébelleuses ;
  - neurinome de l'acoustique ou schwannome de la VIIIe paire crânienne gauche.

Question 7 – QROC

Réponse : paralysie faciale périphérique gauche, iatrogène, post-neurochirurgicale, compliquée de kératite aiguë de l'œil gauche.

En effet, une des complications les plus fréquentes de la chirurgie du neurinome est la PFP par lésion du VII lors de l'exérèse de la lésion.

Question 8 – QCM
Réponses : B, C, D
Le collyre permettra de traiter la kératite.
La reprise chirurgicale est dangereuse et souvent inutile.
La corticothérapie est inutile.
PFP = protection oculaire.

Question 9 – QROC
Réponse : à l'aléa thérapeutique.
L'aléa thérapeutique s'applique aux conséquences non prévisibles de l'acte médical, n'entraînant pas la responsabilité du médecin, ou au contraire prévisibles, mais jugées moins graves que si le patient ne subissait pas cet acte médical.

Grille d'évaluation

N°	Réponses	Points
1	Surdité bilatérale (2) et symétrique (2) d'apparition progressive (2), terrain : à partir de 60-65 ans (1), chronique (2), perte d'intelligibilité dans le bruit (conversation à plusieurs) (2) Tympans normaux (2) À l'audiogramme : surdité de perception bilatérale et symétrique prédominant sur les aigus (2)	15
2	Caractère unilatéral (5), évolution subaiguë (5)	10
3	A	8
4	C, E, F	12
5	IRM du CAI-fosse postérieure (3) centrée sur l'angle pontocérébelleux avec injection de gadolinium (2)	5
6	IRM du CAI-fosse postérieure (2), coupe axiale (1), séquence T2 (2) avec injection de gadolinium, masse au niveau de l'angle pontocérébelleux (2) gauche (1) bien limitée, limite nette, en hypersignal (2) : comprimant les structures cérébelleuses (2), neurinome de l'acoustique (5) ou schwannome de la VIIIe paire crânienne gauche (3)	20
7	Paralysie faciale périphérique (5), gauche (3), iatrogène, post-neurochirurgicale (2), compliquée de kératite aiguë de l'œil gauche (5)	15
8	B, C, D	10
9	Aléa thérapeutique (5)	5
	Total	100

Pour aller plus loin

Principaux items abordés

Item 87 – Altération de la fonction auditive
Item 101 – Vertige
Item 115 – La personne handicapée : bases de l'évaluation fonctionnelle et thérapeutique

Référence

Recommandations sur la surdité – HAS – 2011

Fiche de synthèse : voir p. 148

Mots clés

Neurinome du VIII, cause de surdité, surdité unilatérale.

Cas clinique 31 – mixte

Question 1 – QCM
Réponses : A, C, D
Toute perte d'appétit doit faire évoquer un cancer.
Les pathologies psychologiques avec hallucinations olfactives peuvent également être évoquées.

Question 2 – QROC
Réponse : cacosmie.

Question 3 – QCM
Réponses : C, D
La TDM des sinus permet de rechercher des signes de sinusite chronique.
Le panoramique dentaire permet de rechercher une porte d'entrée.
La TDM cervicale ne se fait qu'en cas de point d'appel clinique ; il n'y a pas de signes de complications ici.
Les radiographies de la face ne sont plus utilisées pour faire le diagnostic de sinusite.

Question 4 – QROC
Réponse : TDM des sinus non injectée, en coupe axiale.
- Opacité homogène et totale du sinus maxillaire droit avec hyperdensité à tonalité calcique en son sein.
- Sinusite maxillaire droite sur corps étranger (probable amalgame dentaire).

Question 5 – QROC
Réponse : sinusite chronique droite non compliquée sur corps étranger (probable amalgame dentaire de la réparation de la carie sur la dent 15) et probable greffe aspergillaire.

Question 6 – QROC
Réponse :
- traitement antalgique adapté ;
- contre-indication des AINS ;
- traitement chirurgical : exérèse du corps étranger ;
- traitement de la porte d'entrée : soins dentaires, extraction des dents en cause ;
- mise en garde de l'automédication ;
- sevrage tabagique.

Question 7 – QROC

Réponse : non, car l'atteinte est bilatérale avec des polypes des fosses nasales.

Question 8 – QROC

Réponse : sinusite chronique bilatérale sur polypose nasosinusienne.

Question 9 – QROC

Réponse : asthme et intolérance à l'aspirine et aux AINS, dans le cadre d'un syndrome de Widal.

Grille d'évaluation

N°	Réponses	Points
1	A, C, D	12
2	Cacosmie (4)	4
3	C, D	10
4	TDM des sinus non injectée (3), coupe axiale Opacité (2) homogène et totale du sinus maxillaire (2) droit (1) avec hyperdensité à tonalité calcique en son sein (2) Sinusite maxillaire droite (4) sur corps étranger (probable amalgame dentaire) (2)	16
5	Sinusite chronique (2) droite (2) non compliquée (2) sur corps étranger (2)	8
6	Traitement antalgique adapté (2), contre-indication des AINS (4), traitement chirurgical : exérèse du corps étranger (4), traitement de la porte d'entrée : soins dentaires, extraction des dents en cause (4), mise en garde de l'automédication (2), sevrage tabagique (4)	20
7	Non (5) car atteinte bilatérale (3) avec polypes des fosses nasales (2)	10
8	Sinusite chronique bilatérale sur polypose nasosinusienne (10)	10
9	Asthme (3), intolérance à l'aspirine et aux AINS (3), dans le cadre d'un syndrome de Widal (4)	10
	Total	100

Pour aller plus loin

Principal item abordé

Item 145 – Infections nasosinusiennes de l'adulte et de l'enfant

Référence

Antibiothérapie par voie générale en pratique courante dans les infections respiratoires hautes de l'adulte et l'enfant – SPILF – 2011

Fiche de synthèse : voir p. 149

Mots clés

Sinusite chronique, interprétation d'une TDM.

Cas clinique 32 – mixte

Question 1 – QCM

Réponses : A, B, E

Le signe de Claude-Bernard-Horner est le signe de l'atteinte du nerf sympathique et consiste en un ptosis-myosis-énophtalmie.

Le nerf facial est sensoriel pour le goût de la partie antérieure de la langue homolatérale.

Le nerf facial innerve le muscle stapédien qui permet de bloquer la transmission d'un son trop fort. Les patients souffrant d'une paralysie faciale périphérique n'ont pas cette sécurité et entendent donc des bruits très forts et peuvent en être gênés.

Question 2 – QROC

Réponse : A. Photo 1.

Question 3 – QCM

Réponses : A, C, E

L'otite séreuse ne donne pas de paralysie faciale périphérique.

Une otite externe maligne donne une ostéite mais ne peut pas entraîner une paralysie faciale périphérique.

Les sinusites ne donnent pas de paralysie faciale périphérique.

Un AVC du tronc vertébrobasilaire venant toucher le noyau du nerf facial dans le tronc cérébral va entraîner une paralysie faciale touchant les deux territoires (supérieur et inférieur) mais cette paralysie faciale est classée dans les paralysies faciales centrales (AVC).

Une AVC sylvien touchant les voies pyramidales (aires motrices) peut entraîner une paralysie faciale centrale homolatérale (en amont de la décussation des fibres pyramidales).

Question 4 – QROC

Réponse : il convient de faire le diagnostic positif, différentiel et étiologique et de faire le bilan des complications.

Pour confirmer le diagnostic positif : examen des muscles de la face : faire gonfler les joues, tirer la langue, relever les rides du front, faire un sourire, fermer les yeux.

Pour le diagnostic étiologique :

- prendre la température à la recherche de fièvre;
- recherche d'un amaigrissement, d'une altération de l'état général;
- otoscopie à la recherche d'une otite moyenne aiguë, d'un cholestéatome ou d'une éruption de la zone de Ramsay-Hunt;
- examen des parotides à la recherche d'une masse;
- examen cervical à la recherche d'une adénopathie.

Pour le diagnostic différentiel : examen neurologique complet sensitivomoteur des quatre membres, bilan des autres paires crâniennes (recherche d'un V) en faveur d'un syndrome alterne.

Pour la recherche des complications : bilan ophtalmologique à la recherche d'une kératite d'exposition.

Question 5 – QROC

Réponse : information claire, loyale et totale sur :

- les modalités de traitement : traitement de courte durée, d'abord pleine dose, puis décroissance

progressive pour éviter une insuffisance surrénalienne aiguë à l'arrêt du traitement;
- ses effets secondaires à long terme : dysglycémie, ostéopénie, amyotrophie, atrophie cutanée, prise de poids, fragilité capillaire, cataracte, hypertrichose, insomnie, irritabilité.

Question 6 – QCM

Réponses : A, B, D

Question 7 – QCM

Réponse : H

Si l'examen clinique est normal, aucun examen n'est nécessaire en urgence.

Question 8 – QCM

Réponses : E, F, J

E et F sont utiles pour localiser le niveau d'atteinte du nerf facial et objectiver une récupération.

J est utile pour avoir un bilan standardisé qui permettra de statuer sur l'évolution.

Tous les autres examens sont inutiles puisque le patient récupère (ce qui est en faveur d'une atteinte *a frigore*). En l'absence de récupération, il est généralement recommandé de prescrire une IRM des conduits auditifs internes afin de vérifier l'absence de neurinome du VIII.

Question 9 – QROC

Réponse : paralysie faciale périphérique gauche d'origine zostérienne probable.

Oui, je demande une PCR VZV sur le prélèvement des vésicules.

Grille d'évaluation

N°	Réponses	Points
1	A, B, E	10
2	Photo 1 (10)	10
3	A, C, E	10
4	Pour confirmer le diagnostic positif : examen des muscles de la face (5) : faire gonfler les joues, tirer la langue, relever les rides du front, faire un sourire, fermer les yeux Pour le diagnostic étiologique : prendre la température à la recherche de fièvre (3), recherche d'un amaigrissement, d'une altération de l'état général (2), otoscopie à la recherche d'une otite moyenne aiguë, d'un cholestéatome ou d'une éruption de la zone de Ramsay-Hunt (5), examen des parotides à la recherche d'une masse (5), examen cervical à la recherche d'une adénopathie (2) Pour le diagnostic différentiel : examen neurologique complet sensitivomoteur des quatre membres, bilan des autres paires crâniennes (recherche d'un V) en faveur d'un syndrome alterne (3) Pour la recherche des complications : bilan ophtalmologique à la recherche d'une kératite d'exposition (5)	30
5	Information claire, loyale et totale : sur les modalités de traitement : traitement de courte durée (5), d'abord pleine dose, puis décroissance progressive pour éviter une insuffisance surrénalienne aiguë à l'arrêt du traitement (5); ses effets secondaires à long terme : ostéopénie (3), prise de poids (3), insomnie, irritabilité (3)	19
6	A, B, D	5
7	H	5
8	E, F, J	5
9	Paralysie faciale périphérique gauche d'origine zostérienne probable (2) Oui, je demande un examen (2) : PCR VZV sur le prélèvement des vésicules (2)	6
	Total	100

Pour aller plus loin

Principaux items abordés

Item 99 – Paralysie faciale

Item 164 – Infections à herpès virus du sujet immunocompétent

Référence

Prise en charge des infections à VZV – SPILF – 1998

Mots clés

Paralysie faciale, zona.

Cas clinique 33 – mixte

Question 1 – QROC

Réponse : devant une dysphagie chronique d'abord aux solides puis aux liquides, il faut évoquer en priorité une pathologie organique :
- cancer de l'œsophage : grave, fréquent, facteurs de risque (tabac, âge, sexe);
- diverticule de Zenker : fréquent, pas de perte de poids, pas de perte d'appétit;
- compression extrinsèque de l'œsophage (anévrisme de l'aorte thoracique ascendante, adénopathies médiastinales) : facteurs de risque cardiovasculaire (âge, tabac, HTA, hypercholestérolémie négligée, pontage iliofémoral droit).

Question 2 – QROC

Réponse :
- pour le cancer de l'œsophage : endoscopie œsophagienne avec biopsies et analyse anatomopathologique;
- pour le diverticule de Zencker : radiocinéma de l'œsophage ou transit pharyngo-œsophagien;
- pour l'anévrisme de l'aorte ascendante : scanner thoracique injecté.

Question 3 – QROC

Réponse : il s'agit d'un transit pharyngo-œsophagien vu de face et de profil. Présence d'un diverticule dont le pied d'implantation se situe au niveau du sphincter supérieur de l'œsophage. Examen en faveur d'un diverticule de Zenker.

Question 4 – QCM

Réponses : D, F

Le muscle cricopharyngien est le muscle servant de sphincter supérieur de l'œsophage.

Question 5 – QROC

Réponse :

- arrêt du Kardégic® au moins 15 jours avant le geste opératoire (délai nécessaire à la régénération plaquettaire) ;
- relais immédiat par une HBPM (héparine de bas poids moléculaire) à dose efficace (Lovenox® 0,9 : 2 fois par jour) ;
- surveillance des plaquettes 2 fois par semaine ;
- interruption de l'HBPM le matin de l'intervention ;
- reprise de l'HBPM le lendemain de l'intervention.

Question 6 – QROC

Réponse : médiastinite, iatrogène, nosocomiale.

Arguments : fièvre, douleur thoracique postérieure, alimentation à J2 (précoce), en postopératoire d'une chirurgie de diverticule de Zenker, tension identique aux deux bras qui élimine une dissection aortique, ECG normal.

Question 7 – QROC

Réponse : oui. Obligation légale depuis la loi du 4 mars 2002.

- Accès aux : comptes rendus d'hospitalisation, lettres de sortie, prescriptions, fiches de liaison infirmières.
- Délai de 8 jours maximum suivant la demande. Ce délai est porté à 2 mois pour les informations datant de plus de 5 ans.
- Frais de copie à la charge de la personne faisant la demande.

Question 8 – QCM

Réponses : A, B, C, D, E

Grille d'évaluation

N°	Réponses	Points
1	Cancer de l'œsophage (5) : fréquent, facteurs de risque (tabac, âge, sexe) Diverticule de Zenker (5) : fréquent, pas de perte de poids, pas de perte d'appétit Anévrisme de l'aorte thoracique ascendante (5) : facteurs de risque cardiovasculaire (âge, tabac, HTA, hypercholestérolémie négligée, pontage iliofémoral droit)	15
2	Pour le cancer de l'œsophage : endoscopie œsophagienne avec biopsies et analyse anatomopathologique (5) Pour le diverticule de Zencker : radiocinéma de l'œsophage ou transit pharyngo-œsophagien (5) Pour l'anévrisme de l'aorte ascendante : scanner thoracique injecté (5)	15
3	Il s'agit d'un transit pharyngo-œsophagien vu de face et de profil (3) Présence d'un diverticule dont le pied d'implantation se situe au niveau du sphincter supérieur de l'œsophage (5) Examen en faveur d'un diverticule de Zenker (3)	11
4	D, F	10
5	Arrêt du Kardégic® au moins 15 jours avant le geste opératoire (5), relais immédiat par une HBPM à dose efficace (Lovenox® 0,9 : 2 fois par jour) (5), surveillance des plaquettes 2 fois par semaine (3), interruption de l'HBPM le matin de l'intervention (3), reprise de l'HBPM le lendemain de l'intervention (3)	19
6	Médiastinite (2), iatrogène (4), nosocomiale (2) Arguments : fièvre (2), en postopératoire d'une chirurgie de diverticule de Zenker (2), tension identique aux deux bras qui élimine une dissection aortique (2)	14
7	Oui (5), délai de 8 jours maximum suivant la demande. Ce délai est porté à 2 mois pour les informations datant de plus de 5 ans (3)	8
8	A, B, C, D, E	8
	Total	100

Pour aller plus loin

Principaux items abordés

Item 7 – Les droits individuels et collectifs du patient

Item 12 – Responsabilités médicales pénale, civile, administrative et disciplinaire

Item 270 – Dysphagie

Item 326 – Prescription et surveillance des classes de médicaments les plus courantes chez l'adulte et chez l'enfant. Connaître pour chacune les mécanismes d'action de classe et des produits individuels, les principes du bon usage, les critères de choix d'un médicament en première intention, les causes d'échec, les principaux effets indésirables et interactions

Question 5 – QCM

Réponses : A, C, D, F

B et E favorisent la sécrétion salivaire et augmentent la douleur. Il faut faire l'inverse.

A et C (boire au moins 2 L d'eau par jour et arrêter de fumer) sont deux recommandations générales qui sont aussi valables pour ce patient mais qui n'ont rien à voir avec sa pathologie. D car les neuroleptiques modifient la qualité et la quantité de la salive produite et peuvent favoriser les lithiases.

Question 6 – QCM

Réponse : B

Devant une paralysie faciale ne touchant que le territoire inférieur, on doit penser en priorité à une cause neurologique (et surtout à l'accident vasculaire cérébral [AVC]) mais dans le contexte de symptomatologie parotidienne, il faut bien sûr penser à une tumeur parotidienne qui peut toucher de façon sélective une des branches du nerf facial après sa division. La paralysie faciale *a frigore* touche le territoire inférieur et le territoire supérieur. La myasthénie est bilatérale et est souvent associée à d'autres signes comme un ptosis ou une diplopie.

Question 7 – QCM

Réponses : D, H

On ne doit théoriquement pas opérer un patient de la parotide, sans IRM et cytoponction. L'intervention chirurgicale est toujours indiquée. L'IRM, la cytoponction et l'analyse anatomopathologique extemporanée donneront un faisceau d'argument qui permettront de choisir entre parotidectomie partielle ou total ± curage ganglionnaire homolatéral.

Question 8 – QROC

Réponse : il s'agit d'une IRM cervico-faciale passant par la parotide en coupe axiale en séquence T2 montrant une tumeur parotidienne inférieure droite à centre hypo-intense.

Question 9 – QROC

Réponse : information claire, loyale et totale en colloque singulier sur :

- le principe : exérèse de la tumeur, repérage et dissection du tronc et des branches du nerf facial. Analyse extemporanée ;
- les risques : paralysie faciale, infection, saignement, kyste salivaire, syndrome de Frey, chéloïde, dépression cutanée inesthétique ;
- les suites : pas de chirurgie ambulatoire, hospitalisation de 3 jours minimum, kinésithérapie faciale, pansement.

Question 10 – QROC

Réponse :

- identification du patient et du médecin, signature du médecin, date ;
- mentionner : bilan et rééducation d'une paralysie faciale post-parotidectomie. Donner des exercices d'autokinésithérapie et faire des massages sous le seuil douloureux de la cicatrice ;
- pas de notion du nombre de séances obligatoire.

Grille d'évaluation

N°	Réponses	Points
1	B, C	10
2	Examen endobuccal : inspection : présence de pus aux méats salivaires (Sténon surtout) (3), palpation bidigitale (3) Présence d'une paralysie faciale en faveur d'un syndrome tumoral (3) Palpation des aires ganglionnaires en faveur d'une pathologie infectieuse ou tumorale (3) Palpation des autres glandes salivaires (oreillons, syndrome de Heerfordt dans la sarcoïdose, amylose) (3)	15
3	Colique salivaire parotidienne droite (5) Arguments : tuméfaction unilatérale (3) évoluant d'abord par crise au moment des repas puis permanente, d'abord douloureuse puis non douloureuse (3) de la loge parotidienne droite (3)	14
4	A	7
5	A, C, D, F	6
6	B	5
7	D, H	5
8	Il s'agit d'une IRM cervico-faciale passant par la parotide en coupe axiale (3) en séquence T2 (3) montrant une tumeur parotidienne inférieure droite (3) à centre hypo-intense	9
9	Information claire, loyale et totale en colloque singulier (3) sur : – le principe : exérèse de la tumeur, repérage et dissection du tronc et des branches du nerf facial (5), analyse extemporanée (3) – les risques : paralysie faciale (3), infection, saignement, kyste salivaire, syndrome de Frey (3) – les suites : hospitalisation de 3 jours minimum (3)	20
10	Mentionner : bilan et rééducation (3) d'une paralysie faciale post-parotidectomie Donner des exercices d'autokinésithérapie (3) et faire des massages sous le seuil douloureux de la cicatrice (3)	9
	Total	100

Pour aller plus loin

Principaux items abordés

Item 7 – Les droits individuels et collectifs du patient
Item 72 – Prescription et surveillance des psychotropes
Item 88 – Pathologie des glandes salivaires
Item 118 – Principales techniques de rééducation et de réadaptation

Références

Tumeurs malignes primitives des glandes salivaires. Recommandation pour la pratique clinique – REFCOR – 2008

Mots clés

Parotide, glandes salivaires.

Cas clinique 36 – mixte

Question 1 – QCM

Réponses : A, B, C, D, E, F, G, H, I

A et B et C sont en faveur d'une cause ORL : vertige vrai, rotatoire, associé à des signes végétatifs.

D :

- moins d'une minute : il s'agit d'un vertige paroxystique positionnel bénin (VPPB) ;
- cinq ou six heures : il s'agit plutôt d'un vertige dans le cadre d'une maladie de Ménière connue ou en cours de constitution ;
- plusieurs jours : il s'agit d'une cause neurologique ou d'une neuronite vestibulaire.

E et F : devant toute diplopie ou céphalée, une cause neurologique est très probable et un bilan neurologique avec imagerie cérébrale est indispensable et indiscutable.

G est plus en faveur d'une instabilité que d'un vertige (origine neurologique).

H est en faveur d'un syndrome cérébelleux.

I : la deuxième cause (après les VPPB) de vertige chez l'adulte est l'équivalent migraineux.

Vous noterez donc ici que, si le vertige dure depuis 3 heures environ, il est encore impossible, sur les seules données de la durée du vertige, de faire la différence entre une maladie de Ménière, une neuronite ou une cause neurologique.

Question 2 – QCM

Réponses : A, C, F, G

A témoigne d'une atteinte de la Ve paire crânienne et doit faire penser à un syndrome de Wallenberg.

B est un nystagmus périphérique typique.

C témoigne d'un syndrome cérébelleux dynamique (soit dans le cadre d'un syndrome de Wallenberg, soit dans le cadre d'une lésion cérébelleuse isolée).

D est un élément en faveur d'un syndrome vestibulaire périphérique.

E témoigne d'un nystagmus d'origine périphérique. Les lunettes de Frenzel (outil de l'ORL) ont d'ailleurs deux avantages : le premier de grossir les yeux pour mieux voir le nystagmus, le deuxième d'empêcher la fixation oculaire (ce qui amplifie le nystagmus lié à des causes périphériques).

Question 3 – QCM

Réponses : A, H

Neuronite vestibulaire gauche = aréflexie vestibulaire = vestibule qui ne fonctionne pas.

B est en faveur d'une cause centrale.

C et D sont en faveur d'une neuronite vestibulaire droite.

E est en faveur d'un syndrome cérébelleux statique.

Question 4 – QCM

Réponse : A

Question 5 – QCM

Réponses : B, C, E

B : mise en place d'une voie veineuse pour une hydratation et un traitement IV car les patients sont très nauséeux et ne peuvent donc pas prendre de traitement *per os*.

C et E : une neuronite vestibulaire ne met pas en jeu le pronostic vital mais est très inconfortable pour les patients. Elle justifie donc une hospitalisation simple, une corticothérapie, un traitement antiviral (Zélitrex®) et surtout de la kinésithérapie vestibulaire précoce pour accélérer la compensation par le vestibule controlatéral.

H et J sont parfois pratiqués mais n'ont jamais fait la preuve de leur efficacité.

Question 6 – QCM

Réponses : A, D

Monsieur V. a compensé totalement son déficit avec son vestibule gauche. Il a toujours une aréflexie vestibulaire droite. Par conséquent, il ne peut plus faire de neuronite à droite mais peut tout à fait en faire une à gauche. Le fait qu'il ait compensé totalement lui permet de reprendre son travail normalement. Il ne doit pas bénéficier d'un reclassement professionnel.

Question 7 – QCM

Réponse : E

L'IRM devant une névrite vestibulaire doit être systématique. Elle doit être réalisée avec injection à la recherche d'un neurinome du VIII homolatéral à la névrite vestibulaire. Cependant, moins de 10 % des neurinomes sont révélés par des vertiges.

Question 8 – QCM

Réponses : C, D, E, F, G, H, I, J

Question 9 – QROC

Réponse : thrombophlébite cérébrale.

Syndrome cérébelleux typique révélant probablement une thrombophlébite cérébrale.

Il faudra réaliser une imagerie cérébrale injectée en urgence (TDM ou IRM).

Question 10 – QROC

Réponse :

- IRM cérébrale en coupe axiale T2 retrouvant des hypersignaux de la substance blanche prédominant en périventriculaire et d'anciennetés variables témoignant d'une évolution par crises itératives ;
- une sclérose en plaques.

Question 11 – QROC

Réponse :

- ponction lombaire : hyperprotéïnorachie modérée (<1 g/L), hypergammaglobulinémie ;

- potentiels évoqués visuels, auditifs ± somesthésiques : augmentation des temps de latence ;
- fond d'œil : signes de névrite optique rétrobulbaire (NORB).

Question 12 – QROC

Réponse : devant une poussée de sclérose en plaques (SEP) :

- hospitalisation en urgence ;
- repos au lit et prévention des complications de décubitus : nursing, bas de contention, HBPM à dose préventive (Lovenox® 0,4 une fois par jour), surveillance des plaquettes, matelas anti-escarre ;
- corticothérapie en bolus (1 g par jour pendant 3 jours) ;
- surveillance du bilan ionique et attention aux hypernatrémies ;
- kinésithérapie douce spécifique du déficit.

Prise en charge de la SEP (traitement de fond) si et seulement si plus de deux poussées dans les deux années précédentes.

Grille d'évaluation

N°	Réponses	Points
1	A, B, C, D, E, F, G, H, I	10
2	A, C, F, G	10
3	A, H	10
4	A	5
5	B, C, E	10
6	A, D	5
7	E	5
8	C, D, E, F, G, H, I, J	5
9	Thrombophlébite cérébrale (5)	5
10	IRM cérébrale en coupe axiale T2 (5) retrouvant des hypersignaux de la substance blanche (5) prédominant en périventriculaire (3) et d'anciennetés variables témoignant d'une évolution par crises itératives Sclérose en plaques (2)	15
11	Ponction lombaire : hyperprotéïnorachie modérée (<1 g/L), hypergammaglobulinémie (2), potentiels évoqués visuels, auditifs ± somesthésiques : augmentation des temps de latence (3)	5
12	Devant une poussée de sclérose en plaques : hospitalisation en urgence (3) ; repos au lit et prévention des complications de décubitus : nursing (3), surveillance des plaquettes (3) ; corticothérapie en bolus (1 g par jour pendant 3 jours) (3) ; kinésithérapie douce spécifique du déficit (3)	15
	Total	100

Pour aller plus loin

Principaux items abordés

Item 101 – Vertige

Item 102 – Sclérose en plaques

Item 178 – Environnement professionnel et santé au travail

Item 179 – Organisation de la médecine du travail. Prévention des risques professionnels

Référence

ADL n° 25 – Sclérose en plaques – HAS – 2006

Mots clés

Neuronite vestibulaire, sclérose en plaques

Cas clinique 37 – mixte

Question 1 – QCM

Réponses : C, D, E, H, J

Les paralysies faciales ne donnent pas de douleur de la face.

La névralgie d'Arnold donne des douleurs hémicrâniennes venant de la nuque mais ne touche jamais la face.

Il n'y a pas d'ethmoïdite chez l'adulte. Une ethmoïdite peut donner une douleur faciale unilatérale mais elle n'est quasiment jamais isolée. Il s'agit d'une pansinusite unilatérale. Le terme d'ethmoïdite chez l'enfant correspond en fait à une pansinusite d'expression facilement orbitaire du fait de la finesse ou l'absence de lame papyracée.

Question 2 – QROC

Réponse :

Définir la douleur :

- siège, irradiation, type (décharge électrique, pesanteur, coup de couteau) ;
- mode de début : facteurs déclenchants (recherche d'une zone gâchette), date du début des symptômes, présence d'un horaire ;
- évolution (aiguë, chronique, crises et si crises, durée) ;
- signes fonctionnels et cliniques associés :
  - obstruction nasale, rhinorrhée purulente, perte d'odorat, douleurs dentaires pour la sinusite,
  - larmoiement, rhinorrhée claire, obstruction nasale, rougeur faciale pour l'algie vasculaire de la face,
  - éruption vésiculeuse pour le zona ;
- efficacité des traitements déjà prescrits.

Antécédents personnels et familiaux.

Allergies connues.

État général : perte de poids, asthénie, syndrome dépressif (fréquents dans les névralgies du trijumeau), fièvre (sinusite maxillaire).

Question 3 – QROC

Réponse : scanner en coupes coronales et sagittales.

L'examen permet de visualiser une sinusite maxillaire gauche. On remarque la lyse de la cloison intersinuso-nasale droite dans la région du méat moyen. Le foyer infectieux dépasse le cadre du sinus maxillaire et intéresse la totalité du méat moyen.

- D'origine dentaire probable avec issue d'amalgame dentaire dans le sinus maxillaire gauche et réaction inflammatoire autour d'un corps étranger intramaxillaire gauche de tonalité calcique.
- Pouvant correspondre à une aspergillose du sinus maxillaire gauche.

Question 4 – QROC

Réponse :

- avantages : peu cher, rapide, disponible (il existe beaucoup d'appareils en France), analyse de l'os et de toutes les interfaces os/air (sinus, rochers, mandibule), reconstructions dans les trois plans possibles, examen non opérateur-dépendant (à la différence de l'échographie par exemple), multiples indications ;
- inconvénients : irradiant, mauvaise analyse des tissus mous.

À noter que de certains centres français sont aujourd'hui dotés d'appareils Cone-Beam. Le Cone-Beam n'est pas encore validé mais il permet de bien objectiver les interfaces os-air (sinus et conflits radiculodentaires, oreille). Aujourd'hui, dans cette indication, nous pensons qu'il faut faire un Cone-beam mais nous ne l'avons pas recommandé car la technique est encore mal diffusée et non validée.

Question 5 – QROC

Réponse : critères diagnostiques communs aux différents types d'AVF[1].

A. Au moins cinq crises répondant aux critères de B à D.

B. Douleurs sévères unilatérales orbitaires, supraorbitaires ou temporales durant de 15 à 180 minutes sans traitement.

C. La céphalée est associée à au moins un des caractères suivants survenant du côté de la douleur : injection conjonctivale, larmoiement, congestion nasale, rhinorrhée, sudation du front et de la face, myosis, ptosis, œdème de la paupière.

D. Fréquence des crises : 1 à 8 par jour.

E. Au moins un des caractères suivants :

- l'histoire, l'examen physique et neurologique ne suggèrent pas un désordre organique ;
- l'histoire, l'examen physique et neurologique suggèrent un désordre organique mais celui-ci est écarté par les investigations appropriées ;
- un désordre organique existe mais les crises d'AVF ne sont pas apparues pour la première fois en liaison temporelle étroite avec celui-ci.

On notera qu'il existe des critères diagnostiques permettant de faire la distinction entre AVF épisodique et AVF chronique :

- AVF de type épisodique :
  - au moins deux périodes d'algie faciale correspondant à l'ensemble des critères de l'algie vasculaire de la face,
  - les périodes durent de 7 jours à moins de 1 an, et sont séparées par des rémissions d'au moins 14 jours ;
- AVF de type chronique :
  - les algies faciales correspondent à l'ensemble des critères de l'algie vasculaire de la face,
  - absence de phase de rémission pendant 1 an ou plus, ou avec des rémissions durant moins de 14 jours.

Question 6 – QROC

Réponse : douleur intense et paroxystique :

- type : décharge électrique ;
- durée : quelques secondes, parfois en salve de 1 minute ;
- topographie : respectant le dermatome du trijumeau (plus souvent le V2 ou le V3) ;
- facteurs déclenchants : effleurement de la « zone gâchette » (lèvre supérieure, aile du nez ou gencive supérieure), mastication, rire, déglutition ;
- pas d'autres signes neurologiques.

Question 7 – QCM

Réponse : E

Le diagnostic de névralgie essentielle du trijumeau est clinique, et aucun examen complémentaire n'est nécessaire dans sa forme typique. En pratique clinique, le tableau est souvent plus mitigé et il conviendra d'éliminer une cause tumorale en réalisant une IRM cérébrale avec analyse de tout le trajet du V.

Question 8 – QCM

Réponse : B

Question 9 – QROC

Réponse :

- traitement percutané :
  - radiofréquence : thermocoagulation percutanée du nerf trijumeau (lésion thermique [75–80 °C] pendant un temps donné [environ 1 minute] au niveau du nerf sensitif impliqué dans la symptomatologie),
  - alcoolisation au glycérol,
  - compression par ballonnet (sonde de Fogarty) ;
- traitement chirurgical : décompression du ganglion de Gasser.

Grille d'évaluation

N°	Réponses	Points
1	C, D, E, H, J	10
2	Il faut définir la douleur : siège (3), irradiation (3), mode de début : facteurs déclenchants (recherche d'une zone gâchette) (3), signes fonctionnels et cliniques associés : obstruction nasale, rhinorrhée purulente, perte d'odorat, douleurs dentaires pour la sinusite (3), larmoiement, rhinorrhée claire, obstruction nasale, rougeur faciale pour l'algie vasculaire de la face (3) État général (5) : perte de poids, asthénie, syndrome dépressif (fréquents dans les névralgies du trijumeau), fièvre (sinusite maxillaire)	20

[1] Headache Classification Committee of The International Headache Society. Céphalées, névralgies crâniennes, douleurs de la face, classification et critères diagnostiques. Rev Prat Paris 1990 ; 40 : 426-429.

N°	Réponses	Points
3	Scanner (5), coupes coronales et sagittales (3) L'examen permet de visualiser une sinusite maxillaire gauche (3), pouvant correspondre à une aspergillose du sinus maxillaire gauche (3)	14
4	Avantages : peu cher (3), disponible (il existe beaucoup d'appareils en France) (3), analyse de l'os et de toutes les interfaces os/air (sinus, rochers, mandibule) (3), examen non opérateur-dépendant (3), multiples indications (3) Inconvénient : irradiant (3)	18
5	A. Au moins cinq crises répondant aux critères de B à D B. Douleurs sévères unilatérales orbitaires (3), supraorbitaires ou temporales durant de 15 à 180 minutes sans traitement (3) C. La céphalée est associée à au moins un des caractères suivants survenant du côté de la douleur : injection conjonctivale (3), rhinorrhée (3) D. Fréquence des crises : 1 à 8 par jour (1)	13
6	Douleur intense et paroxystique : type décharge électrique (3), durée : quelques secondes, parfois en salve de 1 minute (3), topographie : respectant le dermatome du trijumeau (plus souvent le V2 ou le V3) (3), facteurs déclenchants (3) : effleurement de la « zone gâchette » (lèvre supérieure, aile du nez ou gencive supérieure), mastication, rire, déglutition	12
7	E	5
8	B	3
9	Traitement percutané (2) : radiofréquence : thermocoagulation percutanée du nerf trijumeau, alcoolisation au glycérol, compression par ballonnet (sonde de Fogarty) Traitement chirurgical : décompression du ganglion de Gasser (3)	5
	Total	100

Pour aller plus loin

Principaux items abordés

Item 97 – Migraine, névralgie du trijumeau et algies de la face

Item 145 – Infections nasosinusiennes de l'adulte et de l'enfant

Références

Antibiothérapie par voie générale en pratique courante dans les infections respiratoires hautes de l'adulte et l'enfant – SPILF – 2011

Mots clés

Sinusite maxillaire aiguë, algie vasculaire de la face, névralgie du trijumeau.

Cas clinique 38 – mixte

Question 1 – QROC

Réponse : otite externe droite.

Arguments : otalgie, otorrhée, après une baignade, échec de l'antibiothérapie générale.

Question 2 – QROC

Réponse :

- définir la douleur : siège, irradiation, type, mode de début (facteurs déclenchants : baignade surtout, traumatisme, bouton), évolution (aggravation, amélioration), efficacité des traitements prescrits, signes fonctionnels associés (hypoacousie, vertiges, acouphènes, otorrhée), signes à rechercher en cas de suspicion d'otalgie réflexe (odynophagie, dysphonie);
- antécédents personnels et familiaux (diabète surtout et autres formes d'immunosuppressions). En cas d'otalgie réflexe, il faudra rechercher des facteurs de risque de cancer des VADS (alcool, tabac).

Question 3 – QROC

Réponse :

- conduit auditif externe droit sténosé;
- tympan épaissi, pas toujours visible (voir figure 30);
- sécrétions purulentes (voir figure 30);
- douleur à la mobilisation du pavillon;
- adénopathies cervicales unilatérales.

Question 4 – QROC

Réponse : le traitement d'une otite externe simple est toujours un traitement local.

- Aspiration et prélèvement des sécrétions purulentes.
- En cas de sténose majeure du conduit, mettre en place une mèche qui devra être retirée dans 48 heures. Il s'agit d'une mèche sous forme d'éponge qui permet d'instiller le traitement local, de permettre l'écoulement des sécrétions et de calibrer le CAE.
- Antibiothérapie locale.
- Consignes et éducation du patient : pas d'eau dans les oreilles pendant toute la durée du traitement.
- Prévention des récidives en séchant bien les conduits auditifs après une baignade.

Question 5 – QROC

Réponse : otite maligne externe.

Question 6 – QROC

Réponse : une otite externe maligne est une ostéite du conduit auditif externe sur une otite externe floride favorisée par : un germe agressif et un déficit immunitaire.

Question 7 – QCM

Réponses : A, D

Le scanner recherche une ostéolyse de la corticale du conduit auditif externe (CAE). Il recherche également des complications : lyse ossiculaire, brèche méningée… L'injection de PCI n'apporte rien de plus.

La scintigraphie fait le diagnostic de certitude. C'est l'examen de référence.

Une IRM cérébrale, une radiographie standard, un TEP-scanner sont inutiles.

La TDM thoraco-abdominopelvienne est inutile car il s'agit d'une pathologie infectieuse et non tumorale. On l'appelait otite externe maligne parce qu'avant l'insulinothérapie et les antibiotiques puissants, la mortalité de cette pathologie était majeure.

Question 8 – QCM

Réponse : K

Le seul risque de l'otite externe simple est d'évoluer vers une otite externe maligne.

Question 9 – QROC

Réponse : fluoroquinolone auriculaire : le seul antibiotique local sur le marché sans toxicité pour l'oreille interne. Les autres antibiotiques ayant une toxicité pour l'oreille interne nécessitent de vérifier que le tympan est bien fermé.

Question 10 – QCM

Réponses : B, D, F, G

B : c'est le marteau qui est au contact du tympan.

D : l'étrier fait piston dans la fenêtre ovale.

F : le réflexe stapédien protège l'oreille interne.

G : c'est le muscle de l'étrier qui intervient dans le réflexe stapédien et qui protège l'oreille interne.

Grille d'évaluation

N°	Réponses	Points
1	Otite externe droite (5) Arguments : otalgie (3), otorrhée (3), après une baignade (3), échec de l'antibiothérapie générale (3)	17
2	Définir la douleur : irradiation (3), évolution : aggravation, amélioration (2), signes fonctionnels associés : vertiges (2) Antécédents personnels et familiaux (diabète [5] surtout et autres formes d'immunosuppressions)	12
3	Conduit auditif externe droit sténosé (3), douleur à la mobilisation du pavillon (3), adénopathies cervicales unilatérales (2)	8
4	Le traitement d'une otite externe simple est toujours un traitement local (5) En cas de sténose majeure du conduit, mettre en place une mèche qui devra être retirée dans 48 h (3) Antibiothérapie locale (3) Consignes et éducation du patient : pas d'eau dans les oreilles pendant toute la durée du traitement (3)	14
5	Otite maligne externe (5)	5
6	Une otite externe maligne est une ostéite du conduit auditif externe (5) sur une otite externe floride favorisée par (2) : un germe agressif (3), un déficit immunitaire (3)	13
7	A, D	11
8	K	5
9	Oflocet® auriculaire : seul antibiotique local sur le marché sans toxicité pour l'oreille interne (5)	5
10	B, D, F, G	10
	Total	100

Pour aller plus loin

Principaux items abordés

Item 147 – Otites infectieuses de l'adulte et de l'enfant

Item 245 – Diabète sucré de types 1 et 2 de l'enfant et de l'adulte. Complications

Références

Antibiothérapie locale en ORL – Afssaps – 2004

Fiche de synthèse : voir le paragraphe Otite externe, p. 133

Mots clés

Otite externe simple, otite externe maligne.

Cas clinique 39 – mixte

Question 1 – QCM

Réponse : D

Arguments pour une otite séromuqueuse (OSM) bilatérale : sensation d'oreille pleine, apparition dans les suites d'une rhinosinusite aiguë, tympan mat à l'otoscopie, tympanométrie plate, test de Weber non latéralisé (il serait latéralisé si l'OSM était unilatérale).

Question 2 – QROC

Réponse : tympan mat (perte de la transparence du tympan), diminution de la luminosité du triangle lumineux. Pas de perforation, pas de poche de rétraction.

Question 3 – QCM

Réponses : A, B, C, D

Le mécanisme le plus communément admis de l'otite séromuqueuse est la mauvaise aération de l'oreille moyenne par obstruction de la trompe d'Eustache. L'oreille sécrète alors un liquide séreux plein d'enzymes qui dégradent la membrane tympanique (fragilisation du tympan). Ce liquide joue le rôle de bouillon de culture pour les bactéries (risque d'otite moyenne aiguë [OMA] à répétition). Tant que l'obstacle n'est pas levé, l'OSM perdure (chronicisation). Dès que l'obstacle est levé, l'oreille est aérée et l'OSM disparaît (guérison spontanée après une rhinite aiguë). En revanche, comme tout se passe au niveau de l'oreille moyenne, il n'y a pas de possibilité d'otite externe maligne. Celle-ci est une complication de l'otite externe à laquelle il faut particulièrement penser chez la diabétique.

Question 4 – QCM
Réponses : A, B

Question 5 – QROC
Réponse : catarrhe tubaire gauche.

Question 6 – QCM
Réponse : E
L'otite séromuqueuse est un facteur de risque d'OMA par surinfection bactérienne du liquide séreux.

Question 7 – QCM
Réponses : A, F, G

Question 8 – QCM
Réponses : A, C
En cas d'allergie à la pénicilline seule, vous avez le choix entre céfuroxime-axétil ou cefpodoxime ou céfotiam. La paracentèse n'est pas recommandée en première intention de l'OMA de l'adulte.

Question 9 – QCM
Réponses : A, D, E, G, H, I, J

Question 10 – QCM
Réponse : D

Question 11 – QROC
Réponse :
- hospitalisation en urgence dans un service d'ORL;
- voie veineuse;
- hydratation;
- prise en charge diagnostique et étiologique : paracentèse droite et prélèvements bactériologiques en urgence;
- triple antibiothérapie probabiliste après les prélèvements puis adaptation à l'antibiogramme;
- corticothérapie intraveineuse en urgence;
- information de la patiente sur la gravité de sa pathologie;
- surveillance clinique et audiométrique quotidienne.

Question 12 – QROC
Réponse : vestibulo-nystagmogramme.

Grille d'évaluation

N°	Réponses	Points
1	D (5)	5
2	Tympan mat (perte de la transparence du tympan) (3), diminution de la luminosité du triangle lumineux Pas de perforation (3), pas de poche de rétraction (3)	9
3	A, B, C, D	7
4	A, B	5
5	Catarrhe tubaire gauche (5)	5
6	E	5
7	A, F, G	10
8	A, C	10
9	A, D, E, G, H, I, J	10
10	D	5
11	Hospitalisation en urgence dans un service d'ORL (3), prise en charge diagnostique et étiologique : paracentèse droite et prélèvements bactériologiques en urgence (3), triple antibiothérapie probabiliste après les prélèvements puis adaptation à l'antibiogramme (3), corticothérapie intraveineuse en urgence (5), surveillance clinique et audiométrique quotidienne (5)	19
12	Vestibulo-nystagmogramme (10)	10
	Total	100

Pour aller plus loin

Principaux items abordés

Item 87 – Altération de la fonction auditive
Item 101 – Vertige
Item 147 – Otites infectieuses de l'adulte et de l'enfant

Référence

Antibiothérapie par voie générale en pratique courante dans les infections respiratoires hautes de l'adulte et l'enfant – SPILF – 2011

Mots clés

Otite moyenne aiguë, labyrinthisation.

Cas clinique 40 – mixte

Question 1 – QROC
Réponse :

Interrogatoire
Mieux comprendre la surdité :
- mode de début, facteur déclenchant;
- évolution : aggravation, amélioration, crises vertigineuses;
- signes fonctionnels associés : vertiges vrais rotatoires, acouphènes, obstruction nasale en faveur d'un catarrhe tubaire, otorrhée (otite moyenne aiguë perforée ou otite externe), otalgie (otite, bouchon de cérumen, eczéma).

Antécédents familiaux de surdité (otospongiose).
Allergies (rhinite et catarrhe tubaire).

Examen clinique
- Otoscopie : conduit auditif externe (CAE), tympan.
- Tympanométrie avec recherche de réflexe stapédien : l'aspect de la courbe et la présence ou l'absence de réflexe orientent le diagnostic.
- Audiométrie : idem.

- Nasofibroscopie : on cherche une rhinite, une obstruction nasale, un aspect inflammatoire de l'orifice tubaire gauche.

Question 2 – QROC

Réponse : CAE normal, tympan fermé, tympan clair, pas de poche de rétraction, présence de myringosclérose. Aspect tympanique normal. La plaque de tympanosclérose est probablement une séquelle des drains transtympaniques ou d'otite séromuqueuse récidivante et n'est pas pathologique.

Question 3 – QROC

Réponse : otospongiose gauche.

Question 4 – QROC

Réponse : scanner des rochers en coupe fine avec reconstruction dans l'axe de l'étrier.

- Il fait le diagnostic positif : hypodensité de la partie antérieure de la fenêtre ovale.
- Il fait le diagnostic différentiel : déhiscence du canal semicirculaire supérieur, lyse ossiculaire, luxation ossiculaire, autres causes de surdité de transmission.
- Il est peu cher, a un rapport coût/bénéfice favorable.
- Il est disponible.
- Il est rapide.

Question 5 – QROC

Réponse :

- surdité de transmission bilatérale : soit perforation droite et otospongiose gauche, soit otospongiose bilatérale associée à une perforation tympanique droite;
- surdité de perception droite barotraumatique + perforation tympanique droite (surdité mixte à droite) + otospongiose gauche (surdité de transmission à gauche).

Question 6 – QCM

Réponses : A, B, C

L'otospongiose peut toucher la chaîne transmissionnelle mais peut aussi atteindre la cochlée et entraîner une surdité de perception prédominant sur les aigus.

Question 7 – QCM

Réponse : E

Question 8 – QROC

Réponse :

- nystagmus droit horizonto-rotatoire diminuant à la fixation oculaire;
- déviation segmentaire harmonieuse et complète du côté gauche : chute à gauche au test de Romberg, test de Fukuda : rotation vers la gauche, déviation des index à gauche, marche en étoile vers la gauche.

Question 9 – QCM

Réponse : D

A est un audiogramme normal.

B correspond à l'audiogramme d'une surdité de perception ascendante (typique de Ménière).

C correspond à l'audiogramme d'une surdité de perception descendante en pente de ski (presbyacousie).

D correspond à l'audiogramme d'une surdité de transmission avec encoche de Carhart (otospongiose).

E correspond à l'audiogramme d'une surdité de transmission sans encoche.

Grille d'évaluation

N°	Réponses	Points
1	Interrogatoire, mieux comprendre la surdité : mode de début, facteur déclenchant (3), signes fonctionnels associés : vertiges vrais rotatoires (3), obstruction nasale en faveur d'un catarrhe tubaire (3), otalgie (otite, bouchon de cérumen, eczéma) (3), antécédents familiaux de surdité (otospongiose) (3) Examen clinique : otoscopie : conduit auditif externe, tympan (3), tympanométrie avec recherche de réflexe stapédien : l'aspect de la courbe et la présence ou l'absence de réflexe orienteront le diagnostic (3), audiométrie : idem (3)	24
2	CAE normal (2), tympan fermé (3), pas de poche de rétraction (2), présence de myringosclérose (3)	10
3	Otospongiose gauche (5)	5
4	Scanner des rochers en coupe fine (5) avec reconstruction dans l'axe de l'étrier (2) Il fait le diagnostic positif : hypodensité de la partie antérieure de la fenêtre ovale (5) Il fait le diagnostic différentiel : déhiscence du canal semicirculaire supérieur, lyse ossiculaire, luxation ossiculaire, autres causes de surdité de transmission (5)	17
5	Surdité de transmission bilatérale (5) : soit perforation droite et otospongiose gauche, soit otospongiose bilatérale associée à une perforation tympanique droite Surdité de perception droite barotraumatique + perforation tympanique droite (surdité mixte à droite) + otospongiose gauche (surdité de transmission à gauche) (5)	10
6	A, B, C	10
7	E	5
8	Nystagmus droit horizonto-rotatoire diminuant à la fixation oculaire (5), déviation segmentaire harmonieuse et complète du côté gauche (5) : chute à gauche au test de Romberg (2), test de Fukuda : rotation vers la gauche (2)	14
9	D	5
	Total	100

Pour aller plus loin

Principaux items abordés

Item 87 – Altération de la fonction auditive
Item 101 – Vertige

Références

Guides de bonnes pratiques en audiométrie – SFA – 2009

Mots clés

Otospongiose.

Cas clinique 41 – mixte

Question 1 – QCM

Réponse : C

Tumeur de moins de 2 cm, sans adénopathie cervicale palpable et sans information sur le caractère métastatique à distance.
La TDM manqe pour pouvoir classer le patient N0.

Question 2 – QROC

Réponse : évaluation de la douleur par échelle visuelle analogique (EVA).

- Si l'EVA est inférieure à 3 : poursuite du paracétamol.
- Si l'EVA est comprise entre 4 et 7 : échec de l'antalgique du palier 1 de l'OMS. Décision de traiter par un antalgique du palier 2 de l'OMS de type Tramadol® 100 mg 3 fois par jour.
- Si l'EVA est supérieure à 7 : échec de l'antalgique du palier 1 ne nécessitant pas de passage par le palier 2. Passer directement à un antalgique du palier 3 de l'OMS :
  - soit IV : titration de la morphine par 3 mg à répéter toutes les 5 minutes jusqu'à obtenir une EVA inférieure à 3 sous surveillance médicale ;
  - soit *per os* par de la morphine à libération prolongée et des interdoses de morphine à libération immédiate équivalant à 1/6e de la dose de morphine LP. Par exemple : Skenan LP® 30 mg matin et soir associé à de l'Actiskénan® 10 mg à volonté jusqu'à obtenir une EVA inférieure à 3.

Ne pas associer des antalgiques du palier 2 avec des antalgiques du palier 3.
Possibilité d'associer des thérapeutiques antalgiques non médicamenteuses comme l'acupuncture ou la relaxation.

Question 3 – QROC

Réponse :

- diagnostic positif et différentiel : biopsies multiples sur la lésion du plancher (schéma daté et signé) ;
- diagnostic étiologique : rien ;
- diagnostic d'extension locorégionale :
  - panendoscopie : examen endobuccal avec palpation bidigitale du site tumoral, examen pharyngolaryngé, œsophagoscopie au tube rigide, trachéobronchoscopie au tube rigide, pharyngolaryngoscopie,
  - TDM injectée cervico-facial,
  - IRM cervico-faciale : recherche d'un envahissement des muscles de la langue ;
- diagnostic d'extension à distance : TDM injectée cérébrale, thoracique et abdominopelvienne (cerveau, poumons, foie) ;
- diagnostic de terrain : recherche de contre-indications à une prise en charge :
  - bilan hépatique complet : palpation hépatique, TP, albumine, ASAT et ALAT,
  - bilan rénal : urée, créatininémie,
  - bilan cardiaque avec FEVG et ECG,
  - bilan dentaire avec panoramique dentaire,
  - bilan de coagulation préopératoire.

Question 4 – QROC

Réponse : loi du 4 mars 2002 : discussion du cas du malade entre médecins avec l'obligation de présence d'au moins un chirurgien, un radiothérapeute, un oncologue et un radiologue. L'objectif est de classer le patient selon la classification p-TNM, d'évaluer les comorbidités et de définir un plan thérapeutique selon les référentiels.

Question 5 – QROC

Réponse :

- cirrhose d'origine alcoolique ;
- ponction-biopsie hépatique (PBH) transjugulaire (la voie transcutanée est contre-indiquée en présence d'ascite car il y a risque d'infection du liquide d'ascite).

Question 6 – QCM

Réponses : A, G

Question 7 – QROC

Réponse :

- IRM médullaire en coupe sagittale en séquence T2 montrant un processus tumoral vertébral cervical avec souffrance médullaire en regard ;
- fracture pathologique du rachis cervical (métastase osseuse) avec compression médullaire en regard lors de l'extension cervicale au cours de la PBH transjugulaire.

Question 8 – QROC

Réponse : information claire, loyale, et totale, dans un environnement adapté, en colloque singulier. Il est important ici d'évoquer le caractère iatrogène et la notion d'aléa thérapeutique.

Question 9 – QROC

Réponse :

- prévention de la maladie thromboembolique veineuse : bas de contention-héparine de bas poids moléculaire à dose préventive (Lovenox® 0,4 une fois par jour) ;
- prévention des escarres : matelas anti-escarre, nursing, bottes siliconées ;
- prévention de la constipation : laxatifs ;
- prévention de l'ankylose articulaire : kinésithérapie (travail en amplitude).

Grille d'évaluation

N°	Réponses	Points
1	C	5
2	Évaluation de la douleur par échelle visuelle analogique (5) Si l'EVA est inférieure à 3 : poursuite du paracétamol (3) Si l'EVA est comprise entre 4 et 7 : échec de l'antalgique du palier 1 de l'OMS. Décision de traiter par un antalgique du palier 2 de l'OMS (3) de type Tramadol® 100 mg 3 fois par jour Si l'EVA est supérieure à 7 : échec de l'antalgique du palier 1 ne nécessitant pas de passage par le palier 2. Passer directement à un antalgique du palier 3 de l'OMS (3) Ne pas associer des antalgiques du palier 2 avec des antalgiques du palier 3 (3) Possibilité d'associer des thérapeutiques antalgiques non médicamenteuses comme l'acupuncture ou la relaxation (3)	20
3	Diagnostic positif et différentiel : biopsies multiples sur la lésion du plancher (schéma daté et signé) (3) Diagnostic d'extension locorégionale : panendoscopie (5) : examen endobuccal avec palpation bidigitale du site tumoral, examen pharyngolaryngé, œsophagoscopie au tube rigide, trachéobronchoscopie au tube rigide, pharyngolaryngoscopie ; TDM injectée cervico-facial (3) ; IRM cervico-faciale (3) : recherche d'un envahissement des muscles de la langue Diagnostic d'extension à distance (3) : TDM injectée cérébrale, thoracique et abdominopelvienne (cerveau, poumons, foie) Diagnostic de terrain : recherche de contre-indications à une prise en charge (3)	20
4	Loi du 4 mars 2002 : discussion du cas du malade entre médecins avec l'obligation de présence d'au moins un chirurgien (2), un radiothérapeute (2), un oncologue (2) et un radiologue (2) L'objectif est de classer le patient selon la classification p-TNM, d'évaluer les comorbidités et de définir un plan thérapeutique selon les référentiels (3)	11
5	Cirrhose d'origine alcoolique (5), ponction-biopsie hépatique transjugulaire (5)	10
6	A, G	5
7	IRM médullaire en coupe sagittale en séquence T2 (3) montrant un processus tumoral vertébral cervical (3) avec souffrance médullaire en regard (3) Fracture pathologique du rachis cervical (métastase osseuse) avec compression médullaire en regard (3) lors de l'extension cervicale au cours de la PBH transjugulaire	12
8	Information claire (3), loyale, et totale (3) dans un environnement adapté (3) en colloque singulier Il est important ici d'évoquer le caractère iatrogène (3) et la notion d'aléa thérapeutique	12
9	Prévention de la maladie thromboembolique veineuse : bas de contention-héparine de bas poids moléculaire à dose préventive (Lovenox® 0,4 une fois par jour) (2), prévention des escarres : matelas anti-escarre, nursing, bottes siliconées (3)	5
	Total	100

Pour aller plus loin

Principaux items abordés

Item 88 – Pathologie des glandes salivaires

Item 90 – Déficit moteur et/ou sensitif des membres

Item 91 – Compression médullaire non traumatique et syndrome de la queue-de-cheval

Item 116 – Complications de l'immobilité et du décubitus. Prévention et prise en charge

Item 132 – Thérapeutiques antalgiques, médicamenteuses et non médicamenteuses

Item 295 – Tumeurs de la cavité buccale, nasosinusiennes et du cavum, et des voies aérodigestives supérieures

Références

ADL n° 30 – Cancer des voies aérodigestives supérieures – HAS – 2009

Mots clés

Cancer du plancher de bouche, ponction-biopsie hépatique, tétraplégie, allocation aux adultes handicapés.

Fiches de synthèse

Fiche de synthèse du cas clinique 1

Prise en charge de l'épistaxis de moyenne et grande abondance

Rechercher à l'interrogatoire

- Des facteurs favorisant un saignement : une hémopathie ou toute pathologie favorisant une hémorragie, locale ou générale, un traitement par anticoagulants ou par aspirine.
- Un traumatisme craniofacial.
- Des antécédents chirurgicaux récents (nez, sinus).
- Une HTA.

Évaluer l'importance de l'épistaxis

- Par l'interrogatoire :
  - hématémèse, méléna, malaises ;
  - quantification de la perte sanguine.
- Par la clinique
  - sueurs, pâleur, tachycardie, hypotension ;
  - saignement antérieur et postérieur.

Tarir l'hémorragie

- Rassurer le patient +++, position demi-assise dans une pièce fraîche.
- Contrôler la tension artérielle si elle est élevée.
- Faire moucher doucement le patient pour évacuer les caillots, pincer le nez, tête en avant, pendant 5 minutes.
- Compression digitale simple de l'aile du nez pendant 10 minutes.
- Si persistance du saignement et PA normale, réaliser un tamponnement antérieur par un méchage antérieur bilatéral. Surveillance une heure.
- Si persistance du saignement après une heure et PA bien contrôlée, tamponnement antéropostérieur à la sonde double ballonnet avec une analgésie efficace car très douloureux.
- Si persistance et patient stable, traitement endovasculaire : embolisation.
- Si persistance et patient instable, chirurgie par voie endonasale : coagulation des artères sphénopalatines ou, si insuffisant, ligature des artères ethmoïdales.

Surveillance

- Au moins une heure après le tarissement de l'hémorragie.
- Hospitalisation 24 heures des patients à risque.
- Consultation de contrôle à 48 heures pour traitement étiologique.

Méchage

Antibiothérapie : Augmentin® 48 heures si tamponnement antérieur prolongé ou tamponnement antéro-postérieur..

Fiche de synthèse du cas clinique 2

Cancer de la cavité buccale et des voies aérodigestives supérieures

Localisation	Cancer	Facteurs favorisants	Clinique	Examens complémentaires	
Cavité buccale	Carcinome épidermoïde	Tabagisme Alcoolisme	Glossodynie	Panendoscopie TDM IRM (si lésion au-dessus du larynx) Bilan dentaire, nutritionnel, cardiovasculaire	Sevrage
Oropharynx			Odynophagie		
Larynx			Dysphonie		
Hypopharynx			Dysphagie haute		
Cavum	UCNT	Géographique : Asie du Sud-Est, bassin méditerranéen, Alaska	Signes otologiques, rhinologiques, neurologiques	Pas de panendoscopie Marqueurs viraux EBV	
Ethmoïde	Adénocarcinome	Exposition professionnelle : travailleurs du bois	Signes rhinologiques, ophtalmologiques, neurologiques	Pas de panendoscopie PET-scan systématique	Maladie Professionnelle

EBV : Epstein Barr virus ; UCNT : *undifferentiated carcinoma of the nasopharynx*.

Principal signe clinique de révélation de tous ces cancers : adénopathie.

Fiche de synthèse du cas clinique 3

Clinique de la paralysie faciale périphérique

Différence avec paralysie faciale centrale :
- atteinte supérieure du visage ;
- pas de dissociation automatico-réflexe.

Signes cliniques

	Au repos	Aux mouvements volontaires
Partie supérieure	– Effacement des rides du front – Sourcil abaissé – Raréfaction du clignement – Élargissement de la fente palpébrale	– Impossibilité de relever le sourcil, de fermer l'œil – Signe de Charles-Bell – Signe de Souques – Pas de clignement à la menace
Partie inférieure	– Bouche attirée du côté sain – Ptose de la joue et chute de la commissure labiale – Effacement du sillon nasogénien	– Impossibilité de siffler et de gonfler les joues – Stase alimentaire – Signe du peaucier de Babinski

Signes extrafaciaux
- Œil sec.
- Troubles du goût des deux tiers antérieurs de la langue.
- Diminution de la sécrétion salivaire.
- Abolition du réflexe stapédien et hyperacousie douloureuse.
- Hypoesthésie de la zone de Ramsay-Hunt.

Chez les sujets comateux : manœuvre de Pierre-Marie et Foix.

Diagnostics différentiels
- Paralysie faciale centrale : atteinte de la partie inférieure du visage uniquement, dissociation automatico-volontaire.
- Paralysie du III extrinsèque : impossibilité d'ouvrir l'œil par déficit du releveur de la paupière : **urgence neurologique**.

Étiologies
- Idiopathique : la plus fréquente mais on doit éliminer toutes les autres avant de pouvoir poser ce diagnostic.
- Infectieuse : zona, Lyme, VIH, otogène.
- Traumatique : fracture du rocher, plaie de la parotide.
- Iatrogène.
- Tumorale.

Prise en charge – Traitement étiologique
- Corticothérapie **sauf** si suspicion de zona.
- Protection oculaire +++.

Fiche de synthèse du cas clinique 4

Syndrome vestibulaire

Clinique

- **Périphérique** = complet + harmonieux = tout dévie du même côté.
  - Déviation des index, signe de Fukuda, signe de Romberg.
  - **Sauf** le nystagmus qui bat du côté opposé !
- **Central** = incomplet + dysharmonieux = urgence neurologique jusqu'à preuve du contraire.
- Toujours rechercher en urgence :
  - un syndrome cérébelleux ;
  - un déficit des paires crâniennes ;
  - un traumatisme cervical, cervicalgie.
- Si positif : avis neurologique en urgence !
- Puis :
  - examen des tympans ;
  - syndrome cochléaire : perte auditive, acouphènes.
- Causes : fonction de la durée.

Durée	Causes
Secondes	– VPPB : la plus fréquente – Déclenché par manœuvre de Dix et Hallpike – Traité par manœuvre de Sémont
Heures	– Ménière : femme, angoissée – Surdité – Acouphène – Vertige – Unilatéral
Permanent	– Neurinome de l'acoustique = IRM de la fosse postérieure devant tout syndrome vestibulaire persistant pour l'éliminer – Atteinte vestibulaire ototoxique – Névrite vestibulaire

Traitement

- Symptomatique :
  - acétyl-leucine (Tanganil®) ;
  - Primpéran® car des nausées sont souvent associées au syndrome vestibulaire.
- Étiologique.

Fiche de synthèse du cas clinique 5

Indications de l'amygdalectomie

Chez l'enfant

- Angines à répétition : trois amygdalites par an pendant trois années consécutives, ou cinq amygdalites par an pendant deux années consécutives.
- Angine chronique : symptômes durant plus de trois mois.
- Récidive d'abcès périamygdalien.
- Syndrome d'apnées obstructives du sommeil par obstruction des voies aériennes supérieures.

Chez l'adulte

- Angines à répétition : trois amygdalites par an pendant trois années consécutives, ou cinq amygdalites par an pendant deux années consécutives.
- Angine chronique : symptômes durant plus de trois mois.
- Premier épisode d'angine compliquée : phlegmon, RAA…
- Tuméfaction unilatérale d'une amygdale suspecte de malignité.
- Syndrome d'apnées obstructives du sommeil par obstruction des voies aériennes supérieures.

Amygdalectomie

- Informations sur les risques d'hémorragie : surveillance et consignes de consultation en urgence.
- Sous anesthésie générale.
- Reprise de l'alimentation après contrôle des loges amygdaliennes.
- Alimentation lactée froide pendant 10 jours.
- Contre-indications : aliments piquants (miettes de pain, céréales…), aliments acides et aliments très chauds.
- Pas d'antibiothérapie systématique.
- Consultation de contrôle à J10.
- Accord parental si mineur.

Angine

Formes cliniques

- Érythémateuse.
- Érythématopultacée.
- Pseudo-membraneuse.
- Ulcéreuse.
- Vésiculeuse.

Traitement

- Ambulatoire sauf si dysphagie totale ou en cas de complications.
- Antibiothérapie : amoxicilline.
- Antalgiques.
- Bains de bouche.
- Alimentation froide.

Complications

- Phlegmon périamygdalien.
- Adénophlegmon.
- Glomérulonéphrite aiguë, rhumatisme articulaire aigu.

Fiche de synthèse du cas clinique 6

Mots clés du sevrage tabagique

Orienter : addictologue
Projet de soins personnalisé.

Évaluer
- La dépendance +++ : quantifier l'intensité de la consommation, test de Fagerström et taux de CO dans l'air expiré.
- La motivation personnelle.
- L'histoire du tabagisme : échecs de tentatives de sevrage.

Traiter
- Traitements pharmacologiques : seuls les traitements substitutifs à la nicotine et le bupropion sur le plan médicamenteux sont préconisés :
  - substituts nicotiniques : gomme, patch...pendant six à huit semaines ;
  - bupropion.
- Traitements non pharmacologiques :
  - thérapies cognitives et comportementales ;
  - prise en charge psychologique : entretien motivationnel ;
  - informations du patient et de l'entourage.

Suivre
- Pendant au moins six mois.
- La réussite du sevrage.
- Et aussi les échecs… sans culpabiliser le patient.
- Prévention des rechutes : dédramatiser les rechutes, évaluer les situations à risque.

Otite externe

- Signes fonctionnels : otalgie + otorrhée.
- **Signes cliniques** :
  - douleur à la traction du pavillon et à la pression du tragus ;
  - CAE inflammatoire, purulent et sténosé.
- **Prise en charge** :
  - Pop-oto-wick® : coton pour calibrer le conduit à enlever au bout de 48 heures ;
  - traitement antibiotique local ;
  - antalgiques.
- Otite externe + diabète = **danger** ! Risque d'otite externe maligne.

Fiche de synthèse du cas clinique 8

Conduite à tenir en cas de RGO

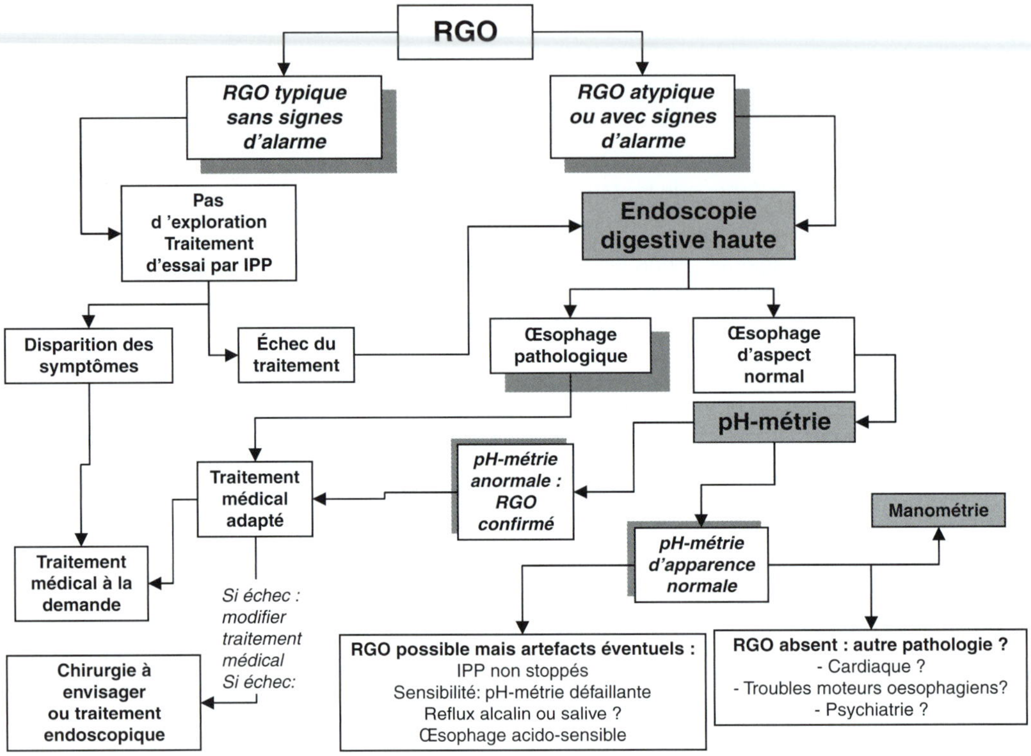

Fiche de synthèse du cas clinique 10

Relais antivitamine K (AVK)

Bien reconnaître la situation dans laquelle on se trouve :

- surdosage asymptomatique ;
- hémorragie grave ou non grave ;
- relais avant chirurgie ou acte invasif.

Pour surdosage asymptomatique

Mesures correctrices recommandées en fonction de l'INR mesuré INR mesuré et de l'INR cible.

INR mesuré	Que faire ?	
	INR cible entre 2 et 3	**INR cible entre 2,5 et 3,5 et 3,5 et 4**
Inférieur à 4	Rien	
4 à 6	Saut de prise	Rien
6 à 10	Saut de prise + vit K 1–2 mg *per os*	Saut de prise + avis spécialisé
Supérieur à 10	Saut de prise + vit K 5 mg *per os*	Avis spécialisé

Source : HAS. Prise en charge des surdosages en antivitamines K, des situations à risque hémorragique et des accidents hémorragiques chez les patients traités par antivitamines K en ville et en milieu hospitalier. 2008.

Contrôle de l'INR le lendemain et **éducation** (car probable mauvaise observance).

Pour hémorragie

- Urgence.
- Qualifier la gravité de l'hémorragie.
- Contrôle INR.
- Vit K IV.
- PPSB = complexe prothrombotique IV.
- Traitement local de l'hémorragie +++.
- Reprise des AVK lors du contrôle de l'hémorragie et de l'INR sous surveillance.
- Éducation.

Avant chirurgie ou acte invasif

- Actes responsables de saignements de faible intensité et aisément contrôlés, pouvant être réalisés sans interrompre les AVK = petite chirurgie.
- Actes programmés nécessitant l'interruption des AVK = grosse chirurgie.

ACFA sans antécédent embolique **MTEV* à risque modéré**	**Valves mécaniques (tout type)** **ACFA avec antécédent embolique** **MTEV à haut risque**
Arrêt des AVK sans relais 5 j avant l'intervention INR la veille ± vit K si INR > à 1,5 Relais par héparine à dose curative en postopératoire Reprise des AVK 24-48 h après en fonction du risque hémorragique	Arrêt des AVK avec relais par héparine 5 j avant l'intervention INR la veille ± vit K si INR > à 1,5 Relais par héparine à dose curative en postopératoire Reprise des AVK 24–48 h après en fonction du risque hémorragique

* METV : maladie thromboembolique veineuse.

Fiche de synthèse du cas clinique 11

Causes des adénopathies

Première étape : affirmer que c'est une adénopathie

- Éliminer une malformation vasculaire : caractère battant, avec *thrill* à la palpation et souffle à l'auscultation.
- Éliminer une origine thyroïdienne : ascension à la déglutition.

Deuxième étape : déterminer les caractéristiques cliniques de l'adénopathie

Inflammatoire			Non inflammatoire		
Aiguë	**Subaiguë**		Jeune : – Hodgkin – LMNH	Adulte (contexte alcool + tabac) Cancer	Sujet âgé : LLC
Adénite Adénophlegmon Porte d'entrée : – dentaire – otorhinopharyngée – cutanée	Unilatérale : – tuberculose – mycobactérie atypique – maladie des griffes du chat	Bilatérale : – MNI – toxoplasmose – sarcoïdose – VIH – syphilis			

MNI : mononucléose infectieuse ; LMNH : lymphome malin non hodgkinien ; LLC : leucémie lymphoïde chronique.

Troisième étape : déterminer les caractéristiques paracliniques de l'adénopathie

Bilan paraclinique :

- échographie ;
- TDM cervico-thoracique ;
- cytoponction ;
- cervicotomie exploratrice avec adénectomie (exérèse complète sans effraction capsulaire à l'inverse de la biopsie) et examen histologique extemporané permettant le diagnostic.

Fiche de synthèse du cas clinique 12

Nouvelles recommandations de l'antibiothérapie pour l'OMA de l'enfant

- Enfant de – 2 ans : antibiothérapie (ABT) systématique.
- Enfant de 2 ans : ABT si symptomatologie bruyante (fièvre élevée, otalgie intense; en pratique, tous les enfants venant consulter).

Première intention : amoxicilline 80–90 mg/kg/j en 2 à 3 prises quotidiennes

Durée :
- de 8 à 10 jours chez l'enfant de moins de 2 ans;
- de 5 jours après 2 ans.

Sauf :
- en cas de syndrome otite-conjonctivite (forte probabilité d'une infection à *Hæmophilus influenzæ*) → amoxicilline-acide clavulanique;
- en cas d'allergie vraie aux pénicillines sans allergie aux céphalosporines → cefpodoxime;
- en cas de contre-indication aux bêta-lactamines (pénicillines et céphalosporines) → érythromycine-sulfafurazole ou cotrimoxazole (triméthroprime-sulfaméthoxazole) avec contrôle otoscopique à 48 heures !

Si 1er échec : Augmentin® avec contrôle otoscopique à 48 heures !

Si 2e échec : paracentèse + ABT adaptée au germe retrouvé et à l'antibiogramme

Non recommandés :
- anti-inflammatoires non stéroïdiens à doses anti-inflammatoires et corticoïdes;
- gouttes auriculaires antibiotiques.

Tout cela associé à une éducation parentale !

Fiche de synthèse du cas clinique 13

Dénutrition

Personne âgée (plus de 70 ans)

Dénutrition	Dénutrition sévère
Perte de poids : ≥ 5 % en 1 mois, ou ≥ 10 % en 6 mois – Indice de masse corporelle : IMC < 21 – Albuminémie < 35 g/L – MNA global < 17	Perte de poids : ≥ 10 % en 1 mois ou ≥ 15 % en 6 mois – IMC < 18 – Albuminémie < 30 g/L

Personne jeune (moins de 70 ans)

Dénutrition
Perte de poids : ≥ 5 % en 1 mois, ou ≥ 10 % par rapport au poids de base – Indice de masse corporelle : IMC ≤ 17

Prise en charge

- Privilégier l'alimentation orale.
- Apports énergétiques : 30 à 40 kcal/kg/j.
- Apports protéiques : 1,2 à 1,5 g/kg/j.
- Conseils diététiques :
  - **augmenter** la fréquence des prises alimentaires ;
  - **augmenter** les produits riches en énergie et/ou en protéines et adaptés aux goûts du patient ;
  - **augmenter** l'aide au repas et l'**environnement favorable** ;
  - **diminuer la période de jeûne**.
- Alimentation enrichie.
- Compléments nutritionnels oraux.

Surveillance et réévaluation

Si échec : nutrition entérale (NE).
Si échec (ou impossibilité de NE) : nutrition parentérale.

Fiche de synthèse du cas clinique 14

Radiothérapie des cancers des voies aérodigestives supérieures (VADS)

Complications aiguës

- Cutanées.
- Radiomucite, xérostomie.
- Infections : stomatite, candidose, dentaire.
- Dysphonie, troubles de la déglutition, dysphagie.

Complications chroniques

- Xérostomie.
- Ostéoradionécrose de la mandibule.
- Complications dentaires.
- Limitation de l'ouverture buccale.
- Sténose carotidienne.
- Hypothyroïdie.
- Otite séreuse.
- Myélopathie post-radique.

Astuce : penser à toutes les structures anatomiques du cou, elles peuvent être toutes atteintes !

Prévention

- Bilan préthérapeutique : consultation stomatologique avec panoramique dentaire pour :
  - remise en état buccodentaire ;
  - confection de gouttières fluorées pour application quotidienne de fluor ;
  - bains de bouche quotidiens.
- Principes généraux de radiothérapie :
  - fractionnement ;
  - étalement ;
  - minimiser la zone irradiée par radiothérapie conformationnelle.

Fiche de synthèse du cas clinique 15

Surdité de l'enfant

Étapes du développement du langage

- Dès la naissance : réaction aux bruits.
- 3 mois : gazouillis.
- 4 mois : reconnaissance de son nom.
- 6 mois : imitation des sons et intonations.
- 10 mois : redouble les syllabes.
- 12 mois : premiers mots.
- 18 mois : vocabulaire de 50 mots et juxtaposition de 2–3 mots.
- 3 ans : utilisation du « je », fait des phrases, pose des questions.
- 5 ans : raconte des histoires, phrases complexes, parle sans déformer les mots.

Examen clinique

- Interrogatoire +++.
- Antécédents héréditaires.
- Grossesse.
- Maladies post-natales.
- Développement **psychomoteur.**

Examen otoscopique +++

Test de l'audition

- Dès la naissance : potentiels évoqués auditifs.
- Otoémission acoustique provoquée.
- À partir de 5 ans (en fonction du développement psychomoteur) : audiométrie tonale subjective.

Bilan orthophonique +++

Prise en charge

- Appareillage.
- Orthophonie +++.
- Prise en charge psychologique de l'enfant et de ses parents.

Fiche de synthèse du cas clinique 16

Causes de surdité

Surdité de transmission

- Otospongiose : ostéodystrophie de la capsule labyrinthique multifactorielle (génétique, virale, hormonale) entraînant une ankylose de l'étrier dans la fenêtre ovale.
- Séquelles d'otites.
- Aplasie de l'oreille.
- Bouchon.
- Traumatisme : fracture du rocher atteignant l'oreille moyenne.
- Infectieuse : otite moyenne aiguë, otite séromuqueuse, cholestéatome : présence dans l'oreille moyenne d'épithélium malpighien kératinisé ayant un potentiel d'érosion.
- Tumorale.

Surdité de perception

Unilatérale

- Surdité unilatérale brusque : **urgence**.
- Traitement : corticoïdes, vasodilatateurs…
- Traumatique : fracture atteignant l'oreille interne.
- Infectieuse : labyrinthite.
- Troubles pressionnels.
- Tumorale : neurinome de l'acoustique.

Bilatérale

- Génétique.
- Presbyacousie.
- Traumatique : origine professionnelle !
- Toxiques : aminosides !
- Furosémides.
- Cisplatine.
- Quinine.
- Rétinoïdes.

Fiche de synthèse du cas clinique 18

Traitement de l'angine aiguë à streptocoque du groupe A

Test de diagnostic rapide

- Chez les enfants de moins de 3 ans, les angines sont le plus fréquemment virales. Pour le faible nombre de cas d'angine bactérienne, aucun rhumatisme articulaire aigu (RAA) n'a été décrit chez les enfants de moins de 3 ans, donc le test est inutile.

Le StreptoTest® est utile et recommandé chez tous les enfants de plus de 3 ans et chez les adultes ayant un score de Mac Isaac supérieur ou égal à 2. Sa positivité doit faire prescrire une antibiothérapie tandis que sa négativité doit faire réaliser un prélèvement pour culture bactériologique dans une population à haut risque de RAA (antécédents personnels de RAA, patients entre 5 et 25 ans, soit ayant voyagé en zone d'endémie, soit en situation sociale précaire vivant en collectivité, soit ayant des antécédents multiples d'angine à streptocoque β-hémolytique du groupe A [SBHA]).

- Chez l'enfant de plus de 3 ans : TDR systématique.
- Chez l'adulte : TDR à réaliser si le score de Mac Isaac est supérieur à 2.

Traitement

- En première intention : amoxicilline par voie orale :
  - 50 mg/kg et par jour chez l'enfant ;
  - 2 g/j chez l'adulte ;
  - 2 prises par jour et pour une durée de 6 jours.
- En cas d'allergie vraie aux pénicillines sans allergie aux céphalosporines (situation la plus fréquente) : céphalosporines de 2e et 3e générations par voie orale :
  - chez l'enfant : cefpodoxime ;
  - chez l'adulte : céfuroxime-axétil ou cefpodoxime ou céfotiam.
- En cas de contre-indication à l'ensemble des bêta-lactamines (pénicillines et céphalosporines) : macrolides (ayant une durée de traitement raccourcie validée par l'AMM) : azithromycine, clarithromycine ou josamycine.
- Pas d'AINS.
- Pas de corticoïdes.

Score clinique de Mac Isaac.

Critères	Points
Température > 38 °C	+ 1
Absence de toux	+ 1
Adénopathie(s) cervicale(s) antérieure(s) douloureuse(s)	+ 1
Augmentation de volume ou exsudat amygdalien	+ 1
Âge : 3 à 14 ans	+ 1
15 à 44 ans	0
≥ 45 ans	– 1

Fiche de synthèse du cas clinique 24

Fracture du rocher

Clinique

- Otorragie.
- Otorrhée de liquide céphalorachidien (LCR).
- Hémotympan.
- Ecchymose rétro-auriculaire.
- Paralysie faciale périphérique qui peut être :
  - immédiate par section ou écrasement ;
  - secondaire d'origine inflammatoire.
- Syndrome cochléovestibulaire : surdité, vertige.

Un examen complémentaire : TDM des rochers en coupes fines.

- Lésion : transversale, translabyrinthique, longitudinale, extralabyrinthique avec/sans lésion du nerf facial.

Prise en charge

- Prise en charge = prise en charge des traumatisés craniofaciaux.
- **Urgence** = atteinte cérébrale et ophtalmologique à rechercher et à traiter !
- Examen qui doit être **économe** :
  - exobuccal : nez ;
  - crâne : céphalées ;
  - ophtalmologique ;
  - neurologique ;
  - massif facial : douleurs, marche d'escalier, déformations ;
  - endobuccal : plaie, état dentaire, saignement postérieur.

Traitement

- SAT-VAT (car sûrement associé à une plaie).
- Traitement des plaies : lavage, parage et suture.
- Traitement spécifique :
  - si PFP immédiate : intervention chirurgicale exploratrice et réparatrice ;
  - si PFP secondaire : corticothérapie ± décompression dans un second temps.

Ne pas oublier le **certificat médical initial** (car on peut supposer que la fracture du rocher surviendra dans un accident de la voie publique (AVP) ou un délit) !

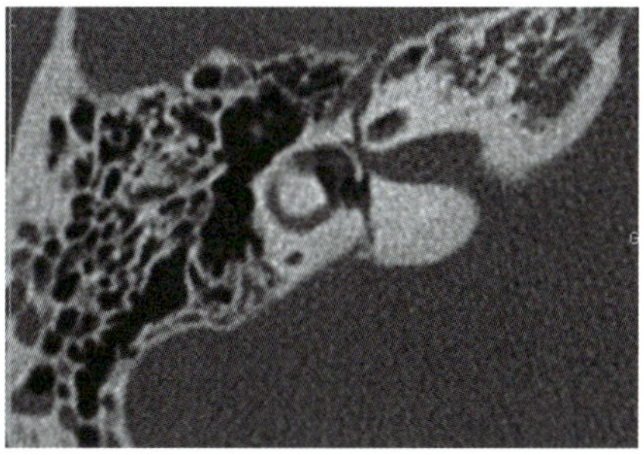

Figure 45. **Fracture du rocher droit.**

Fiche de synthèse du cas clinique 25

Œdème palpébral

- Unilatéral ? Ou bilatéral ?
- Inflammatoire ?

Classement topographique des étiologies

- Œil :
  - blépharite : toute la rangée du bord libre de la paupière est rouge, irritée, avec un aspect parfois croûteux agglutinant les cils ;
  - conjonctivite : rougeur conjonctivale sans baisse d'acuité visuelle avec larmoiement et blépharospasme ;
  - chalazion : granulome inflammatoire développé sur une glande de Meibomius engorgée au sein du tarse, par occlusion de l'orifice au niveau de la partie postérieure du bord libre. L'évolution se fait souvent vers l'enkystement entraînant une voussure indurée faisant bomber la peau ;
  - orgelet : furoncle du bord libre de la paupière centré sur un bulbe pileux. La douleur peut être vive, la rougeur localisée se surmonte d'un point blanc de pus qui perce après quelques jours ;
  - piqûre d'insecte ;
  - réaction allergique locale ;
  - zona : vésicules cutanées, **urgence** fonctionnelle.
- Orbite :
  - ethmoïdite : rhinorrhée purulente qui devient unilatérale ou prédomine d'un côté, fièvre égale ou supérieure à 38,5 °C, céphalées surtout périorbitaires, œdème palpébral inflammatoire qui siège au début au niveau de l'angle interne de la paupière supérieure ;
  - cellulite orbitaire ;
  - thrombose du sinus caverneux.
- Systémique :
  - syndrome néphrotique : œdème palpébral bilatéral prédominant au lever ;
  - hyperthyroïdie.

Fiche de synthèse du cas clinique 26

Complications des otites moyennes

Il existe deux types d'otites moyennes :

- la forme aiguë : trois stades :
  - otite congestive = pas d'antibiothérapie,
  - otite collectée = antibiothérapie,
  - otite perforée = antibiothérapie ;
- la forme chronique : évoluant depuis plus de 3 mois.

Complications d'otites moyennes

Elles sont plus souvent dues aux otites moyennes chroniques.

- Au niveau de l'oreille :
  - tympanosclérose ;
  - perforation ;
  - atélectasie (collapsus) de la caisse du tympan qui aboutit à la rétraction de la membrane tympanique ;
  - fibroadhésion : comblement de la caisse par du tissu fibreux ;
  - cholestéatome : présence dans l'oreille moyenne d'épithélium malpighien kératinisé ayant un potentiel de desquamation, de migration et d'érosion.
- Au niveau des structures anatomiques de voisinage :
  - mastoïdite ;
  - paralysie faciale périphérique : atteinte du VII dans la pyramide pétreuse ou dans la mastoïde ;
  - labyrinthite ;
  - méningite ;
  - abcès cérébral ou empyème ;
  - thrombophlébite du sinus latéral.

Fiche de synthèse du cas clinique 28

Lire un audiogramme

Il existe deux types d'audiogramme :
- audiogramme tonal ;
- audiogramme vocal.

Audiogramme tonal

Il nécessite la coopération du patient : il n'est pas réalisable chez un enfant de moins de 4 ans, un déficient intellectuel et des personnes avec des troubles de la conscience.

Modalités de l'examen : dans une cabine insonorisée, une série de huit sons purs compris entre 125 et 8 000 Hertz avec variation de l'intensité est pratiquée. Pour chaque oreille, deux seuils de détection sont testés :
- conduction aérienne (CA) ;
- conduction osseuse (CO).

Analyser les deux oreilles :
- atteinte unilatérale ou bilatérale ;
- atteinte symétrique ou asymétrique.

Résultats
  - Courbes accolées : Rinne positif : surdité de perception.
  - Courbes non accolées pour toutes les fréquences : Rinne négatif : surdité de transmission.
  - Courbes non accolées pour une partie des fréquences avec baisse de la CA : surdité mixte.
- Préciser les fréquences les plus atteintes :
  - fréquences aiguës : presbyacousie ;
  - fréquences graves : maladie de Ménière.
- Préciser la profondeur de l'atteinte :
  - perte de 0 à 20 dB : audition normale, subnormale ;
  - perte de 20 à 40 dB : déficience légère ;
  - perte de 40 à 60 dB ou plus : déficience à appareiller.

Audiogramme vocal

Série de listes de dix mots à des intensités croissantes. Le pourcentage de mots correctement perçus par série permet d'établir une courbe :
- *intelligibilité* : intensité avec laquelle 50 % des mots d'une liste sont compris ;
- *discrimination* : pourcentage de mots compris à une intensité 35 dB supérieure à celle de l'intelligibilité.

Examen subjectif qui permet d'évaluer le retentissement de la surdité. Troubles d'intelligibilité dans la presbyacousie.

Fiche de synthèse du cas clinique 29

Causes de céphalées

Items soulignés : les urgences à éliminer.

Céphalées aiguës

- Avec fièvre :
  - méningite ;
  - sinusite aiguë.
- Sans fièvre :
  - hémorragie méningée ;
  - hypertension intracrânienne aiguë ;
  - ischémie ou hémorragie cérébrale ;
  - dissection d'une artère cervicale (cervicalgie associée) ;
  - poussée d'hypertension artérielle ;
  - glaucome aigu à angle fermé ;
  - première crise de migraine.

Céphalées subaiguës d'aggravation progressive

- Maladie de Horton.
- Thrombophlébite cérébrale.
- Méningite subaiguë.

Céphalées chroniques

- Continues :
  - céphalées dites de tension (psychogènes) ;
  - céphalées post-traumatiques (syndrome des traumatisés) ;
  - céphalées par abus d'antalgiques ;
  - cervicalgies chroniques ;
  - céphalées d'origine diverse (hyperviscosité sanguine, insuffisance respiratoire...).
- Par accès successifs avec intervalles libres :
  - migraine, de loin la cause la plus fréquente +++ ;
  - malformation artérioveineuse ;
  - névralgie d'Arnold ;
  - céphalées essentielles diverses (céphalées d'effort, de toux, coïtales).

Examen d'urgence à réaliser devant une céphalée

Moyen mnémotechnique : « Ne faut pas arrêter le temps trop tôt. »

- Ne : signes de localisation neurologique.
- Faut : FO : fond d'œil.
- Pas : PA : pression artérielle.
- Ar : examen de l'artère carotidienne.
- Rê : raideur méningée.
- Ter : température.
- Temps : examen de l'artère temporale.
- Trop : traumatisme à rechercher.
- Tôt : TO : tonus oculaire.

Fiche de synthèse du cas clinique 30

Neurinome de l'acoustique

Noms

- Neurinome de l'acoustique.
- Schwannome de la VIIIe paire.

Clinique : signes unilatéraux

- Surdité de perception d'apparition progressive.
- Acouphènes.
- Troubles de l'équilibre.
- Paralysie faciale périphérique (PFP).
- Syndrome cérébelleux (à un stade avancé).
- Syndrome vestibulaire.
- Hypoesthésie cornéenne.

Toutes les surdités unilatérales progressives nécessitent une IRM de l'angle pontocérebelleux.

Examens complémentaires

- Audiométrie tonale et vocale : surdité de perception avec intelligibilité effondrée.
- Potentiels évoqués auditifs : atteinte rétrocochléaire, donc allongement des latences.
- Épreuve calorique et otolithique : déficit vestibulaire unilatéral.
- IRM du conduit auditif interne-fosse postérieure avec injection de gadolinium : le neurinome apparaît comme une masse inhomogène mais bien limitée et qui flashe en séquence T2.

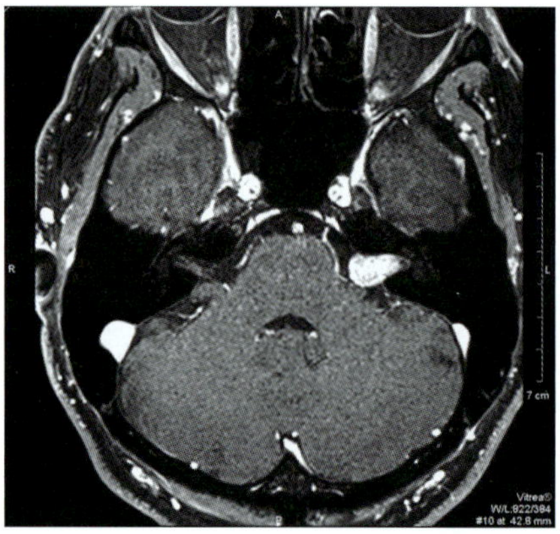

Figure 46.

Traitement

- Chirurgical.
- Radiothérapie.

Fiche de synthèse du cas clinique 31

Lire l'imagerie de l'ECN

- Premier conseil : si vous avez l'impression de ne pas connaître cette imagerie, c'est que personne ne la connaît, les points seront donnés sur des mots clés simples.
- Deuxième conseil : si vous ne trouvez rien d'anormal sur l'examen, c'est que l'examen est normal ! En général, à l'ECN, les anomalies sont très évidentes.

Partir du général vers le plus particulier.
La description d'une imagerie à l'ECN revient en réalité à faire un compte rendu de radiologue (alors lisez-en) !

- **Présenter le type d'examen et comment il est réalisé** : TDM, avec/sans injection, en position debout, couchée, IRM, séquences.
- **Décrire l'examen**, c'est-à-dire dire ce que l'on voit et aussi ce que l'on ne voit pas (les signes absents qui pourraient être là).

Pour être systématique, partez des signes les plus évidents qui vont faire votre diagnostic jusqu'aux détails (qui ne seront probablement pas cotés mais que vous devez décrire tout de même).

- **Conclure** : émettre des hypothèses diagnostiques.

N'oubliez pas :

- la structure anatomique atteinte ;
- le côté ;
- les éventuelles complications associées.

CHAPITRE
6

QCM corrigés

QCM – Anatomie

QCM 1

Réponse : D
Le nerf laryngé supérieur passe sur le bord externe et puis postérieur des lobes thyroïdiens.
Si l'un des deux est lésé, cela entraîne une dysphonie.
Si les deux sont lésés, cela peut entraîner une insuffisance respiratoire (les cordes vocales en position rapprochées ferment le larynx) conduisant à faire une trachéotomie.

QCM 2

Réponses : A, E
Le nerf facial passe au sein de la parotide.
Comme le nerf mentonnier est la troisième branche du nerf facial, il peut également être lésé.

QCM 3

Réponses : B, C, E
C'est surtout lors du curage qu'il est possible de léser :

- le XI : limite supérieure et externe du curage ;
- le XII ;
- le nerf mentonnier : partie supérieure du curage.

Le nerf laryngé supérieur peut être lésé mais cela importe peu dans le cas d'une laryngectomie car il ne servira plus.

QCM 4

Réponses : A, C, E
Seules les chirurgies otologiques au niveau des deuxième et troisième portions intrapétreuses exposent à un risque de lésion du nerf facial.
L'exérèse d'un neurinome de l'acoustique expose à une lésion au niveau de l'angle pontocérébelleux ou du méat auditif interne.
La parotidectomie est une chirurgie à haut risque de lésion du nerf facial.

QCM 5

Réponse : D
Les lésions de nerf de la corde du tympan (ou nerf intermédiaire de Wrisberg ou VII bis) sont responsables de troubles du goût des deux tiers antérieurs de l'hémilangue homolatérale et d'un déficit sécrétoire des glandes salivaires sous-mandibulaires.
La plupart des patients se plaignent de goûts fantômes (le plus souvent amers ou métalliques) ; les deux tiers antérieurs de leur langue ne perçoivent alors plus aucune saveur.

QCM 6

Réponses : B, C, F

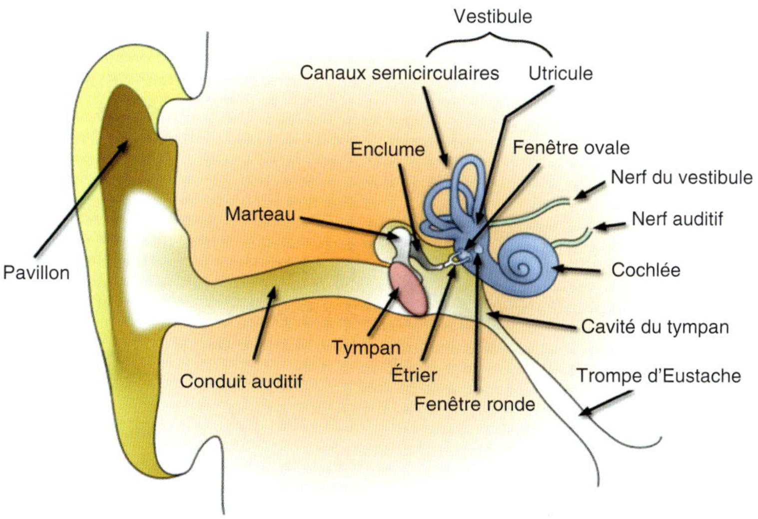

Figure 47.

QCM 7

Réponses : B, D

QCM 8

Réponses : A, C, D
Les rapports du sinus ethmoïde sont :

- les orbites qui sont latérales ;
- la cavité nasale médialement et en bas ;
- l'endocrâne en haut.

C'est le sinus sphénoïdal qui est en rapport avec l'hypophyse.

QCM 9

Réponses : A, C, D, F
Les rapports des sinus sphénoïdaux sont :

- la cavité nasale, en avant ;
- le nerf optique ;
- l'artère carotide interne ;
- le sinus caverneux ;
- l'endocrâne en dehors ;
- l'hypophyse en haut.

QCM 10

Réponses : B, C, D
Les cordes vocales et les aryténoïdes sont des éléments du larynx.
Les végétations adénoïdes se trouvent dans le nasopharynx.
Les amygdales linguales et palatines sont contenues dans l'oropharynx.

QCM 11

Réponses : A, C, D, E, F
Le nerf facial assure en effet la transmission du son par l'intermédiaire d'une innervation motrice du muscle de l'étrier.

Grille d'évaluation QCM – Anatomie

N°	Réponses	Points
1	D (5)	5
2	A (5), E (5)	10
3	B (4), C (4), E (2)	10
4	A (3), C (2), E (5)	10
5	D (5)	5
6	B (4), C (3), F (3)	10
7	B (5), D (5)	10
8	A (4), C (2), D (4)	10
9	A (3), C (3), D (2), F (2)	10
10	B (4), C (3), D (3)	10
11	A (2), C (2), D (2), E (2), F (2)	10
	Total	100

QCM – Sémiologie

QCM 12

Réponses : C, D, E
La dysphagie d'origine ORL présente les caractéristiques suivantes :

- siège : au-dessus de la fourchette sternale ;
- prédominant pour les solides ;
- associée à une déglutition répétée d'une même bouchée et des reliquats alimentaires buccopharyngés.

Le pyrosis accompagne les dysphagies d'origine œsophagienne.

QCM 13

Réponses : A, D, E, F
C'est la triade de la dyspnée laryngée : inspiratoire, avec bradypnée et cornage.
Le cornage et le stridor sont des bruits laryngés caractéristiques.
La dyspnée trachéale est aux deux temps inspiratoire et expiratoire.
La dyspnée bronchio-alvéolaire (asthme) est expiratoire.

QCM 14

Réponses : B, D
La PFP atteint les parties inférieure et supérieure du visage avec impossibilité de relever le sourcil, signe de Souques et signe de Charles-Bell.
Dans la PFC, il y a une dissociation automatico-volontaire avec persistance des mouvements réflexes.

QCM 15

Réponse : A
Dans un syndrome vestibulaire périphérique complet et harmonieux, le nystagmus a un sens controlatéral à la lésion.
Si un patient présente une névrite vestibulaire droite : il aura un syndrome vestibulaire périphérique droit (déviation des index, test de Fukuda et marche déviant à droite) et un nystagmus gauche (dont la secousse rapide va vers la gauche et la secousse lente vers la droite).

QCM 16

Réponses : A, D
Voir la fiche de synthèse du cas clinique 15, p. 124

QCM 17

Réponses : A, F
L'atteinte uniquement de la partie supérieure du visage et la dissociation automatico-volontaire sont des signes de paralysie faciale centrale.

L'impossibilité d'ouvrir l'œil et la mydriase aréactive sont des signes de paralysie du III.
Voir la fiche de synthèse du cas clinique 3, p. 116

QCM 18

Réponses : A, C, F
Le test de Weber consiste à appliquer un diapason sur le front du patient et à lui demander où entend le son : « au milieu, à droite ou à gauche ».
Le moyen mnémotechnique est WTA : Weber transmission côté atteint.
Dans la surdité de transmission, le Weber est latéralisé du côté atteint.
Dans la surdité de perception, c'est le contraire : il est latéralisé du côté de l'oreille saine.
Le test de Rinne consiste à appliquer un diapason sur la mastoïde puis devant l'oreille et à demander quel bruit le patient perçoit le plus fort.
Le test de Rinne est positif quand le patient entend mieux par conduction osseuse que par conduction aérienne ; c'est le cas dans les surdités de transmission (puisque l'oreille est « bouchée »).
Dans les surdités de perception, le test de Rinne est négatif ou nul (puisque c'est l'oreille interne qui est atteinte).
De même, sur l'audiométrie, dans les surdités de transmission, la conduction osseuse sera meilleure que la conduction aérienne.

	Surdité de transmission	**Surdité de perception**
Test de Weber	Latéralisé du côté atteint	Latéralisé du côté sain
Test de Rinne	Positif	Négatif ou nul
Audiogramme	CO supérieure à la CA	CO et CA accolées

QCM 19

Réponses : B, D
Les courbes aérienne et osseuse sont accolées.

QCM 20

Réponses : C, D, F
La presbyacousie donne une surdité de perception bilatérale et symétrique.
L'otospongiose et le cholestéatome donnent une surdité de transmission.
Une fracture du rocher translabyrinthique peut donner une surdité de perception.

QCM 21

Réponses : B, C, E
Les signes cliniques devant faire suspecter une fracture du rocher sont :
- l'ecchymose rétro-auriculaire ;
- l'otorragie ;
- l'hémotympan.

Lors d'une fracture du rocher, la PFP n'est pas systématique.

QCM 22

Réponses : D, E, F
Une adénopathie est suspecte si elle présente les caractéristiques suivantes :
- non inflammatoire ;
- non douloureuse ;
- dure ;
- oblongue ;
- fixée par rapport au plan superficiel et au plan profond ;
- de taille supérieure à 3 cm.

QCM 23

Réponse : B
Les caractéristiques d'un VPPB sont : vertige de courte durée (quelques secondes), à caractère positionnel.
À l'examen, l'examen neurologique est normal, il n'y a pas de syndrome vestibulaire en dehors des crises.
Le vertige est déclenché par la manœuvre de Dix et Hallpike.
La manœuvre de Sémont est la manœuvre libératoire : elle consiste à retourner rapidement la cupule et le canal semicirculaire postérieur pour disperser les débris d'otolithes. Après avoir repéré le côté atteint, on couche le malade de l'autre côté, dans un mouvement ample et rapide, en le tenant fermement.

QCM 24

Réponse : C

QCM 25

Réponses : A, C, E
La danse des tendons à la station debout et la dissymétrie appartiennent au syndrome cérébelleux.
La marche talonnante appartient au syndrome proprioceptif.

QCM 26

Réponses : B, D, E

QCM 27

Réponses : C, D
Les vertiges, nystagmus et déviation des index appartiennent au syndrome vestibulaire.

QCM 28

Réponses : A, B, C, D

Le nerf récurrent fait sa récurrence à gauche au niveau de la crosse de l'aorte, il peut donc être lésé lors des chirurgies thoraciques.

Les étiologies des immobilités laryngées sont :

- causes tumorales (cancers bronchiques et médiastinaux, cancer de l'œsophage, métastases et cancer de la thyroïde);
- causes traumatiques chirurgicales (chirurgie thyroïdienne, vertébrale, carotidienne, basicrânienne, cervicale, thoracique et cardiaque);
- causes traumatiques non chirurgicales d'immobilité laryngée : elles existent, mais il ne s'agit le plus souvent pas de paralysies mais de cause mécanique : traumatisme direct au cours de l'intubation (luxation et subluxation aryténoïdiennes) ou par intubation prolongée pour réanimation;
- idiopathiques;
- causes neurologiques (rares).

QCM 29

Réponses : A, C, D

Le nerf récurrent fait sa récurrence à droite sous l'artère sous-clavière.

Grille d'évaluation QCM – Sémiologie

N°	Réponses	Points
12	C (2), D (2), E (1)	5
13	A (2), D (1), E (1), F (1)	5
14	B (3), D (2)	5
15	A (5)	5
16	A (3), D (3)	6
17	A (3), F (3)	6
18	A (2), C (2), F (2)	6
19	B (3), D (3)	6
20	C (2), D (2), F (2)	6
21	B (2), C (2), E (2)	6
22	D (2), E (2), F (2)	6
23	B (5)	5
24	C (5)	5
25	A (2), C (2), E (2)	6
26	B (2), D (2), E (2)	6
27	C (3), D (3)	6
28	A (1), B (2), C (1), D (1)	5
29	A (2), C (1), D (2)	5
	Total	100

QCM – Prise en charge

QCM 30

Réponses : C, D

Dans les dix jours suivant une amygdalectomie, l'alimentation recommandée est une alimentation lactée froide. Tous les aliments pouvant entraîner une effraction de la muqueuse sont déconseillés : croûte de pain, gâteaux… De plus, les aliments acides (vinaigrette, jus de citron) et les aliments chauds sont également déconseillés car ils fragilisent la muqueuse.

QCM 31

Réponses : A, D, E, F

Les risques d'une thyroïdectomie totale sont :

- la lésion, exérèse ou dévascularisation des glandes parathyroïdes entraînant une hypocalcémie nécessitant un traitement de substitution à vie;
- la lésion des nerfs laryngés supérieurs pouvant entraîner, si un seul nerf est touché, une dysphonie, si les deux sont touchés, une insuffisance respiratoire avec nécessité d'une trachéotomie.

Le nerf XI est plus latéral et n'encourt un risque de lésion que dans les curages cervicaux.

QCM 32

Réponses : A, B, C, E

On recherche :

- une hypocalcémie : paresthésies des doigts, crampes répétées des membres;
- une hypothyroïdie par déficit de substitution : asthénie, constipation, ralentissement;
- une paralysie récurentielle (dysphonie).

Il n'y a pas de risque de lésion du nerf facial lors des thyroïdectomies totales.

QCM 33

Réponses : C, D

Le dosage de la TSH ne se fait qu'à distance de l'intervention (six semaines) pour contrôler l'absence de sur- ou sous-dosage en hormones thyroïdiennes.

La calcémie est dosée à J1 et J2 avec recherche de signes cliniques d'hypocalcémie. Le traitement substitutif ne sera prescrit qu'en cas d'hypocalcémie avérée. Le Lévothyrox® est débuté en postopératoire immédiat à la dose de 1 μm/kg.

QCM 34

Réponses : B, E

Les techniques d'audiométrie tonale subjective chez l'enfant sont utilisables chez l'enfant à partir de 5 ans en prenant également en compte l'absence de troubles psychologiques et de l'attention.

QCM 35

Réponses : B, C, D

- Hospitalisation pour traitement intraveineux.
- Traitement médical.
- Corticothérapie IV.
- Vasodilatateurs.
- Soluté hypertonique (mannitol).
- Repos auditif +++.
- Relais par traitement *per os*.
- Surveillance par audiogramme régulier.

Une IRM de contrôle, pour éliminer un neurinome, sera réalisée à distance.

QCM 36

Réponse : C

Le principal symptôme à surveiller est le saignement. Tout crachat sanglant doit faire consulter aux urgences le plus rapidement possible.

Il y a encore chaque année des morts par hémorragie post-amygdalectomie.

Durant les dix jours suivant l'intervention, le régime doit être lacté et froid avec réintroduction progressive des autres aliments.

QCM 37

Réponse : C

C'est le temps nécessaire pour que l'œdème ait bien diminué et que l'os ne soit pas encore consolidé. Au bout de dix jours, on considère que l'os est consolidé et que l'intervention risque d'être un échec.

QCM 38

Réponse : F

- Nécessité d'une trachéoSTOMIE à vie.
- Possibilité de parler par plusieurs méthodes :
  - voix œsophagienne ;
  - mise en place d'une prothèse phonatoire.
- Possibilité de reprendre une alimentation par la bouche au bout de quelques jours après l'intervention et après un test au bleu ayant montré l'absence de fuites entre le pharynx et le trachéostome.

Le traitement chirurgical ne contre-indique pas la radiothérapie adjuvante, en cas de marges de résection insuffisantes ou de curage positif.

QCM 39

Réponses : B, D, E

La cicatrice ne doit pas être exposée au soleil pendant un an ! Pour cela, il faut la couvrir avec une écharpe et mettre de l'écran total.

Le massage régulier de celle-ci permet d'accélérer la cicatrisation : il peut être fait par le patient lui-même ou par un kinésithérapeute.

L'ablation des fils au niveau des cicatrices cervicales se fait environ à J10.

QCM 40

Réponses : B, C, D

La rééducation orthophonique doit être le plus précoce possible ainsi que la mise en place de la prothèse ou de l'implant.

Le suivi psychologique est essentiel face à ce handicap, parfois mal vécu, aussi bien pour l'enfant que pour les parents.

Grille d'évaluation QCM – Prise en charge

N°	Réponses	Points
30	C (5), D (5)	10
31	A (3), D (2), E (2), F (3)	10
32	A (3), B (2), C (3), E (2)	10
33	C (5), D (5)	10
34	B (3), E (2)	5
35	B (3), C (3), D (4)	10
36	C (10)	10
37	C (5)	5
38	F (10)	10
39	B (4), D (2), E (4)	10
40	B (3), C (3), D (4)	10
	Total	100

QCM – Diagnostic

QCM 41

Réponses : B, C

La presbyacousie est une surdité de perception touchant la cochlée sans atteinte rétrocochléaire, prédominant dans les fréquences aiguës.

Le réflexe stapédien est donc conservé.

Toute asymétrie marquée entre les deux oreilles doit faire rechercher une autre cause.

QCM 42

Réponses : B, C, D, E

La triade diagnostique de la maladie de Ménière est :

- vertige par crises, durant de 30 minutes à quelques heures ;
- acouphènes ;
- surdité de perception prédominant sur les basses fréquences disparaissant en quelques semaines après la crise.

Il n'y a pas de céphalées et l'examen neurologique est normal. Toutes céphalées (en particulier une nuchalgie) doivent faire rechercher une autre cause.

QCM 43

Réponses : C, D
Le neurinome de l'acoustique provoque une surdité par atteinte du nerf auditif, c'est donc une surdité de perception, rétrocochléaire (atteinte du réflexe stapédien), unilatérale, d'apparition progressive.

QCM 44

Réponses : B, C, E
Dans l'otospongiose, le tympanogramme est normal.
La diminution de l'intelligibilité avec discordance entre audiogramme tonal et vocal se retrouve dans la presbyacousie.

QCM 45

Réponses : A, C, D
La présence de deux au moins des trois critères majeurs suivants :

- la persistance ou l'augmentation des douleurs sinusiennes infra-orbitaires malgré un traitement symptomatique (antalgique, antipyrétique, décongestionnant) prescrit pendant au moins 48 heures;
- le type de la douleur :
  - son caractère unilatéral,
  - et/ou son augmentation quand la tête est penchée en avant,
  - et/ou son caractère pulsatile,
  - et/ou son acmé en fin d'après-midi et la nuit;
- l'augmentation de la rhinorrhée et l'augmentation de la purulence de la rhinorrhée. Ce signe a d'autant plus de valeur qu'il devient unilatéral.

Les critères mineurs sont :

- la fièvre qui persiste au troisième jour d'évolution;
- l'obstruction nasale, les éternuements, la gêne pharyngée, la toux, s'ils persistent au-delà des quelques jours d'évolution habituelle de la rhinopharyngite.

QCM 46

Réponse : D
C'est la cause la plus fréquente et la plus urgente à éliminer : rechercher un syndrome de pénétration, nasofibroscopie…

QCM 47

Réponses : B, C, E, F
La diphtérie et la mononucléose infectieuse donnent des angines pseudo-membraneuses.
Les autres étiologies de l'angine ulcéronécrotique sont (plus rares) agranulocytose et hémopathie.

QCM 48

Réponses : A, D, F
La triade qui compose le syndrome de Widal est : polypose nasosinusienne, asthme, intolérance à l'aspirine.

QCM 49

Réponse : E
Le diagnostic de fracture des OPN est avant tout clinique.
En effet, la sensibilité de la radiographie des OPN est faible et il ne convient pas de réaliser une TDM pour toutes les suspicions de fracture deww
À la palpation, on recherche, une déviation de la cloison avec un enfoncement de la pyramide nasale.

QCM 50

Réponse : A
Le diagnostic de l'otite externe est clinique.
Les examens radiologiques et biologiques ne sont demandés qu'en cas de risque d'otite externe maligne.
Le tympan mat et épaissi est un signe clinique d'otite moyenne aiguë.

QCM 51

Réponses : C, E

Grille d'évaluation QCM – Diagnostic

N°	Réponses	Points
41	B (5), C (5)	10
42	B (3), C (3), D (2), F (2)	10
43	C (5), D (5)	10
44	B (4), C (2), E (4)	10
45	A (3), C (4), D (3)	10
46	D (5)	5
47	B (3), C (3), E (2), F (2)	10
48	A (4), D (3), F (3)	10
49	E (5)	5
50	A (10)	10
51	C (5), E (5)	10
	Total	100

QCM – Urgence

QCM 52

Réponses : B, C, E
Face à un vertige, il convient de toujours réaliser un examen neurologique complet pour rechercher une étiologie centrale dont les principaux signes d'alerte sont :

- un syndrome cérébelleux : adiadococinésie, hypermétrie, dissymétrie ;
- une atteinte des autres paires crâniennes ;
- des céphalées qui sont absentes dans un vertige d'origine périphérique.

Ces symptômes sont des signes d'alerte qui doivent faire demander un avis neurologique en urgence et une imagerie cérébrale.

QCM 53

Réponses : A, C, D

Le méchage est associé à une antibiothérapie.

Le tamponnement antéropostérieur est très douloureux et nécessite donc des antalgiques de palier 3 de type opioïdes.

L'arrêt des saignements doit s'associer à une prise en charge de la cause de l'épistaxis.

L'arrêt ou la diminution des anticoagulants ne peut se faire qu'après discussion avec le cardiologue et analyse du rapport bénéfice/risque du traitement.

QCM 54

Réponse : B

Car il y a un risque de nécrose de cloison lié à l'hématome qui nécessite un drainage urgent.

La réduction de fracture des OPN se programme à J8 du traumatisme.

L'œdème sous-orbitaire uni- ou bilatéral est fréquent dans les traumatismes du nez (par diffusion de l'hématome).

QCM 55

Réponses : A, C, D, E, F

Tous les patients victimes d'un traumatisme du rocher sont des traumatisés crâniens et nécessitent donc un bilan neurologique complet.

Le bilan d'une fracture du rocher doit comporter de façon systématique quatre éléments :

- rechercher une paralysie faciale : par le testing musculaire de Georges-Freyss chez les patients conscients, par une manœuvre de Pierre-Marie et Foix chez les patients inconscients ;
- rechercher une atteinte auditive par une acoumétrie qui est effectuée au plus tôt et analysée en fonction des données de l'examen otoscopique ;
- rechercher une atteinte vestibulaire : vertiges, nystagmus ;
- rechercher une fuite de liquide cérébrospinal : les lésions de l'étage moyen de la base du crâne peuvent entraîner aussi bien des rhinorrhées cérébrospinales que des otorrhées. Les deux sont donc à rechercher.

QCM 56

Réponses : A, B, D

L'audiogramme permet de poser le diagnostic.

L'IRM (qui se fait à distance de l'épisode aigu) permet d'éliminer un neurinome.

La NFS permet de rechercher un syndrome inflammatoire.

QCM 57

Réponses : B, D, E

QCM 58

Réponses : A, B, C, E

Le traitement chirurgical en urgence est indiqué seulement en cas de PFP immédiate : risque de rupture nerveuse.

La corticothérapie a un effet anti-inflammatoire efficace pour une décompression du nerf dans les PFP d'apparition secondaire.

La fracture du rocher peut créer une brèche méningée : l'antibiothérapie antipneumocoque et la vaccination doivent donc être mises en place.

La PFP nécessite une protection oculaire.

QCM 59

Réponses : B, C, D, E, F

C'est une urgence vitale dont le traitement est chirurgical !

Tout foyer infectieux doit faire rechercher une porte d'entrée infectieuse qui est à traiter.

QCM 60

Réponses : C, E

Les urgences face à une plaie cervicale sont :

- l'asphyxie, d'où la nécessité d'assurer la liberté des voies aériennes ;
- l'hémorragie par lésions des axes vasculaires cervicaux : il faut donc assurer une bonne hémodynamique par un remplissage adéquat et un contrôle de tout saignement.

QCM 61

Réponses : A, B, D, E

Le plus souvent, le patient est asymptomatique !

QCM 62

Réponses : A, D, E

Toutes les causes de PFP sont recherchées :

- traumatiques : fracture du rocher, chirurgie otologique ou parotidienne ;
- tumorales : au niveau de la parotide ;
- otogènes : otite moyenne aiguë (OMA), otite séromuqueuse (OSM) ;
- infectieuses : zona auriculaire (avec éruption au niveau de la zone de Ramsay-Hunt), VIH, Lyme…

Grille d'évaluation QCM – Urgence

N°	Réponses	Points
52	B (4), C (3), E (3)	10
53	A (3), C (4) et D (3)	10
54	B (5)	5
55	A (2), C (2), D (2), E (2), F (2)	10
56	A (5), B (3), D (2)	10
57	B (5), D (1), E (4)	10
58	A (5), B (2), C (2), E (1)	10
59	B (2), C (2), D (2), E (2), F (2)	10
60	C (3), E (2)	5
61	A (3), B (3), D (2), E (2)	10
62	A (3), D (3), E (4)	10
	Total	100

QCM – Cancérologie

QCM 63

Réponses : B, D
Les critères de qualité d'une RCP sont :

- sa pluridisciplinarité : au moins trois spécialités doivent être présents ;
- elle est standardisée ;
- son fonctionnement formalisé (rythme : au moins 2 fois par mois) ;
- tous les nouveaux cas doivent être présentés avant mise en route du primo-traitement. Les dossiers des patients nécessitant une modification substantielle du traitement (reprise évolutive, toxicité…) sont également présentés ;
- ses propositions thérapeutiques sont fondées sur des référentiels de pratique ;
- son avis est intégré dans le dossier du patient (dossier communicant en cancérologie) ;
- elles sont évaluées régulièrement.

QCM 64

Réponses : A, B, D, E
Tous ces éléments sont obligatoires pour autoriser une chirurgie invasive d'un cancer.
Le TEP-scanner n'est pas systématique dans les cancers ORL.

QCM 65

Réponses : A, C, D, E
Le TEP-scanner n'est pas réalisé systématiquement dans les carcinomes épidermoïdes ORL.
La TDM thoracique est réalisée à la recherche de lésions secondaires et de lésions primaires synchrones (même terrain).
La TDM cérébrale et la scintigraphie osseuse sont réalisées en cas de points d'appel cliniques.
L'IRM est performante dans les lésions sus-hyoïdiennes (cavité buccale, oropharynx).
Le panoramique dentaire s'effectue dans le cadre du bilan préthérapeutique pour rechercher des foyers dentaires à extraire avant la chirurgie ou la radiothérapie.

QCM 66

Réponses : C, E
C'est le cancer le plus fréquent de la thyroïde, il nécessite un traitement chirurgical complet (thyroïdectomie totale et curage récurrentiel) complété par un traitement à l'iode 131.

QCM 67

Réponses : A, C, E

QCM 68

Réponses : A, E, F
La TDM thoracique et cérébrale à la recherche de métastases ne se fait qu'en cas de point d'appel clinique.
Le bilan endoscopique ne se fait qu'en cas de suspicion de récidive locale.

QCM 69

Réponse : C, D, E
L'annonce doit se faire de façon progressive après la RCP dans une pièce au calme par le médecin référent (principal acteur du traitement).
Cette annonce doit être faite avec empathie par des informations claires, loyales et appropriées.

QCM 70

Réponses : B, C, D, E

QCM 71

Réponses : C, E, F
Voir la fiche de synthèse du cas clinique 14, p. 123

QCM 72

Réponses : D, E
L'abouchement de la trachée à la peau est définitif : c'est une trachéoSTOMIE et non une trachéoTOMIE (qui, elle, est provisoire, lors des chirurgies de la cavité buccale et des voies aérodigestives lourdes).
Il est possible de reparler après une rééducation orthophonique : par la voix œsophagienne ou par une prothèse phonatoire.

Les douleurs de l'épaule sont liées à des lésions du XI lors du curage cervical.
Il n'y a pas de risque de lésion du nerf récurrent car on enlève le larynx !

Grille d'évaluation QCM – Cancérologie

N°	Réponses	Points
63	B (5), D (5)	10
64	A (3), B (3), D (2), E (2)	10
65	A (3), C (3), D (2), E (2)	10
66	C (5), E (5)	10
67	A (4), C (4), E (2)	10
68	A (5), E (3), F (2)	10
69	C (3), D (3), E (4)	10
70	B (3), C (3), D (2), E (2)	10
71	C (3), E (3), F (4)	10
72	D (5), E (5)	10
	Total	100

QCM – Traitement

QCM 73

Réponses : C, D
On ne peut pas se permettre de mettre un traitement par corticoïdes seuls en raison du risque d'infection bactérienne.

QCM 74

Réponses : A, E
En première intention : amoxicilline en l'absence d'allergies.
Durée du traitement :
- 5 jours chez l'enfant de plus de 2 ans ;
- 10 jours chez l'enfant de moins de 2 ans.

Pas de paracentèse en première intention sauf si : enfant immunodéprimé, de moins de 3 mois, OMA compliquée.

QCM 75

Réponses : C, D

QCM 76

Réponses : A, C, E
Le Lévothyrox® doit être pris le matin à jeun.
En cas de signes de sur- ou sous-dosage (qui doivent être expliqués au patient), le patient doit consulter son médecin traitant et ne pas arrêter par lui-même les prises.
Pour tous les traitements au long cours, le médecin doit insister sur l'importance de l'observance et la nécessité de prévenir chaque médecin consulté du traitement en cours (risque d'interactions entre les médicaments).

QCM 77

Réponses : C, E, F
L'antibiothérapie n'est pas justifiée pour les rhinopharyngites aiguës non compliquées ni chez l'enfant, ni chez l'adulte.
Le traitement est symptomatique.

QCM 78

Réponses : B, E
Les cures courtes de corticoïdes sont des cures de 8 jours maximum à 1 mg/kg/j chez l'adulte en une prise le matin.
Elles ne sont pas associées à un régime sans sel sauf chez les patients ayant des problèmes cardiovasculaires (généralement déjà en restriction sodée).
L'arrêt est brutal.

QCM 79

Réponses : C, D
Toutes les OMA compliquées nécessitent une paracentèse afin de débuter une antibiothérapie adaptée à l'antibiogramme.

Grille d'évaluation QCM – Traitement

N°	Réponses	Points
73	C (5), D (5)	10
74	A (10), E (10)	20
75	C (10), D (10)	20
76	A (3), C (4), E (3)	10
77	C (5), E (2), F (3)	10
78	B (5), E (5)	10
79	C (10), D (10)	20
	Total	100

QCM – Imagerie

QCM 80

Réponse : D

QCM 81

Réponse : D

Le meilleur examen pour évaluer l'extension des tumeurs de l'oropharynx est l'IRM avec injection de gadolinium qui permet d'analyser l'envahissement des tissus mous et de la médullaire osseuse.

QCM 82

Réponses : B, C, E
Cet examen est une TDM avec injection (car les vaisseaux prennent le contraste), cervicale en coupe axiale (on voit la structure comme si le patient avait été découpé en tranches, du bas vers le haut.

QCM 83

Réponses : C, D

QCM 84

Réponses : B, D, F

QCM 85

Réponses : B, F
Le plan glottique du larynx se trouve à la hauteur du corps vertébral de C6.

QCM 86

Réponse : D
Il n'y a pas d'adénopathie cervicale : masse arrondie ou ovalaire, hypodense qui ne se rehausse pas, bien limitée.
Les cordes vocales sont symétriques sans prise de contraste limitée, elles sont donc normales.
L'artère carotidienne droite a un calibre normal : attention de ne pas la confondre avec la veine jugulaire interne.

QCM 87

Réponses : A, C, D
Toutes les lésions se situant au-dessus de l'os hyoïde nécessitent une IRM dans le bilan d'extension locale.

QCM 88

Réponses : B, C, D
C'est l'IRM qui évalue le mieux la taille de la lésion et l'envahissement local.

Grille d'évaluation QCM – Imagerie

N°	Réponses	Points
80	D (10)	10
81	D (10)	10
82	B (5), C (3), E (2)	10
83	C (5), D (5)	10
84	B (5), D (10), F (5)	20
85	B (5), F (5)	10
86	D (10)	10
87	A (3), C (3), D (4)	10
88	B (4), C (3), D (3)	10
	Total	100

QCM – Examens complémentaires

QCM 89

Réponses : D, E, F
La sialographie ne se pratique plus.
L'atteinte du nerf facial s'analyse cliniquement et non pas par électromyographie.
La TDM du massif facial n'est pas un bon examen pour visualiser les parotides.

QCM 90

Réponses : A, C, D

QCM 91

Réponses : B, E
C'est le tympanogramme qui permet d'évaluer l'énergie transmise par le système tympano-ossiculaire.
C'est le réflexe stapédien qui permet de différencier une surdité intracochléaire, d'une surdité rétrocochléaire.

QCM 92

Réponses : B, D, E

QCM 93

Réponse : D
Ce test permet de dépister les enfants atteints d'une surdité profonde pour un appareillage plus précoce.

QCM 94

Réponses : C, D, E
L'acoumétrie et l'audiométrie explorent le système cochléaire.

Cependant, comme les deux systèmes sont reliés, ces deux explorations de l'audition doivent également être réalisées face à un vertige.

QCM 95

Réponses : A, B, E, F
L'IRM est demandée en fonction de l'examen clinique.
La biopsie ganglionnaire est réalisée au bloc opératoire et nécessite une cervicotomie avec exérèse totale du ganglion pour analyse en anatomopathologie.

Grille d'évaluation QCM – Examens complémentaires

N°	Réponses	Points
89	D (5), E (5), F (5)	15
90	A (5), C (5), D(5)	15
91	B (10), E (5)	15
92	B (5), D (5), E (5)	15
93	D (10)	10
94	C (5), D (5), E (5)	15
95	A (4), B (4), E (4), F (3)	15
	Total	100

QCM – Épidémiologie

QCM 96

Réponse : D
Ils sont responsables de 60 à 80 % des angines : adénovirus, coronavirus…

QCM 97

Réponses : A, D, E, F
L'autre item est l'atteinte amygdalienne (augmentation de volume ou exsudat).
La voussure du pilier antérieur et le trismus sont des signes de phlegmon périamygdalien.

QCM 98

Réponses : A, B, F

QCM 99

Réponses : D, E

QCM 100

Réponses : C, D
Les causes d'angines pseudo-membraneuses sont :

- la diphtérie ;
- la mononucléose infectieuse.

Le *Fusobacterium necrophorum* est responsable de l'angine de Vincent qui est une angine ulcéreuse et nécrotique.
Le virus coxsackie du groupe A est l'agent responsable des herpangines qui font des angines vésiculeuses.
Le *Treponema pallidium* est responsable des chancres syphilitiques : diagnostic différentiel des angines ulcéreuses.

QCM 101

Réponses : A, D, E
Les causes de laryngite chronique sont : les agents toxiques : alcool +++, les agents infectieux, le RGO, les maladies générales en particulier le diabète.

Grille d'évaluation QCM – Épidémiologie

N°	Réponses	Points
96	D (15)	15
97	A (5), D (5), E (5), F (5)	20
98	A (5), B (5), F (5)	15
99	D (10), E (10)	20
100	C (10), D (5)	15
101	A (5), D (5) et E (5)	15
	Total	100

CHAPITRE 7

Lecture critique d'article : corrigé

Questions – QCM

Question 1

Réponses : B, D

A : l'étude n'est pas randomisée.

C : ce n'est pas une étude cas-témoins.

E : le titre d'un article doit être concis et ne comporter que les éléments importants sans abréviations. Idéalement : objet de l'étude, pathologie, intervention, facteurs étudiés ± type d'étude.

Question 2

Réponses : B, D

Cette étude n'est pas randomisée comme cela est indiqué au début du paragraphe « Patients ».

Cela signifie qu'il n'a pas été opéré de tirage au sort pour déterminer l'attribution des traitements.

Cette étude est monocentrique car elle se déroule dans un seul centre hospitalier.

Cette étude n'est pas réalisée en simple ou double aveugle car cela serait difficile à mettre en place. Le médecin et le patient connaissent forcément le traitement attribué.

Question 3

Réponses : C, E

C'est un essai clinique thérapeutique car il évalue la performance d'un nouveau traitement par rapport au traitement de référence.

C'est une étude prospective car elle inclut les patients au fur et à mesure de l'étude (entre février 2008 et mars 2010).

Question 4

Réponse : C

Les quatre phases de l'évaluation clinique chez l'homme sont :

- la phase I : étude de la tolérance et la pharmacocinétique chez des volontaires sains ;
- la phase II : étude de l'activité biologique, de la dose efficace et de l'efficacité chez des malades ;
- la phase III : étude de la tolérance et de l'efficacité par rapport au placebo ou au traitement de référence. Ici on teste le nouveau traitement l'amygdalotomie par rapport au traitement de référence l'amygdalectomie ;
- la phase IV : pharmacovigilance en post-AMM.

Question 5

Réponse : C

La douleur postopératoire, les saignements et la durée d'intervention sont les critères de jugement secondaire.

Tous ces renseignements se trouvent dans le paragraphe « Method ».

Question 6

Réponse : A

Le diagnostic du SAOS se fait cliniquement.

Sont exclus les enfants : de moins de 2 ans, ayant fait plus de trois épisodes d'angine par an.

Question 7

Réponse : C

En effet 193 enfants sont inclus mais 5 enfants sont exclus à cause d'un manque de données : il y a donc 188 enfants inclus.

Question 8

Réponse : A

Car cela rend l'échantillon non représentatif de la population cible.

En effet les enfants atteints de SAOS sont souvent des enfants également sujets à des angines récurrentes du fait de leur hypertrophie amygdalienne.

Question 9

Réponses : B, C

Le fait que l'étude ne soit pas réalisée en double aveugle entraîne un suivi et une prise en charge variable selon les bras.

De plus, les mesures du critère de jugement principal et secondaire peuvent être influencées par la connaissance du traitement réalisé.

Question 10

Réponse : D

Si l'étude avait été rétrospective, elle aurait engendré un biais de mémorisation.

Question 11

Réponse : A

Car la non-randomisation entraîne la non-comparabilité initiale des deux bras.

Question 12

Réponse : D

La significativité d'une différence est établie par le p. Il doit être inférieur à 0,05.

Question 13

Réponses : B, D, E, F

L'*odds ratio* se définit comme le rapport de la cote d'un évènement arrivant à un groupe A d'individus, par exemple une maladie, avec celle du même évènement arrivant à un groupe B d'individus.

Il est proche du risque relatif lorsque le nombre d'évènements est faible.

Il est calculable lorsque la prévalence d'une maladie n'est pas respectée. Il est donc calculable à la fois dans les enquêtes de « cohorte » où les patients constituent un échantillon représentatif d'une population générale, et dans une enquête « cas-témoins » où le quota de malades est déterminé à l'avance par rapport au quota de non-malades.

Question 14

Réponse : D

C'est le risque relatif qui permet d'établir un rapport entre les fréquences.

La significativité de la différence est démontrée par le p inférieur à 0,05.

Question 15

Réponses : B, C

Car pour les autres périodes le p est supérieur à 0,05

Question 16

Réponses : A, B, C, D

Tous ces éléments font varier la probabilité de risque de recroissance de l'amygdale et donc le risque de récidive.

Question 17

Réponses : A, E

Pour pouvoir tirer une conclusion d'une étude, il faut qu'il y est une différence entre les deux groupes et que cette différence soit significative (p inférieur à 0,05).

Ici la différence est significative pour :

- les douleurs postopératoires à la première semaine ;
- les saignements postopératoires secondaires.

Pour les autres items, la différence n'est pas significative. On ne peut donc rien conclure.

Question 18

Réponse : C

En effet la durée de suivi postopératoire est très courte (1 mois), cela entraîne donc une sous-estimation de la principale complication de l'amygdalotomie qui est la récidive par repousse amygdalienne.

On peut en effet analyser dans le tableau 2 que plus la durée de suivi des différentes études est importante, plus le pourcentage de récidives augmente.

Grille d'évaluation

N°	Réponses	Points
1	B (2), D (2)	4
2	B (2), D (2)	4
3	C (2), E (2)	4
4	C (5)	5
5	C (8)	8
6	A (4)	4
7	C (5)	5
8	A (5)	5
9	C (3), B (2)	5
10	D (5)	5
11	A (5)	5
12	D (5)	5
13	B (2), D (2), E (2), F (2)	8
14	D (8)	8
15	C (5)	5
16	A (1), B (1), C (1), D (1)	4
17	A (4), E (4)	8
18	C (8)	8
	Total	100

Pour aller plus loin

Principaux items abordés

Item 14 – Formation tout au long de la vie. Analyse critique d'une information scientifique et médicale. Gestion des liens d'intérêt

Item 18 – La méthodologie de la recherche expérimentale et clinique

Item 320 – Analyser et utiliser les résultats des études cliniques dans la perspective du bon usage – analyse critique, recherche clinique et niveaux de preuve

Référence

Guide de lecture critique d'un article médical original – Faculté de Médecine de Strasbourg – 2011

Mots clés

Étude épidémiologique, recherche clinique.

CHAPITRE 8

Tests de concordance de script : corrigé

TCS 1

	– 2	– 1	0	+ 1	+ 2
Question 1	– 5	– 3	5	– 3	– 5
Question 2	5	3	0	– 3	– 5

Pas d'indication du TDR avant 3 ans (pas d'angine à SBHA avant 3 ans).

Pour aller plus loin

Voir l'encadré du même nom, cas clinique 18, p. 93.

TCS 2

	– 2	– 1	0	+ 1	+ 2
Question 1	– 5	– 3	0	3	5

Pour aller plus loin

Voir l'encadré du même nom, cas clinique 34, p. 117.

TCS 3

	– 2	– 1	0	+ 1	+ 2
Question 1	– 5	– 3	0	5	3

Pour aller plus loin

Voir l'encadré du même nom, cas clinique 38, p. 123.

TCS 4

	– 2	– 1	0	+ 1	+ 2
Question 1	– 5	– 3	0	5	3

Pour aller plus loin

Voir l'encadré du même nom, cas clinique 40, p. 125.

TCS 5

	– 2	– 1	0	+ 1	+ 2
Question 1A	– 5	– 3	5	– 3	– 5
Question 1B	5	3	0	– 3	– 5

Il existe des lithiases non radio-opaques. Il existe également des coliques salivaires sans lithiase mais avec une salive épaisse entrainant une obstruction canalaire.

Pour aller plus loin

Voir l'encadré du même nom, cas clinique 35, p. 119.

TCS 6

	– 2	– 1	0	+ 1	+ 2
Question 1A	5	3	5	– 3	– 5
Question 1B	– 5	– 3	0	5	3

Pour aller plus loin

Principaux items abordés

Item 98 – Céphalée aiguë et chronique chez l'adulte et l'enfant
Item 101 – Vertige

Référence

Indications et techniques de l'imagerie de l'oreille et du rocher – SFORL-SFR

Mots clés

Vertiges, céphalées

TCS 7

	– 2	– 1	0	+ 1	+ 2
Question 1	5	3	0	– 3	– 5

Pour aller plus loin

Principaux items abordés

Item 147 – Otites infectieuses de l'adulte et de l'enfant
Item 295 – Tumeurs de la cavité buccale, nasosinusiennes et du cavum, et des voies aérodigestives supérieures

Références

ADL n° 30 – Cancer des voies aérodigestives supérieures – HAS – 2009

Mots clés

Tumeurs du cavum, otite.

473694 – (I) – (3) – CSB90 – SPI

Elsevier Masson SAS
62, rue Camille-Desmoulins
92442 Issy-les-Moulineaux Cedex

Dépôt légal : octobre 2014

Imprimé en Pologne par Dimograf